AF803735

Grasmann • Euler

Therapie-Tools
Aggressives und expansives Verhalten im Kindes- und Jugendalter

Online-Material auf psychotherapie.tools

Mit dem untenstehenden Freischalt-Code erhalten Sie die digitalen Arbeitsmaterialien aus diesem Buch. Hierfür ist eine Registrierung auf psychotherapie.tools notwendig:

1. psychotherapie.tools/online-material öffnen.
2. Freischalt-Code eingeben.
3. Auf »Freischalt-Code einlösen« klicken. Der Code ist einmal gültig.
4. Im Warenkorb auf »Credits einlösen« klicken und Vorgang nach Login abschließen.
5. Arbeitsmaterialien nutzen.

Die Arbeitsmaterialien stehen Ihnen in Ihrem Kundenkonto unter »Mein Material« dauerhaft zur Verfügung. Sie sind für Ihren persönlichen Gebrauch bestimmt.
Als Institution mit mehreren Nutzer:innen wenden Sie sich bitte an vertrieb-psychotherapie.tools@beltz.de

NAZYKBHH4S

Dörte Grasmann • Felix Euler

Therapie-Tools Aggressives und expansives Verhalten im Kindes- und Jugendalter

Mit Online-Material

2., neu ausgestattete Auflage

BELTZ

Dr. Dörte Grasmann
Zentrum für Psychotherapie der Goethe-Universität
Bereich Kinder und Jugendliche
Institut für Psychologie
Varrentrappstr. 40-42
D-60486 Frankfurt / Main
E-Mail: grasmann@zpt-gu.de

Dr. Felix Euler
Psychiatrische Universitätsklinik Zürich
Klinik für Forensische Psychiatrie
Zentrum für Kinder- und Jugendforensik
Neptunstr. 60
CH-8032 Zürich
E-Mail: felix.euler@puk.zh.ch

MIX
Papier | Fördert gute Waldnutzung
FSC® C089473

Dieses Buch ist erhältlich als:
ISBN 978-3-621-29407-2 Print
ISBN 978-3-621-29408-9 E-Book (PDF)

2., neu ausgestattete Auflage 2025

Verlagsgruppe Beltz
Werderstraße 10, 69469 Weinheim
service@beltz.de

Lektorat: Karin Ohms
Einbandgestaltung / Umschlaggestaltung: Lina-Marie Oberdorfer
Illustrationen: Boris Braun, Hamburg
Herstellung: Lelia Rehm
Satz: Markus Schmitz, Altenberge
Druck und Bindung: Beltz Grafische Betriebe, Bad Langensalza
Beltz Grafische Betriebe ist ein Unternehmen mit finanziellem Klimabeitrag (ID 15985-2104-1001).
Printed in Germany

Weitere Informationen zu unseren Autor_innen und Titeln finden Sie unter: www.beltz.de

Inhalt

Vorwort

In diesem Tools-Buch haben wir unterschiedliche Materialien, die sich in der Behandlung von Kindern und Jugendlichen, die aggressive Verhaltensweisen zeigen, als hilfreich erwiesen haben, zusammengestellt. Die Sammlung umfasst Materialien für Therapeuten, Kinder und Jugendliche sowie ihre Eltern. Die vordergründige Ausrichtung der Materialien orientiert sich an Methoden, wie sie in der Kognitiven Verhaltenstherapie Einsatz finden. Ganz in der Tradition der modernen Verhaltenstherapie sind jedoch in Erweiterung auch Anregungen aus anderen therapeutischen Strömungen mit aufgenommen, die wir als sehr wertvoll erachten.

Aggressive Verhaltensweisen können im Rahmen unterschiedlicher Störungsbilder, wie sie in den gängigen Systemen zur Klassifikation psychischer Störungen bei Kindern und Jugendlichen beschrieben werden, auftreten. Entsprechend sind die Materialien vielfältig einsetzbar. Gleichwohl sollte bei der Behandlungsplanung und für den Einsatz der Materialien sorgsam geprüft werden, ob eine Anpassung an das Alter oder die individuell berichteten Problemsituationen sinnvoll und notwendig ist. Hierbei wollen wir allen behandelnden Kolleginnen und Kollegen ausdrücklich unsere Erlaubnis zur Adaptation und Umformulierung erteilen.

Der Anfang unserer Zusammenarbeit als Autoren liegt über ein Jahrzehnt zurück, als wir uns in Frankfurt am Main erstmals gemeinsam mit den Anliegen und Behandlungsmöglichkeiten von Kindern und Jugendlichen, die im Rahmen einer Störung des Sozialverhaltens aggressive Verhaltensweisen zeigten, beschäftigt haben. Ihnen und auch vielen nachfolgenden Kindern, Jugendlichen und ihren Familien, die wir an unterschiedlichen Orten behandelt haben und weiterhin behandeln, gilt unser größter Dank dafür, dass sie uns an ihren Geschichten haben Anteil nehmen lassen, dass sie uns ihr Vertrauen geschenkt haben, gemeinsam nach guten Lösungen zu suchen, dass sie diese ausprobiert und trainiert haben und uns ihr Feedback gegeben haben. Sie haben unseren Erfahrungsschatz erweitert und tragen weiterhin dazu bei, dass wir bei allen Schwierigkeiten, die sich in der Behandlung bisweilen ergeben, so viel Freude an unserer Arbeit haben.

Weiterhin möchten wir uns gemeinsam bei unseren Kolleginnen und Kollegen für den wertvollen Austausch, die kollegiale Unterstützung und Anregungen bei der Verfassung dieses Buches bedanken.

Ein riesiger Dank gilt dem Beltz-Verlag, insbesondere Frau Ohms, die mit ihrer Publikationsanfrage an uns herangetreten ist, die in der Zeit des Entstehens für die Klärung aller Fragen immer für uns ansprechbar war, unser Skript hervorragend lektoriert, durch tolle Anregungen ergänzt und uns großartig betreut hat. Auch möchten wir uns bei Herrn Braun für die Illustrationen in diesem Band bedanken.

Schließlich wollen wir uns beieinander bedanken. Dafür, dass aus einer kollegialen eine freundschaftliche Zusammenarbeit entstanden ist, in der wir auf schöne Weise unsere berufliche Erfahrung und Ideen teilen können.

Frankfurt am Main & Zürich, im Frühjahr 2019 *Dr. Dörte Grasmann & Dr. Felix Euler*

Einführung

Aggression im Kindes- und Jugendalter

Das Spektrum aggressiver Verhaltensweisen im Kindes- und Jugendalter ist sehr heterogen. Hierunter fallen zum einen impulsiv-aggressive Verhaltensweisen, z. B. Wutanfälle, die oft durch Provokationen, Reglementierungen oder Zurechtweisungen ausgelöst werden und sich in körperlicher oder verbaler Aggression gegenüber Personen oder Aggression gegenüber unbelebten Gegenständen ausdrücken. Auch zählen instrumentell-aggressive Verhaltensweisen, wie bspw. Lügen oder Stehlen dazu, die oft geplant und mit einer klaren Zielsetzung verbunden sind, jedoch in der Regel ohne körperliche Erregung einhergehen. Schließlich können aggressive Verhaltensweisen auch indirekt auftreten, indem Sachen von Personen, gegen die sich die Aggression richtet, beschädigt oder Personen durch üble Nachrede oder andere Arten des Tyrannisierens geschädigt werden.

Aggression wird grundlegend als vorsätzliches Verhalten mit dem Ziel, Menschen oder Objekte zu schädigen, beschrieben (Dodge, 1991). In Abgrenzung dazu werden dissoziale Handlungen als Verhaltensweisen bezeichnet, durch die Mitmenschen benachteiligt und grundlegende Normen und Werte der Gesellschaft verletzt werden (Kempes et al., 2005). Aggression gehört zum natürlichen Verhaltensrepertoire des Menschen. Aus evolutionsbiologischer Sicht erhöht aggressives Verhalten die Überlebenschancen. Werden aggressive Verhaltensweisen jedoch in ihrer Intensität, Häufigkeit und Dauer sowie in Relation zu den auslösenden Bedingungen unverhältnismäßig ausgeprägt, häufig und lang andauernd gezeigt, ist von einer pathologischen und dysfunktionalen Entwicklung auszugehen.

Bei der Beurteilung aggressiver Verhaltensweisen spielt das Entwicklungsalter eine maßgebliche Rolle. Gerade bei Kindern und Jugendlichen sind die auslösenden und aufrechterhaltenden Mechanismen aggressiver Verhaltensweisen häufig nicht direkt beobachtbar und von den Betroffenen selbst nicht zu erkennen oder zu benennen. Für die Behandlung ist es daher besonders wichtig, die zugrunde liegenden motivationalen Aspekte und Entstehungsmechanismen zu verstehen und zu berücksichtigen. Häufig versuchen betroffene Kinder und Jugendliche aufgrund eines Mangels an alternativen Verhaltensweisen, ihren Wünschen, Bedürfnissen und Emotionen durch aggressive Verhaltensweisen Ausdruck zu verleihen. Die Folge ist eine Vielzahl an negativen Konsequenzen innerhalb der Familie, im Kindergarten, der Schule und im erweiterten Lebenskontext. Durch diese Probleme entsteht bei den Betroffenen und ihren Familien ein hoher Leidensdruck.

Diagnostische Einordnung aggressiver Verhaltensweisen im Kindes- und Jugendalter

Aggressive Verhaltensweisen können im Rahmen unterschiedlicher Störungen des Kindes- und Jugendalters auftreten. Kinder und Jugendliche, die jedoch primär durch oppositionelles und aggressives Verhalten gegenüber Eltern, Gleichaltrigen oder Lehrern auffallen, werden klinisch-psychiatrisch unter der Diagnosegruppe der Störungen des Sozialverhaltens zusammengefasst. Kennzeichnend ist nach der Internationalen Klassifikation psychischer Störungen (ICD-10) der Weltgesundheitsorganisation (Remschmidt et al., 2017) ein durchgehendes Muster oppositioneller, aggressiver und dissozialer Verhaltensweisen, die vor dem Hintergrund des Entwicklungsstandes und in Bezug zur Altersgruppe deutlich normverletzend sind. Zudem muss eine deutliche klinische Beeinträchtigung vorliegen.

Ätiologische Erklärungsansätze

Bei der Entstehung und Aufrechterhaltung pathologischer Aggression spielen unterschiedliche Einflüsse eine Rolle. Im Allgemeinen wird von einem multifaktoriellen Konzept ausgegangen, bei dem genetische, neurobiologische, psychologische und psychosoziale Risikofaktoren miteinander interagieren und sich gegenseitig beeinflussen (Rutter, 2012).

Prä- und perinatale Risikofaktoren. Zu den pränatalen Risikofaktoren gehören ungünstige Einflüsse in der Schwangerschaft (z. B. körperlicher und psychischer Stress oder andere gesundheitliche Probleme der Mutter, toxische Einflüsse durch Nikotin, Alkohol oder anderer Substanzkonsum). Perinatal zählen ein niedriges Geburtsgewicht und ein verfrühter Geburtstermin zu den ungünstigen Bedingungen (LaPrairie et al., 2011).

Familiäre Risikofaktoren bestehen in Bezug auf ungünstige Bindungserfahrungen (insbesondere desorganisierte Bindungen) und frühkindliche Bindungsstörungen (Latimer et al., 2012). Auch ein inkonsistenter und bestrafender Erziehungsstil sowie eine geringe elterliche Kontrolle und fehlende Wärme in der Eltern-Kind-Beziehung wirken sich auf die Entwicklung aggressiver Verhaltensweisen aus. Ein harscher Erziehungsstil (*coercive parenting*), der durch eine Abfolge unwirksamer elterlicher Aufforderung, Drohung, Resignation, Aggression und fehlende positive Anerkennung gekennzeichnet ist, führt oft zu einer Verstärkung aggressiver Verhaltensweisen (Patterson et al., 2000). Bedeutsam sind zudem finanzielle Armut, beengte Wohnverhältnisse, chronische elterliche Konflikte, Vernachlässigung und Misshandlung (Steiner & Dunne, 1997). Eltern spielen zudem eine wesentliche Rolle als Modell bei der Vermittlung von Strategien zur Emotionsregulation. Kinder übernehmen dysfunktionale Emotionsregulationsstrategien ihres Umfelds.

Soziale Risikofaktoren bestehen im Bereich Schule und im Kontakt zu Gleichaltrigen. Ungünstige schulische Rahmenbedingungen wie ein autoritärer, restriktiver und inkonsequenter Unterrichtsstil und Umgang von Pädagogen, Ablehnung, Kränkung, Bloßstellung, fehlende Grenzsetzung, Mangel an Ritualen, Mangel an angemessener Förderung, Leistungsüberforderung, Leistungsunterforderung konnten als auslösende Faktoren identifiziert werden. Mit zunehmendem Alter gewinnt der Einfluss Gleichaltriger an Bedeutung, wobei sich der Kontakt zu delinquenten Peers (gekennzeichnet durch Kriminalität, Drogenkonsum, aggressives Verhalten) besonders ungünstig auswirkt (Trudeau et al., 2012). Gewaltmodelle z. B. durch Eltern, Geschwister, Klassenkameraden, Freunde und andere Personen aus dem sozialen Umfeld (z. B. im Sportverein) und mediale Gewalteinflüsse wie gewaltverherrlichende Filme und Videospiele tragen ebenfalls zur Entwicklung aggressiver Verhaltensweisen bei.

Psychologische Risikofaktoren. Zu den psychologischen Risikofaktoren zählen eine verzerrte sozial-kognitive Wahrnehmung, ein Mangel an Problemlösestrategien, eine reduzierte Empathiefähigkeit und eine niedrige Frustrationstoleranz. Auch Entwicklungskrisen bei normativen und nicht normativen Entwicklungsaufgaben wie Sprachentwicklungsverzögerungen (Brownlie et al., 2004), schulische Misserfolge, Ablehnung durch andere Kinder und Jugendliche und Identitätsprobleme lösen aggressive Verhaltensweisen aus. Psychische Erkrankungen (z. B. Sucht, Depression) und Delinquenz in der Familie sind auf der psychosozialen und genetischen Ebene als Risikofaktoren zu bewerten.

Biologische Risikofaktoren. Zu den biologischen Risikofaktoren gehören zum einen genetische Prädispositionen. Heriditäre Einflüsse konnten für spezifische Temperamentsdimensionen (hohe Irritierbarkeit, Regulationsprobleme, mangelnde Impulskontrolle, geringe Schadensvermeidung, Neugierverhalten) gefunden werden (Matthys et al., 2013). Für den Einfluss der genetischen Faktoren spielt die Wechselwirkung mit Umwelteinflüssen aber stets eine wichtige Rolle. Auch neurokognitive Risikofaktoren konnten identifiziert werden. So zeigen Kinder und Jugendliche mit einer reduzierten emotionalen Ansprechbarkeit beeinträchtigte emotionale Konditionierungsprozesse. Aber auch deviante operante Lernmechanismen im Sinne einer verringerten Belohnungssensitivität und einer mangelnde Fähigkeit, aus Bestrafung zu lernen, konnten identifiziert werden (Blair et al., 2018).

Das Zusammenwirken der genannten Risikofaktoren führt zu unterschiedlichen phänotypischen Erscheinungsbildern aggressiver Verhaltensweisen. Einige Kinder kommen mit bestimmen neuronalen, endokrinologischen und psychophysiologischen Dispositionen auf die Welt und wachsen in ungünstigen soziokulturellen Umgebungsfaktoren auf. Durch die Dispositionen und Umgebungsfaktoren erhöht sich die Wahrscheinlichkeit für das Auftreten aggressiver Verhaltensweisen. Dadurch kann es im Verlauf zu weiteren ungünstigen Lebenserfahrungen kommen, die eine Entwicklung aggressiver Verhaltensmuster zusätzlich verstärken.

Therapie

In Anlehnung an die aktuelle evidenz- und konsensbasierte Leitlinie zur Behandlung von Kindern und Jugendlichen mit einer Störung des Sozialverhaltens (Deutsche Gesellschaft für Kinder- und Jugendpsychiatrie, Psychosomatik und Psychotherapie, 2016) sollten bei der Behandlungsplanung für Kinder und Jugendliche mit aggressivem Verhalten Interventionen mit dem Kind oder Jugendlichen, den Eltern oder Bezugsumfeld sowie mit dem erweiterten sozialen Umfeld (z. B. Kindergarten, Schule, Gruppe Gleichaltriger) berücksichtigt werden.

Patientenzentrierte Interventionen zielen zunächst auf die Entwicklung eines Problemverständnisses ab. Hierbei geht es darum, dass die betroffenen Kinder und Jugendlichen ein Verständnis für die Entstehungsbedingungen aggressiver Verhaltensweisen, einschließlich der Zusammenhänge zwischen Gefühlen, Gedanken und Verhaltensreaktionen entwickeln. Darüber hinaus geht es um die Erarbeitung von Verhaltenszielen, die im Rahmen der Therapie umgesetzt werden können. Je nach Problemschwerpunkt gilt es, Fertigkeiten zur Wahrnehmung und Interpretation sozialer Situationen, zur Vermittlung und Erarbeitung von Problemlösestrategien, Emotionserkennung und -regulation und sozial angemessener Kompetenzen im Umgang mit schwierigen Situationen zu verbessern. Die methodische Umsetzung kann unterschiedlich gestaltet werden. Denkbar sind Strategien der motivierenden Gesprächsführung zur Entwicklung von Zielen. Durch Modelllernen wird die Erarbeitung angemessener Bewältigungsstrategien ermöglicht. Kognitive Interventionen können bei der Identifikation von ungünstig beeinflussenden Bewertungs- und Denkprozessen hilfreich sein. Für die Verbesserung der Emotionsregulation eignet sich der Einsatz achtsamkeitsbasierter Techniken und Interventionen zur Verbesserung der Stressregulation und Entspannung. Auch Strategien der Selbstinstruktion eignen sich für die Verbesserung einer angemessenen Problemlösung und Emotionsregulation. Durch Rollenspiele kann eine Erweiterung sozialer Kompetenzen angeleitet und geübt werden. Werden diese mithilfe videogestützter Interventionen zum Verhaltensfeedback kombiniert, eignen sie sich auch zu einer Verbesserung der Selbst- und Fremdwahrnehmung. Durch operante Methoden der (Selbst-) Verstärkung können sozial erwünschte Verhaltensweisen gefördert und ausgebaut werden.

Elternzentrierte Interventionen zielen ebenfalls zunächst auf die Erarbeitung und Verbesserung eines Problemverständnisses, einschließlich der bei der Entstehung und an der Aufrechterhaltung beteiligten Faktoren ab. Darüber hinaus gilt es, ungünstige Interaktionsmuster durch den Aufbau eines förderlichen, positiven Erziehungsklimas und die Verbesserung familiärer Beziehungsmuster zu unterbrechen. Die Entwicklung sozial angemessener Verhaltensweisen soll unterstützt und ausgebaut werden. Auch geht es um die Entwicklung transparenter Regeln und eines konsequenten Umgangs mit problematischen Verhaltensweisen. Aufgrund der oft großen Belastung von Eltern dürfen unterstützende Maßnahmen zu einer Verbesserung des elterlichen Stressmanagements nicht vernachlässigt werden. Mitunter geht es auch darum, mit den Eltern frühzeitig notwendige Veränderungen im erweiterten Umfeld oder ergänzende therapeutische Maßnahmen (z. B. eine medikamentöse Behandlung) zu besprechen und sie bei der Einleitung dieser zu unterstützen. Methodisch können in der Arbeit mit Eltern Materialien zur Aufklärung und Beratung bei der Vermittlung eines Störungsverständnisses hilfreich sein. Da in der Regel eine aktive Mitarbeit der Eltern zur Veränderung aufrechterhaltender Bedingungen geboten ist, gilt es auch, diese dazu anzuleiten, eigene Ziele für die Mitarbeit zu formulieren. Die Anleitung und angemessene Interpretation problematischer Verhaltensweisen kann durch Verhaltens- und Bedingungsanalysen und eine Auswertung von Rollenspielen gefördert werden. Hierzu bietet sich auch die Auswertung familiärer Interaktionen anhand von Videoaufnahmen an. Mitunter kann es hilfreich sein, auch mit Eltern im Rollenspiel angemessene elterliche Erziehungsstrategien zu erarbeiten. Um auf das kindliche Verhalten förderlich Einfluss nehmen zu können, empfiehlt sich die Vermittlung operanter Strategien zum Aufbau erwünschter Verhaltensweisen (z. B. durch positive Verstärkung). Auch der Einsatz wirksamer erzieherischer Reaktionen bei problematischen Verhaltensweisen (z. B. das Ignorieren milderer Verhaltensprobleme, wenn hierdurch Aufmerksamkeit eingefordert wird, oder der konsequente Einsatz milder Bestrafungstechniken durch die Wegnahme angenehmer Konsequenzen oder der Einsatz aversiver Konsequenzen). Daneben gilt es auch, mit Eltern Strategien der Entlastung, Selbstfürsorge, Achtsamkeit und Emotionsregulation zu erarbeiten.

Bei der Entwicklung der Arbeitsmaterialien für dieses Tools-Buch haben wir uns auf die Ausarbeitung für die therapeutische Arbeit mit Kindern und Jugendlichen, die aggressive Verhaltensweisen zeigen, und ihre Eltern beschränkt. Im Einzelfall eignen sich die Materialien selbstverständlich auch z. B. in der Zusammenarbeit mit Erzieherinnen und Erziehern, Lehrerinnen oder Lehrern. Bei Eignung können sie entsprechend erweitert eingesetzt und modifiziert werden.

Gestaltung und Einsatz der Tools-Arbeitsmaterialien

Um sich im Tools-Buch schnell und effektiv zurechtzufinden, sind auf allen Arbeitsblättern Icons abgebildet. Anhand dieser Icons können Sie direkt sehen, für wen das vorliegende Arbeitsblatt gedacht ist und wie es gehandhabt werden soll. Die folgenden Icons werden Ihnen auf den verschiedenen Arbeitsblättern begegnen:

T **Therapeut/in:** Diese Arbeitsmaterialien sind ausschließlich für Therapeuten gedacht.

K **Kind:** Diese Arbeitsmaterialien sind primär für Kinder gedacht. Sie können auch für therapeutische Übungen genutzt werden, die das Kind außerhalb der Therapie durchführt.

J **Jugendliche:** Diese Arbeitsmaterialien sind primär für Jugendliche gedacht. Sie können auch für therapeutische Übungen genutzt werden, die der/die Jugendliche außerhalb der Therapie durchführt.

E **Eltern:** Diese Arbeitsmaterialien sind für die Eltern gedacht.

Ran an den Stift: Dieses Icon fordert dazu auf, einen Stift in die Hand zu nehmen und sich Antworten bzw. Überlegungen zu notieren.

Hier passiert was: An diesen Stellen werden Handlungsanweisungen vergeben.

Input fürs Köpfchen: Hier werden Anregungen zum Weiter- und Ums-Eck-Denken gegeben.

AB **Arbeitsblätter** stellen in der Regel Grundlagen für Übungen dar.

INFO **Informationsblätter** fassen Informationen zu einem bestimmten Therapiethema zusammen.

ÜBUNG **Übungsblätter** geben die Instruktionen für Übungen, die in der Therapiestunde oder Zuhause gemacht werden können.

1 Vorbereitung und Therapieplanung

In diesem Kapitel haben wir Arbeitsmaterial zusammengestellt, das für die Planung der Behandlung von Kindern und Jugendlichen, die aggressive Verhaltensweisen zeigen, hilfreich sein kann. Insbesondere die Wahl des Behandlungssettings und Abwägung zu möglicherweise notwendigen weiteren Hilfen, wie eine begleitende medikamentöse Behandlung oder pädagogische Maßnahmen, scheinen hierbei von besonderer Bedeutung und sollten von Behandlungsbeginn an Berücksichtigung finden, um einen größtmöglichen Behandlungserfolg zu gewährleisten. Bei der Verwendung der Arbeitsblätter empfehlen wir je nach Alter und individuellem Bedarf, die primären Bezugspersonen sowie betroffenen Kinder und Jugendlichen einzubeziehen.

Vorbereitung

Aggressive Verhaltensweisen treten im Rahmen unterschiedlicher psychischer Störungen auf (Jiang & Johnston, 2014; Granic, 2014; Koglin et al., 2013; Friaset al., 2017). Um die Symptomatik zu verstehen und Zusammenhänge zu erfassen, bedarf es einer entsprechend ausführlichen diagnostischen Abklärung. Unabhängig vom zugrunde liegenden Störungsbild wirken sich aggressive Verhaltensweisen von Kindern und Jugendlichen in der Regel deutlich belastend auf die sozialen Beziehungen in unterschiedlichen Lebenskontexten der Betroffenen aus und Personen aus dem sozialen Umfeld (Bezugspersonen, Geschwister, Pädagogen, Peers etc.) geraten in Mitleidenschaft (Kingsbury et al., 2017; Estévez et al., 2018).

Bei der Behandlungsplanung müssen unterschiedliche Aspekte, die häufig im Zusammenhang mit aggressivem Verhalten von Kindern und Jugendlichen beschrieben werden, berücksichtigt werden:

- Vielfach sind aggressive Verhaltensweisen durch multiple Risikofaktoren bedingt und werden durch diese aufrechterhalten (Assink et al., 2015; Liuet al., 2013). Aufgrund der prognostisch hohen Relevanz sollten im Rahmen der Diagnostik spezifische Risikofaktoren exploriert und auf ihre Veränderbarkeit hin überprüft werden.
- In der Regel ist in der Behandlung aggressiver Verhaltensweisen von Kindern und Jugendlichen eine enge Zusammenarbeit mit dem Bezugsumfeld (z. B. Eltern, Lehrer) indiziert (Sukhodolsky et al., 2016; Allen-Meares et al., 2013). Für die Planung ist zu prüfen, in welchem Maß auf individuelle Ressourcen des Kindes, des Jugendlichen und des sozialen Umfelds zurückgegriffen werden kann und ob im Sinne eines multimethodalen oder multisystemischen Ansatzes auch weitere Maßnahmen zur Ressourcenaktivierung berücksichtigt werden sollten (Henggeler & Sheidow, 2012).
- Da aggressives Verhalten in der Regel grenz- und regelüberschreitend ist und nicht selten mit einem Kontrollverlust einhergeht, scheint die Vereinbarung einvernehmlicher, Orientierung gebender Regeln empfehlenswert, die einen transparenten, zuverlässigen und wertschätzenden Umgang in der therapeutischen Zusammenarbeit gewährleistet. Hierbei gilt es auch die Möglichkeiten und Grenzen des geplanten Vorgehens und Konsequenzen bei Nicht-Einhalten der Vereinbarungen aufzuzeigen.
- Mitunter kann aggressives Verhalten mit einer verzerrten Selbst- und Fremdwahrnehmung und entsprechenden Fehlattribution auslösender Verhaltensreaktionen und Situationen einhergehen (Schwenck et al., 2011). So kommt es vor, dass betroffene Kinder und Jugendliche zunächst keine Motivation für die Veränderung eigenen Verhaltens aufbringen und diese erst erarbeitet werden muss (Köhler et al., 2008). Entsprechend sollten bei Behandlungsbeginn motivierende, selbstwertstärkende und für die Betroffenen angenehme und förderliche Beziehungserfahrungen im Vordergrund stehen.
- Die Wahl des Behandlungssettings wird durch unterschiedliche Faktoren beeinflusst. Eine ambulante Behandlung setzt eine hinreichend günstige Prognose voraus (beispielsweise durch ein begrenztes Ausmaß der Symptomatik und komorbider Probleme). Zudem sollten sowohl eine Behandlungsmotivation und Veränderungsbereitschaft, eine gute Therapiecompliance und individuelle und soziale Ressourcen vorhanden sein.
  An eine teil- oder vollstationäre Behandlung sollte gedacht werden, wenn die Symptomatik stark ausgeprägt ist und/oder von komorbiden Störungen begleitet wird (z. B. Depression, Drogenmissbrauch), das Funkti-

onsniveau deutlich eingeschränkt ist (z. B. kein regelmäßiger Schulbesuch erfolgt), sich eine Verschlechterung oder Chronifizierung im Rahmen der ambulanten Behandlung abzeichnet oder multiple therapeutische Maßnahmen indiziert sind. Selbstverständlich ist bei einer akuten Selbst- oder Fremdgefährdung unmittelbar eine vollstationäre Maßnahme einzuleiten.

Vereinbarungen bei aggressiven Verhaltensweisen

Wir empfehlen, zu Beginn der Therapie folgende Aspekte gemeinsam mit dem Kind oder Jugendlichen und den Bezugspersonen zu vereinbaren und schriftlich festzuhalten (sofern diese nicht bereits in einem Behandlungsvertrag integriert sind):

- Um das Arbeitsbündnis zu stärken und die Veränderungsmotivation zu fördern, empfiehlt sich die Verschriftlichung konkreter Therapieziele unter Berücksichtigung zentraler Grundbedürfnisse des Kindes oder Jugendlichen (AB 1).
- Um die Bereitschaft zur aktiven Teilnahme zu erhöhen, ist eine Bereitschaftserklärung zur Mitarbeit und Erledigung von therapeutischen Hausaufgaben einzuholen. Diese Bereitschaftserklärung sollte sowohl durch das Kind oder den Jugendlichen als auch die Bezugspersonen erfolgen (AB 1).
- Darüber hinaus sollte mit dem Kind oder Jugendlichen eine Vereinbarung zur unbedingten Bereitschaft auf Gewaltverzicht innerhalb und außerhalb der Therapie getroffen werden (AB 1).
- Da Kinder und Jugendliche, die aggressives Verhalten zeigen, häufig in einer problembelasteten, mitunter aggressiven Umgebung aufwachsen, empfiehlt es sich, mit den Bezugspersonen eine transparente Thematisierung und Vereinbarung zum unbedingten Gewaltverzicht zu erarbeiten (AB 2).
- Oft zeichnet sich der Bedarf eines interdisziplinären Helfernetzwerkes ab. Hierüber sollten Kinder, Jugendliche und ihre Bezugspersonen von Beginn an aufgeklärt werden. Für den Fall eines sich abzeichnenden Bedarfes sollte die Bereitschaft zur Zusammenarbeit mit unterschiedlichen Fachdisziplinen erbeten werden, um Krisensituationen zu bewältigen und eine Symptomverbesserung zu erwirken (AB 5).

Auf den nachfolgenden Arbeitsblättern 1 und 2 finden Sie beispielhaft Formulierungsmöglichkeiten für Vereinbarungen, die ergänzend zum Therapievertrag getroffen werden können.
Selbstverständlich entbindet Sie als Therapeutin oder Therapeut die Thematisierung und schriftliche Erklärung zum Gewaltverzicht nicht von der therapeutischen Verpflichtung einer sorgsamen Prüfung, ob das Wohl Ihres Patienten oder Ihrer Patientin gewahrt wird.

! Selbstverständlich gilt es, auch bei einer grundsätzlichen Bereitschaft zur Zusammenarbeit mit anderen Institutionen die allgemein gültigen Richtlinien zum Datenschutz (EU-DSGVO) einzuhalten und personengebundene Schweigepflichtentbindungen (einschließlich deren Widerrufsrecht) einzuholen.

Arbeitsmaterialien

AB 1	Zusatzvereinbarung Kinder und Jugendliche
AB 2	Zusatzvereinbarung Eltern
AB 3	Wer ist betroffen? Wer hilft mit?
AB 4	Merkblatt: Welche zusätzlichen Maßnahmen sind notwendig?
AB 5	Empfehlungen und Adressen für ergänzende Maßnahmen
AB 6	Umgang mit Aggression in der Therapie

Zusatzvereinbarung

zwischen .... & ....

Therapieziele und Bereitschaftserklärung zur Mitarbeit

Ich vereinbare mit meiner Therapeutin oder meinem Therapeuten folgende Therapieziele:

....

....

....

....

Ich sichere hiermit meine aktive Mitarbeit zu und erkläre mich bereit, außerhalb unserer gemeinsamen Sitzungen therapeutische Hausaufgaben zu machen.

Datum: .... Unterschrift: ....

Erklärung zum Gewaltverzicht

Ich sichere hiermit zu, auf gewalttätiges Verhalten in der Therapie und im Umgang mit anderen Menschen in meinem sozialen Alltag zu verzichten. Wenn mir etwas nicht passt oder ich wütend werde, suche ich andere Wege, um mit meinen schlechten Gefühlen umzugehen. Sollte ich trotz dieses Vorsatzes gewalttätiges Verhalten zeigen, werde ich dies offen und umgehend in der Therapie besprechen.

Datum: .... Unterschrift: ....

Bereitschaftserklärung zur Zusammenarbeit mit anderen Fachkräften und Institutionen

Meine Therapeutin oder mein Therapeut wird mit mir offen besprechen wenn sie oder er denkt, dass noch andere Personen (z. B. Lehrer, Ärzte oder Personen im Jugendamt) einbezogen werden sollten, um mir optimal zu helfen. Ich sichere hiermit meine Bereitschaft zur Zusammenarbeit auch mit anderen Helfern zu.

Datum: .... Unterschrift: ....

Sonstige Anmerkungen:

....

Zusatzvereinbarung

zwischen .... & ....

Therapieziele und Bereitschaftserklärung zur Mitarbeit

Für die Zusammenarbeit im Rahmen der Therapie meines Kindes habe ich mit der Therapeutin oder dem Therapeuten folgende Therapieziele vereinbart:

....

....

....

....

Ich sichere hiermit meine aktive Mitarbeit zu und erkläre mich bereit, außerhalb unserer gemeinsamen Sitzungen therapeutische Hausaufgaben zu machen.

Datum: .... Unterschrift: ....

Erklärung zum Gewaltverzicht

Ich weiß, dass mein Kind ein Recht auf gewaltfreie Erziehung hat (Bürgerliches Gesetzbuch § 1631). Hiermit sichere ich meinem Kind zu, auf jegliches gewalttätiges Verhalten im Umgang mit ihm zu verzichten. Wenn mir etwas nicht passt oder ich wütend werde, suche ich andere Wege, um mit meinen schlechten Gefühlen umzugehen. Sollte ich trotz dieses Vorsatzes gewalttätiges Verhalten zeigen, werde ich dies offen und umgehend in der Therapie besprechen.

Datum: .... Unterschrift: ....

Bereitschaftserklärung zur Zusammenarbeit mit anderen Fachkräften und Institutionen

Die Therapeutin oder der Therapeut meines Kindes wird mit mir transparent besprechen, wenn sie oder er zu der Einschätzung kommt, dass noch weitere Fachkräfte (z. B. Lehrer, Pädagogen, Ärzte) oder Institutionen (Praxen, Kliniken, Schule, Jugendamt) in die Therapie meines Kindes eingebunden werden sollten, um ihm optimal zu helfen. Ich sichere hiermit meine Bereitschaft zur Zusammenarbeit auch mit anderen Helfern zu.

Datum: .... Unterschrift: ....

Sonstige Anmerkungen:

....

Wer ist betroffen? Wer hilft mit?

K J E

Hallo!
Der Erfolg psychotherapeutischer Maßnahmen hängt von unterschiedlichen Faktoren ab. Neben der Veränderungsbereitschaft und Therapiemotivation kommt vor allem der Zusammenarbeit mit häufig involvierten Personen eine zentrale Bedeutung zu. Für eine individuelle Therapieplanung empfiehlt es sich daher, gemeinsam zu analysieren, in welchen Lebensbereichen die Probleme maßgeblich auftreten, wer häufig involviert oder durch die Probleme betroffen ist und ob eine Möglichkeit und die Bereitschaft besteht, alle Beteiligten in den therapeutischen Prozess zu integrieren.

Bitte trage alleine oder mit deinen Eltern in der unten stehenden Tabelle ein, in welchem Bereich du häufiger aggressives Verhalten zeigst und welche Personen dabei beteiligt sind. Überlege oder überlegt gemeinsam, ob und in welcher Weise diese Personen auch in die Therapie eingebunden werden sollten, um bei Veränderungen mitzuhelfen.

Bereich	**Typische Situation**	**Personen, die häufig beteiligt sind**	**Zusammenarbeit möglich?**[1]
Häusliches Umfeld			
Kindergarten/Schule			
Nachmittagsbetreuung			
Freizeit (z. B. Sportverein, Musikschule)			
Anderer Bereich			

1 Ergibt sich der Hinweis, dass eine Zusammenarbeit mit entscheidenden Personen nicht möglich ist (z. B. aufgrund einer fehlenden Zustimmung oder Bereitschaft zur Zusammenarbeit)? Wenn ja, werden in der Therapie Alternativen besprochen.

AB 4 **Merkblatt: Welche zusätzlichen Maßnahmen sind notwendig?** T

Manchmal sind bei der Behandlung aggressiver Verhaltensweisen von Kindern und Jugendlichen neben psychotherapeutischer Maßnahmen auch die Einleitung ergänzender Maßnahmen erforderlich, um Entlastung zu schaffen. Das können beispielsweise eine medikamentöse Behandlung, Hilfen zur Erziehung, pädagogische Maßnahmen oder unterstützende Maßnahmen für die Eltern (z. B. eine eigene Therapie) sein. Bitte überlegen Sie gemeinsam mit dem Kind, dem Jugendlichen und/oder mit den Eltern, ob zusätzlich zu der bereits laufenden Behandlung noch weitere Maßnahmen notwendig sind. Bitte beantworten Sie dafür die unten aufgeführten Fragen.

☐ **Ist eine medizinische Abklärung oder medikamentöse Behandlung indiziert?**
Wenn Sie dies für sinnvoll erachten, teilen Sie Ihre Einschätzung mit und unterstützen Sie die Familie bei der Suche nach Fachärzten, Ambulanzen oder Kliniken im Umfeld der Familie.

☐ **Sind Maßnahmen der Hilfe zur Erziehung indiziert?**
Wenn Sie dies für sinnvoll erachten, teilen Sie Ihre Einschätzung mit und unterstützen Sie die Familie bei der Kontaktaufnahme zum zuständigen Jugendamt.

☐ **Ist die Kontaktaufnahme zu spezifischen Beratungsstellen indiziert?**
Wenn Sie dies für sinnvoll erachten, teilen Sie Ihre Einschätzung mit und unterstützen Sie die Familie bei der Kontaktaufnahme zu möglichen Ansprechpartnern, z. B. Schulberatung, Suchtberatung oder Ähnliches.

☐ **Kommt es manchmal zu Krisensituationen, in denen eine dringende medizinische Abklärung erforderlich sein kann?**
Wenn dies der Fall ist, teilen Sie der Familie die Kontaktdaten zur zuständigen Klinik mit und klären Sie alle über den Ablauf im Falle einer notwendigen Abklärung oder Krisenintervention mit oder ohne Einverständnis des Kindes oder Jugendlichen auf.

☐ **Benötigen die Bezugspersonen eigene Unterstützung zur psychischen Entlastung?**
Wenn Sie dies für sinnvoll erachten, teilen Sie Ihre Einschätzung mit und unterstützen Sie die Familie bei der Kontaktaufnahme zu möglichen Ansprechpartnern für eine eigene Beratung oder Behandlung, z. B. über das Internet, die Krankenkasse, Kassenärztliche Vereinigung, das Jugendamt oder Ähnliches.

Notizen:

....

....

....

....

....

....

....

....

Empfehlungen und Adressen für ergänzende Maßnahmen

Ansprechpartner für eine medikamentöse Behandlung

Anliegen oder Fragestellung:

....

Mögliche Adressen:

....

....

Ansprechpartner für Hilfen zur Erziehung

Anliegen oder Fragestellung:

....

Mögliche Adressen:

....

....

Ansprechpartner für spezifische Beratungsfragen

Anliegen oder Fragestellung:

....

Mögliche Adressen:

....

....

Ansprechpartner für Krisensituationen

Anliegen oder Fragestellung:

....

Mögliche Adressen:

....

....

Ansprechpartner für die Beratung oder Behandlung eigener Anliegen

Anliegen oder Fragestellung:

....

Mögliche Adressen:

....

Sonstige Anmerkungen:

....

....

....

Umgang mit Aggression in der Therapie

Hallo!
Im Rahmen deiner Therapie können Probleme und Ereignisse, in denen es zu aggressivem Verhalten kam, offen besprochen werden. Gemeinsam kann dann nach neuen Wegen für den Umgang mit unangenehmen Gedanken und Gefühlen, die zu aggressivem Verhalten führen, gesucht werden.

Damit eine vertrauensvolle Zusammenarbeit in der Therapie gelingen kann, ist es jedoch unverzichtbar, offen, ehrlich und gewaltfrei miteinander umzugehen. Leider geht das nicht ohne Regeln. Die wichtigsten Regeln sind:

- In der Therapie ist jegliche Form verbaler oder körperliche Aggression (Drohungen, Beleidigungen, Schlagen) nicht erlaubt.
- In der Therapie sind Sachbeschädigung, Diebstahl und das Mitführen von Waffen (Messer, Schlagringe, Gaspistole usw.) verboten.
- Für den Fall, dass diese Grundregeln nicht eingehalten werden, wird das Verhalten in der Therapie mit dir und deinen Sorgeberechtigten besprochen.
- Im Falle körperlicher Aggression wird Hilfe und ggf. die Polizei gerufen.
- Im Falle eines ausgeprägten therapieschädigenden Verhaltens (z. B. Fremdgefährdung) muss die Therapie beendet und über andere Maßnahmen beraten werden. Deine Therapeutin/dein Therapeut entscheidet abhängig von der jeweiligen Situation, ob die Behandlung fortgesetzt werden kann, und bespricht dies offen mit dir.

Bitte lies dir die folgende Einverständniserklärung durch und unterschreibe sie als Zeichen für deine Bereitschaft zur Mitarbeit.

Ich und meine Eltern haben mit der Therapeutin/dem Therapeuten besprochen, dass in der Therapie ein offener, ehrlicher und gewaltfreier Umgang unverzichtbar für eine vertrauensvolle Zusammenarbeit ist.

Die Therapeutin/der Therapeut hat uns darüber informiert, dass aggressives Verhalten als therapieschädigendes Verhalten gilt und sofort mit allen Beteiligten besprochen werden muss. Die Therapeutin/der Therapeut entscheidet, ob und unter welchen Bedingungen die Therapie fortgesetzt werden kann oder ob sie beendet werden muss oder berät uns hinsichtlich anderer Maßnahmen.

Wir wurden informiert, dass die Therapeutin/der Therapeut unmittelbar Hilfe oder ggf. die Polizei rufen wird, falls eine akute Gefahr für mich oder andere besteht. Um bei einer Selbst- oder Fremdgefährdung notwendige Schutzmaßnahmen und eine Gefahrenabwendung einzuleiten, darf sie/er zur Not auch die Schweigepflicht brechen.

Wir erklären uns mit den oben beschriebenen Vereinbarungen einverstanden.

....

Datum, Unterschrift Kind/Jugendlicher

....

Datum, Unterschrift Sorgeberechtigte/r

2 Diagnostik

Aggressive Verhaltensweisen von Kindern und Jugendlichen können im Rahmen unterschiedlicher Störungen auftreten und werden nicht selten durch Komorbiditäten begleitet. Für die Entwicklung eines Störungsverständnisses sollte die Symptomatik entsprechend sorgsam im Rahmen der Diagnostik, z. B. unter Verwendung standardisierter Verfahren wie klinische Interviews, störungsübergreifende oder störungsspezifische Screenings oder Fragebogenverfahren zur Selbst- und Fremdeinschätzung, abgeklärt werden.

Da die Behandlung aggressiver Verhaltensweisen in der Regel auch den Einbezug des Umfeldes erforderlich macht, gilt es im Rahmen der Diagnostik, die Ressourcen und individuellen Rahmenbedingungen zu erfassen und bei der Planung zu berücksichtigen.

In diesem Kapitel haben wir hilfreiche Arbeitsblätter zur Diagnostik zusammengestellt. Bei der Verwendung der Diagnostik-Tools empfehlen wir je nach Alter und individuellem Anliegen, neben den Kindern und Jugendlichen auch die Eltern oder weitere Personen aus dem Umfeld mit einzubeziehen.

Die Diagnostik aggressiver Verhaltensweisen steht am Anfang der Therapie und ist von zentraler Bedeutung für die Erarbeitung eines Problemverständnisses, die Entwicklung individueller Behandlungsziele und eines Behandlungsplanes, in dem die zur Zielerreichung eingesetzten Methoden für das Kind, den Jugendlichen und die Arbeit mit den Bezugspersonen festgelegt werden.

Ziel der Diagnostik ist die differenzierte Erhebung der aggressiven Verhaltenssymptomatik und weiterer Probleme, einschließlich des bisherigen Entwicklungsverlaufs. Um ein Verständnis für das Problemverhalten zu entwickeln, geht es im Rahmen der Anamneseerhebung um die systematische Erfassung aller relevanten, lerngeschichtlichen Aspekte. Auch gilt es, Faktoren zu erfassen, die zu einer Aufrechterhaltung des aggressiven Verhaltens beitragen und deren Veränderung angestrebt wird. Weiterhin sind im Rahmen der Familien- und Systemanalyse die Lebensumstände und Bedingungen, die für die Etablierung eines individuellen Behandlungsplanes zu berücksichtigen sind, zu erfassen. Ergänzend stehen zur Erfassung aggressiver Symptome standardisierte Fragebögen und Checklisten zur Selbst- und Fremdbeurteilung (Überblick s. Tab. 2.1), halbstrukturierte Interviews (Sevecke & Krischer, 2014; von Marées & Petermann, 2010) sowie Beobachtungssysteme (Wettstein, 2008) zur Verfügung. Auch für die Exploration komorbider Psychopathologien sowie die Feststellung des Entwicklungs- und Intelligenzniveaus empfiehlt sich die Verwendung standardisierter Verfahren (zu beziehen z. B. über https://www.testzentrale.de/, https://www.pearsonclinical.de/). Eine Diagnosestellung erfolgt anhand gängiger Klassifikationssysteme zur Erfassung psychischer Störungen (Remschmidt et al., 2017; American Psychiatric Association, 2013). Zu berücksichtigen gilt, dass aggressive Verhaltensweisen sehr heterogen auftreten und im Rahmen unterschiedlicher Störungen (z. B. Oppositionelle Störungen, Störungen des Sozialverhaltens, Depressive Störungen, Bipolare Störungen, Anpassungsstörungen, beginnende Persönlichkeitsstörungen) auftreten können, sodass differenzialdiagnostischen Abgrenzungen besondere Bedeutung zukommt.

Tabelle 2.1 Testpsychologische Fragebogenverfahren und Checklisten zur Erfassung aggressiver Verhaltensprobleme oder Strategien der Emotionsregulation

Verfahren (Autoren, Jahr)	**Art des Verfahrens** **Bearbeitungsdauer**	**Beurteilung durch**	**Erfasste Dimensionen**	**Normierungsbereich** **Vergleichsstichprobe** **Richtwerte**
CBCL/6-18R – Child Behavior Checklist	Fragebogen ca. 15–20 Min.	Eltern	*Problemskalen*: ängstlich/depressiv, rückzüglich/depressiv, körperliche Beschwerden, soziale Probleme, Denk-, (Schlaf-) und repetitive Probleme, Aufmerksamkeitsprobleme, regelverletzendes Verhalten und aggressives Verhalten *Übergeordnete Skalen*: Gesamtauffälligkeit, internalisierendes Verhalten, externalisierendes Verhalten	Fremd: 6–18 J.
TRF/6-18R – Teacher Report Form	Fragebogen ca. 15–20 Min.	Lehrer		
YSR/11-18R – Youth Self Report (Döpfner et al., 2014)	Fragebogen ca. 15–20 Min.	Selbst		Selbst: 11–18 J.
EAS – Erfassungsbogen für aggressives Verhalten in konkreten Situationen (Petermann & Petermann, 2015)	Fragebogen ca. 20–30 Min.	Selbst	Erfassung des Merkmals Aggression in verschiedenen, konkret dargestellten Alltagssituationen (Konflikte zwischen Kindern, Aggression gegen Gegenstände, Autoaggression)	9;0–12;11 J. (♀+♂)
DAF – Differentieller Aggressionsfragebogen (Petermann & Beckers, 2014)	Fragebogen ca. 5–15 Min.	Selbst	proaktive Aggression, reaktive Aggression	10;0–17;11 J.
DISYPS-III Diagnostik-System für psychische Störungen nach ICD-10 und DSM-5 für Kinder und Jugendliche III (Döpfner & Görtz-Dorten, 2017)	Fragebogen ca. 10 Min.	Selbst Fremd (Eltern, Lehrer, Erzieher)	dimensionale und kategoriale Erfassung der Symptomatik einer Störung des Sozialverhaltens gemäß ICD-10 und DSM-5	Fremd: 4;0–17;11 J. Selbst: 11;0–17;11 J. (♀+♂)
FAVK – Fragebogen zum aggressiven Verhalten von Kindern (Görtz-Dorten & Döpfner, 2010)	Fragebogen ca. 10 Min.	Selbst Fremd (Eltern, Lehrer, Erzieher)	auslösende und aufrechterhaltende Komponenten aggressiven Verhaltens (Störungen sozial-kognitiver Informationsverarbeitung, der Impulskontrolle, sozialer Fertigkeiten, sozialer Interaktionen)	Fremd: 4;0–8;11 J.; 9;0–14;11 J. Selbst: 9;0–14;11 J.
K-FAF – Kurzfragebogen zur Erfassung von Aggressivitätsfaktoren (Heubrock & Petermann, 2008)	Fragebogen ca. 10–20 Min.	Selbst	spontane Aggressivität, reaktive Aggressivität Erregbarkeit, Selbstaggressivität, Aggressions-Hemmung	> 15 J.

Tabelle 2.1 Fortsetzung

Verfahren (Autoren, Jahr)	**Art des Verfahrens Bearbeitungsdauer**	**Beurteilung durch**	**Erfasste Dimensionen**	**Normierungsbereich Vergleichsstichprobe Richtwerte**
FFEL-KJ Fragebogen zur Erhebung der Emotionsregulation bei Kindern und Jugendlichen (Grob & Smolenski, 2009)	Fragebogen ca. 10–30 Min.	Selbst	Erfassung von adaptiven und maladaptiven Emotionsregulationsstrategien; außerdem Ausdruck, soziale Unterstützung, Emotionskontrolle	10;0–19;11 J.
FEPAA – Fragebogen zur Erfassung von Empathie, Prosozialität, Aggressions-bereitschaft und aggressivem Verhalten (Lukesch, 2005)	Fragebogen ca. 30 Min.	Selbst	Empathie, Prosozialität, Aggressionsbereitschaft, aggressives Verhalten	12–16 J. 6.–10. Klasse
IVE – Inventar zur Erfassung von Impulsivität, Risikoverhalten und Empathie (Stadler et al., 2004)	Fragebogen ca. 5–15 Min.	Selbst	Impulsivität (kognitiv und emotional), Risikoverhalten (riskantes und sensationssuchendes Verhalten)	9–14 J.
SVF-KJ – Stressverarbeitungsfragebogen nach Janke und Erdmann angepasst für Kinder und Jugendliche (Hampel & Petermann, 2016)	Fragebogen ca. 10–25 Min.	Selbst	stressreduzierende Faktoren (Bagatellisierung, Ablenkung/Erholung, Situationskontrolle, positive Selbstinstruktionen, soziales Unterstützungsbedürfnis); stressvermehrende Faktoren (passive Vermeidung, gedankliche Weiterbeschäftigung, Resignation, Aggression)	3./4. Klasse 5./6. Klasse 7./8. Klasse 9. Klasse
VBV3-6 Verhaltensbeurteilungsbogen für Vorschulkinder (Döpfner et al., 2018)	Fragebogen Eltern ca. 20–30 Min. Erzieher ca. 30–40 Min. Kurzform ca. 10–15 Min.	Fremd	sozial-emotionale Kompetenzen oppositionell-aggressives Verhalten Unaufmerksamkeit/Hyperaktivität emotionale Auffälligkeiten	3–7 J.

Insbesondere in der verhaltenstherapeutischen Behandlung werden im Rahmen der Diagnostik die Zusammenhänge zwischen spezifischen Situationen, organischen Spezifika, aggressiven Verhaltensweisen und verhaltenssteuernden Konsequenzen anhand von Verhaltensanalysen verstehbar (Neudeck & Mühlig, 2013). Eine lebensgeschichtliche Einordnung, die Berücksichtigung kontextueller Bedingungen und übergeordneter Pläne des Patienten und seiner Bezugspersonen werden im Rahmen der Makroanalyse berücksichtigt.

Ergänzende Untersuchungen. In Ergänzung zur Diagnostik durch einen Psychotherapeuten können neuropsychologische und körperliche Untersuchungen zur Berücksichtigung organischer Besonderheiten beitragen. Für die Behandlungsplanung sind darüber hinaus die Analyse der Behandlungsmotivation und Veränderungsbereitschaft, von Bedeutung. Außerdem gilt es, individuelle Ressourcen des Kindes und der Familie zu berücksichtigen.

Die Diagnostik in der Therapie von Kindern und Jugendlichen mit aggressivem Verhalten sollte neben den Auskünften der Betroffenen auch Informationen weiterer Personen (z. B. Bezugspersonen, Lehrer und anderen) miteinschließen. Insbesondere bei jüngeren oder stark beeinträchtigten Kindern und Jugendlichen muss davon ausgegangen werden, dass die Betroffenen selbst aufgrund reduzierter Selbstreflexions- und Introspektionskompetenzen sowie einer häufig gestörten sozial-kognitiven Informationsverarbeitung und der Neigung, die Situationen gemäß der sozialen Erwünschtheit einzuschätzen, nur begrenzt Aufschluss geben. Umso bedeutsamer werden die ergänzenden Informationen durch andere Personen im Umfeld, die Verhaltens- und Interaktionsbeobachtungen sowie Erhebung des psychopathologischen Befundes durch den Therapeuten.

Trotz der oben aufgeführten Notwendigkeit einer komplexen multimethodalen Diagnostik unter Einbezug unterschiedlicher Quellen hat die Einhaltung einer strengen Vertraulichkeit und Wahrung eines ausgesprochen sensiblen Umgangs mit persönlichen Informationen oberste Priorität. In der Therapie von Jugendlichen sollten mit Rücksicht auf die Privat- und Intimsphäre spezifische Themen, die möglicherweise schambesetzt oder in Gegenwart der Bezugspersonen in der Regel bagatellisiert oder verschwiegen werden, gesondert exploriert werden. Hierzu zählen beispielsweise Delinquenz, Alkohol- und Drogenkonsum, Sexualanamnese und Medienkonsum.

Arbeitsmaterialien

AB 7	Anamnese
AB 8	Anamnese – Ergänzung bei getrennt lebenden Eltern
AB 9	Anamnese – Ergänzung bei Migrationshintergrund
AB 10	Selbsteinschätzung Kinder und Jugendliche
AB 11	Situationsspezifische Problemanalyse Kinder und Jugendliche
AB 12	Situationsspezifische Problemanalyse Eltern
AB 13	Mein soziales Netz
INFO 1	Lebensereignisse
AB 14	Wichtige Ereignisse in meinem Leben

Weiterführende Literatur

Petermann, F. & Petermann, U. (2014). Aggressionsdiagnostik (Kompendien Psychologische Diagnostik). Göttingen: Hogrefe.

Die Behandlungsplanung erfordert umfassende Kenntnis über die anamnestischen Besonderheiten des Kindes oder Jugendlichen. Auf diese Weise können ein umfassendes Störungsverständnis gewonnen und individuelle Risiko- und Schutzfaktoren und Bedingungen bei der Therapieplanung berücksichtigt werden.

Personalien und relevante soziodemografische Daten

Vor- und Nachname des Kindes/Jugendlichen: ....

Geburtsdatum: ....

Kindergarten: ....

Schule: .... Klasse: ....

Schulform: ....

Kontaktperson Schule: ....

Name Vater: ....

Geburtsdatum: ....

Schulabschluss/Berufsausbildung: ....

Aktuelle berufliche Tätigkeit: ....

Name Mutter: ....

Geburtsdatum: ....

Schulabschluss/Berufsausbildung: ....

Aktuelle berufliche Tätigkeit: ....

Familienstatus (z. B. Eltern getrennt, geschieden, alleinerziehend, verwitwet, Stief-, Pflege- oder Adoptiveltern):

....

Sorgerecht (alle): ....

Geschwister (Alter): ....

....

Wer lebt im Haushalt des Kindes?

....

....

Vorbehandlungen, bisherige Maßnahmen (Ärzte, Therapeuten, Kliniken, Erziehungsberatungsstelle, Jugendamt etc.)

Name Person/Institution (Behandlungszeitraum von … bis …):

....

....

....

....

....

....

(Vorbefunde?) ....

Aktueller Grund für die Vorstellung (zentrale Probleme)

....

....

....

....

....

....

....

....

....

....

....

....

....

Wer ist maßgeblich an der Therapie interessiert?

....

....

....

Entwicklungsgeschichte des Kindes/Jugendlichen

Schwangerschaft (Auffälligkeiten, Komplikationen, Blutungen, Krankenhausaufenthalte, Medikamenteneinnahme, Infektionen, psychosoziale Belastungen, Alkohol-, Nikotin- oder Drogenkonsum ...):

....

....

....

....

....

....

Geburt (Schwangerschaftswoche, natürliche Geburt, Geburt mit Kaiserschnitt, Saugglocke oder Zange, Komplikationen ...):

....

....

Geburtsdaten (Geburtsgewicht, Geburtsgröße, Kopfumfang, APGAR-Werte, weitere Angaben aus dem Untersuchungsheft?):

....

Kindliche (postnatale) Anpassung (unauffällig, Probleme beim Trinken oder Schlafen, Schreien …)? Wenn es Probleme gab, wie lange haben sie angedauert?

....

....

....

Mütterliche (postpartale) Anpassung (unauffällig, depressive Verstimmung, Sorgen, Unsicherheiten …)? Wenn es Probleme gab, wie lange haben sie angedauert?

....

....

....

Erreichen der Meilensteine frühkindlicher Entwicklung:
Beginn Freies Laufen (Alter, Auffälligkeiten?):

....

Beginn des Sprechens (Alter, Auffälligkeiten?):

....

Abschluss der Sauberkeitserziehung (Alter, Auffälligkeiten?): ....

Tags: ....

Nachts: ....

Hat das Kind zur Unterstützung (Logopädie, Ergotherapie o. Ä.) bei der Bewältigung der Entwicklungsaufgaben erhalten? (Wenn ja, welche? Wie lange?)

....

....

Häufige Körperliche Erkrankungen in den ersten drei Lebensjahren (Mittelohrentzündungen, Erkältungen, Infekte ...)?

....

Litt oder leidet das Kind an Allergien? Wenn ja, an welchen?

....

Hatte das Kind bereits einen Unfall? Wenn ja, wann und was ist passiert?

....

Gab es bereits Krankenhausaufenthalte? Wenn ja, wann und warum?

....

Ist das Kind geimpft?

....

Leidet das Kind unter epileptischen Anfällen?

....

Nimmt das Kind Medikamente? Wenn ja, weshalb, Name und Dosierung?

....

Liegen andere körperliche Beschwerden vor (Hör- oder Sehfehler ...)?

....

Sexualanamnese (dieser Abschnitt ist nur für ältere Kinder und Jugendliche relevant und sollte ggf. nur mit der Therapeutin oder dem Therapeuten persönlich besprochen werden):

Mädchen: Alter bei Eintritt der Menarche, Regelmäßigkeit der Menstruation?

....

Jungen: Alter bei Eintritt der ersten Pollutionen?

....

Ist der/die Jugendliche bereits sexuell aktiv? (Wenn ja, seit welchem Alter, wie wird verhütet, wie viele Sexualpartner gab es bereits?):

....

....

Vegetative Anamnese
Gab oder gibt es Schlafprobleme beim Kind? Wenn ja, welche (Ein- oder Durchschlafprobleme, Früherwachen, Alpträume …)? Seit wann?

....

....

....

....

....

....

Wie ist das aktuelle Körpergewicht? ....

Wie ist die aktuelle Körpergröße? ....

Hatte oder hat das Kind einen auffälligen Appetit? Wenn ja, welcher Art (Appetitverlust, Gewichtsverlust, Appetitsteigerung, Gewichtszunahme, Gewichtsschwankungen)? Seit wann?

....

....

....

....

Fühlt sich das Kind zu dick? ....

Fühlt sich das Kind zu dünn? ....

Kindergarten/Schulbesuch

Wie war oder ist die Betreuung im Vorschulalter (seit wie vielen Monaten fremd betreut, durch wen)?

....

Gab es Betreuungswechsel im Vorschulalter? Wenn ja, wie viele und warum?

....

Hat das Kind oder zeigt es aktuell im Vorschulalter Auffälligkeiten (Trennungsangst, starke Zurückhaltung, Impulsivität, Opposition, Aggression, Kontaktprobleme …)? Wenn ja, welche?

………

Gab oder gibt es eine Integrationshilfe?

………

Geht das Kind bereits in die Schule? Wenn ja, seit welchem Lebensalter?
Gab es bislang Besonderheiten (irreguläre Umschulung, Wiederholung, Abbruch, Unregelmäßigkeiten)?

………

Gab oder gibt es Probleme in der Schule (Angst, Verweigerung, Konzentrations- oder Lernprobleme, Leistungsdefizite, Lernschwäche, Schwänzen …?). Wenn ja, welche und seit wann?

………

In welchem Bereich bewegen sich die Leistungen des Kindes? ……………………………………………

Gab oder gibt es schlechte Noten? Wenn ja, in welchem Fach? ……………………………………………

Wie hat das Kind oder reagiert das Kind auf schlechte Noten?

………

Wie kam oder kommt das Kind mit Lehrern und Autoritätspersonen zurecht?

………

Hat das Kind Nachhilfe erhalten oder erhält es diese? Wenn ja, in was?

………

Gab oder gibt es Probleme bei den Hausaufgaben? Wenn ja, welche?

………

Gab oder gibt es auffällige Rückmeldungen aus der Schule? Wenn ja, welche?

………

Welcher Schulabschluss wird angestrebt?

………

Hobbys

Was sind die aktuellen Hobbys des Kindes?

………

Ist das Kind Mitglied in einem Verein? Wenn ja, in welchem?

....

Beschäftigt sich das Kind regelmäßig mit Medienangeboten? Wenn ja, mit welchen und wie lange am Tag?

....

Welche Filme, Serien o. Ä. sieht das Kind?

....

Gibt es eine Person, die den Medienkonsum kontrolliert? Wenn ja, wer?

....

Kontakte zu Gleichaltrigen/Freunden

Hatte oder hat das Kind enge Freunde (die es schon länger kennt und mit denen es sich privat verabredet? Wenn ja, wie viele und wie alt sind sie?

....

Sind enge Freundschaften schon zerbrochen? Wenn ja, warum?

....

Kennen die Eltern die aktuellen Freunde des Kindes? ....

Hat das Kind aktuell Kontakt zu problembelasteten Kindern? ....

Gab oder gibt es Auffälligkeiten im Kontakt zu Gleichaltrigen (z. B. Streit, Beziehungsabbrüche, Ausschluss aus Gemeinschaften …)?

....

Stärken/Ressourcen

Welche Stärken hat das Kind?

....

Welche familiären Ressourcen können benannt werden?

....

Welche erweiterten Beziehungsressourcen (Großeltern, Paten, Trainer, Pädagogen …) können benannt werden?

....

Entwicklung des Problemverhaltens

Wann ist das beschriebene Problemverhalten erstmals aufgetreten?

....

Gab es besondere Ereignisse, die damit zusammenfielen? Wenn ja, welche?

....

Hat sich das Problemverhalten im Verlauf verändert (stärker oder schwächer geworden, gleichgeblieben, im Verlauf schwankend ...)? ....

Trat oder tritt das Problemverhalten in bestimmten Situationen häufiger oder weniger häufig auf? Wenn ja, wo häufiger/weniger häufig?
Häufiger:

....

Weniger häufig:

....

Trat oder tritt das Problemverhalten zu bestimmten Tageszeiten oder an bestimmten Tagen häufiger oder weniger häufig auf? Wenn ja, wann häufiger/weniger häufig?
Häufiger:

....

Weniger häufig:

....

Trat oder tritt das Problemverhalten häufiger oder weniger häufig auf, wenn das Kind mit bestimmten Personen zusammen ist? Wenn ja, mit wem häufiger/mit wem weniger häufig?
Häufiger:

....

Weniger häufig:

....

Waren oder sind bestimmte Strategien im Umgang mit dem Problemverhalten besonders wirksam oder nicht wirksam? Wenn ja, welche sind wirksam, welche nicht wirksam?
Wirksam?

....

Nicht wirksam?

....

Familiäre Belastungen

Gibt es jemanden in der Familie, der an einer psychischen Erkrankung gelitten hat oder aktuell leidet?

....

Gibt es jemanden in der Familie, der in der Vergangenheit in psychotherapeutischer oder psychiatrischer Behandlung war oder aktuell ist? Wenn ja, wegen was?

....

Gab oder gibt es aktuell andere familiäre Belastungen (Verluste, soziale oder finanzielle Sorgen …)?

....

Erwartungen an die Therapie und an die Zukunft

Wer erwartet was von der Therapie?

Name der Person: .... Erwartung: ....

Name der Person: .... Erwartung: ....

Name der Person: .... Erwartung: ....

Wer muss aus wessen Perspektive helfen, damit sich was verändert?

Aus Sicht von (Name der Person): ....

Aus Sicht von (Name der Person): ....

Aus Sicht von (Name der Person): ....

Ergänzungen

....

....

....

....

....

....

AB 8 Anamnese – Ergänzung bei getrennt lebenden Eltern

T

Wie alt war das Kind bei der Trennung der Eltern? ....

Bei wem lebt das Kind? ....

Bei wem liegt das Sorgerecht? ....

Waren die Eltern verheiratet? ....

Haben sich die Eltern scheiden lassen? Wenn ja, wie alt war das Kind bei der Scheidung? ....

Sind der Trennung/Scheidung Auseinandersetzungen vorausgegangen, in die das Kind involviert wurde oder die das Kind mitbekommen hat? Wenn ja, in welcher Weise?

....

....

Kennt das Kind die Gründe für die Trennung? Wann hat das Kind davon erfahren?

....

....

Wie hat das Kind auf die Trennung reagiert?

....

....

Bestehen weiterhin Auseinandersetzungen zwischen den Eltern, in die das Kind involviert ist oder die das Kind mitbekommt? Wenn ja, in welcher Weise?

....

....

Besteht Kontakt zu beiden Elternteilen? Wenn ja, gibt es eine feste Vereinbarung zu den Besuchskontakten und wie regelmäßig werden diese realisiert?

....

....

Anamnese – Ergänzung bei Migrationshintergrund

Aus welchem Land kommt die Mutter? ....

Seit wann lebt die Mutter in Deutschland/Österreich/Schweiz? ....

Was war der Grund für die Migration der Mutter (freiwillig, unfreiwillig, geplant, aus wirtschaftlichen Gründen, aus politischen Gründen, Verfolgung, Familienzusammenführung ...)?

....

....

Aus welchem Land kommt der Vater? ....

Seit wann lebt der Vater in Deutschland/Österreich/Schweiz? ....

Was war der Grund für die Migration des Vaters (freiwillig, unfreiwillig, geplant, aus wirtschaftlichen Gründen, aus politischen Gründen, Verfolgung, Familienzusammenführung ...)?

....

....

Gibt es weitere Verwandte in Deutschland/Österreich/Schweiz? Wenn ja, wer und wo?

....

....

Besteht Kontakt zu Verwandten/Freunden im Herkunftsland? Wenn ja, zu wem?

....

....

Hat das Kind die Migration miterlebt? Wenn ja, wie alt war es? Wie wurden ihm die Gründe vermittelt?

....

....

Leidet das Kind nach Einschätzung der Bezugspersonen unter der Migration? Wenn ja, wie äußert sich dies?

....

....

Interessiert sich das Kind für die Kultur und Traditionen der elterlichen Heimat? Wenn ja, wie äußert sich dies?

....

Wie werden dem Kind Werte, Traditionen und die Kultur vermittelt?

....

Welche Religionszugehörigkeit hat das Kind?

....

Wie aktiv sind die Eltern und das Kind in die Religion eingebunden?

Eltern: ....

Kind: ....

Mit welcher Kultur identifizieren sich die Eltern und das Kind?

Eltern: ....

Kind: ....

Wie gut fühlen sich die Eltern und das Kind integriert?

Eltern: ....

Kind: ....

Existieren kulturell geprägte Vorstellungen zu einem angemessenen erzieherischen Umgang mit aggressiven Verhaltensweisen des Kindes? Wenn ja, welche?

....

....

....

....

....

Selbsteinschätzung Kinder und Jugendliche

K J

Dieses Arbeitsblatt soll dir einen Überblick über aggressive Verhaltensweisen geben, die vielleicht auch bei dir auftreten. Bitte lies dir die Aussagen durch und überlege, welche Sätze auch auf dich zutreffen:

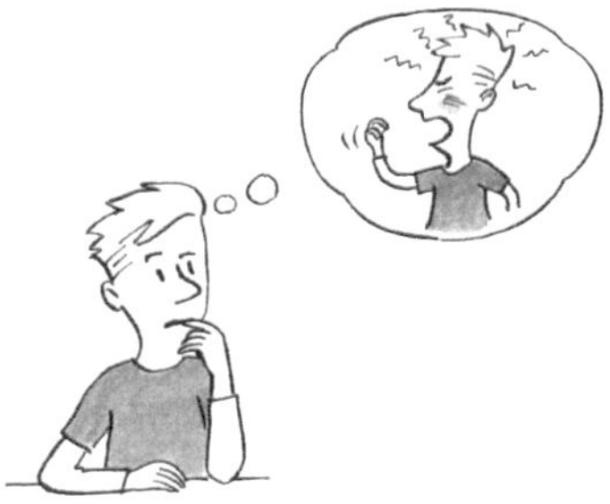

	Stimmt	Stimmt etwas	Stimmt nicht
Ich bin oft aufbrausend.			
Ich tue anderen manchmal mit Worten weh oder verletze sie.			
Ich streite mich oft mit meinen Eltern.			
Ich streite mich oft mit meinen Geschwistern.			
Ich streite mich oft mit anderen Kindern.			
Ich streite mich oft mit anderen Erwachsenen.			
Ich habe oft Wutanfälle.			
Ich halte mich öfter nicht an Regeln.			
Ich ärgere andere.			
Ich gebe selten oder nie zu, wenn ich was falsch gemacht habe.			
Ich suche die Schuld bei anderen.			
Ich ärgere mich schnell.			
Ich zerstöre Gegenstände, wenn ich wütend bin.			
Ich versuche, anderen wehzutun, wenn ich wütend bin.			
Ich mache oft Rachepläne.			
Ich beschimpfe andere mit schlimmen Worten.			
Ich grenze andere, die ich nicht leiden kann, aus.			
Ich habe schon einmal gestohlen.			
Ich lüge öfter.			
Ich betrete Orte, an denen ich nicht sein darf.			
Ich benutze Waffen.			
Ich zündele oder spiele mit Feuer.			
Ich mache mich über andere lustig.			
Ich lästere über andere.			
Ich will bestimmen.			

Situationsspezifische Problemanalyse Kinder und Jugendliche

K J

Dieses Arbeitsblatt soll dir helfen, die Zusammenhänge von problematischen Situationen zu verstehen. Zunächst geht es darum zu verstehen, welche Situation auslösend für deine Aggression ist, und genau zu beschreiben, wie du dann reagierst. Außerdem wollen wir herausfinden, welche Folgen dein Verhalten für dich hat. Bitte versuche, dich an eine typische Situation zu erinnern, in der du aggressiv reagiert hast.

Bitte beschreibe die **Situation**, die deinem aggressiven Verhalten unmittelbar vorausgegangen ist:

....

....

Bitte beschreibe, wie sich dein aggressives **Verhalten** auf unterschiedlichen Ebenen geäußert hat:
Wie hast du reagiert (Verhaltensebene)?

....

Welche Reaktionen hat dein Körper gezeigt (physiologische Ebene)?

....

Was hast du in der Situation gefühlt (emotionale Ebene)?

....

Was hast du in der Situation gedacht (gedankliche Ebene)?

....

Bitte beschreibe die Konsequenzen (**Folgen**), die du infolge deines aggressiven Verhaltens erlebt hast:
Welche direkten Vorteile hatte dein aggressives Verhalten? Hast du was Positives erreicht?

....

Welche direkten Nachteile hatte dein aggressives Verhalten? Hast du was Negatives erreicht?

....

Welche langfristigen Vorteile hat dein aggressives Verhalten beziehungsweise welche Vorteile hätte es für dich, wenn du dich weiterhin aggressiv verhältst?

....

Welche langfristigen Nachteile hat dein aggressives Verhalten beziehungsweise welche Nachteile hätte es für dich, wenn du dich weiterhin aggressiv verhältst?

....

AB 12 Situationsspezifische Problemanalyse Eltern

E

Dieses Arbeitsblatt soll Ihnen helfen, die Zusammenhänge von problematischen Situationen zu verstehen. Zunächst geht es darum, die auslösende Situation und die aggressive Verhaltensreaktion auf unterschiedlichen Ebenen zu beschreiben. Im Weiteren geht es um eine Analyse der Folgen (Konsequenzen), die Ihr Kind durch sein aggressives Verhalten ausgelöst hat, und welche Folgen möglicherweise dazu beitragen, dass wiederholt aggressives Verhalten gezeigt wird. Bitte erinnern Sie sich an eine typische Situation, in der Ihr Kind aggressives Verhalten gezeigt hat.

Bitte beschreiben Sie die **Situation**, die der aggressiven Verhaltensreaktion unmittelbar vorausgegangen ist.

....

....

Bitte beschreiben Sie, wie sich das aggressive **Verhalten** auf unterschiedlichen Ebenen geäußert hat:
Wie hat Ihr Kind reagiert (Verhaltensebene)?

....

Welche körperlichen Reaktionen konnten Sie in der Situation beobachten (physiologische Ebene)?

....

Was könnte Ihr Kind in der Situation gefühlt haben (emotionale Ebene)?

....

Was könnte Ihr Kind in der Situation gedacht haben (gedankliche Ebene)?

....

Bitte beschreibe die Konsequenzen (**Folgen**), die Ihr Kind infolge seines aggressiven Verhaltens erlebt hat:
Welche direkten Vorteile hatte Ihr Kind durch das aggressive Verhalten?

....

Welche direkten Nachteile hatte Ihr Kind, durch das aggressive Verhalten?

....

Welche langfristigen Vorteile hat Ihr Kind, durch das aggressive Verhalten, bzw. welche Vorteile hätte es, wenn es sich weiterhin aggressiv verhalten würde?

....

Welche langfristigen Nachteile hat Ihr Kind durch das aggressive Verhalten bzw. welche Nachteile hätte es, wenn es sich weiterhin aggressiv verhalten würde?

....

Auf diesem Arbeitsblatt wollen wir dich bitten, einmal zu überlegen, wer dir in deinem Leben besonders nah steht, eine Rolle spielt, wichtig ist.

Stell dir vor, du stehst in der Mitte dieses Netzwerkes (male einen roten Punkt für dich).

Male einen Punkt oder schreibe den Namen aller Personen aus den Bereichen Familie, Freunde, Klassenkameraden, Lehrer/Erzieher, Helfer in das Netzwerk. Überlege aber vorher, wie nahe sie dir stehen. Trage die Personen, die dir nahe stehen, auch nah an dich, diejenigen, mit denen du dich weniger verbunden fühlst, etwas weiter von dir entfernt ein.

Mein soziales Netzwerk

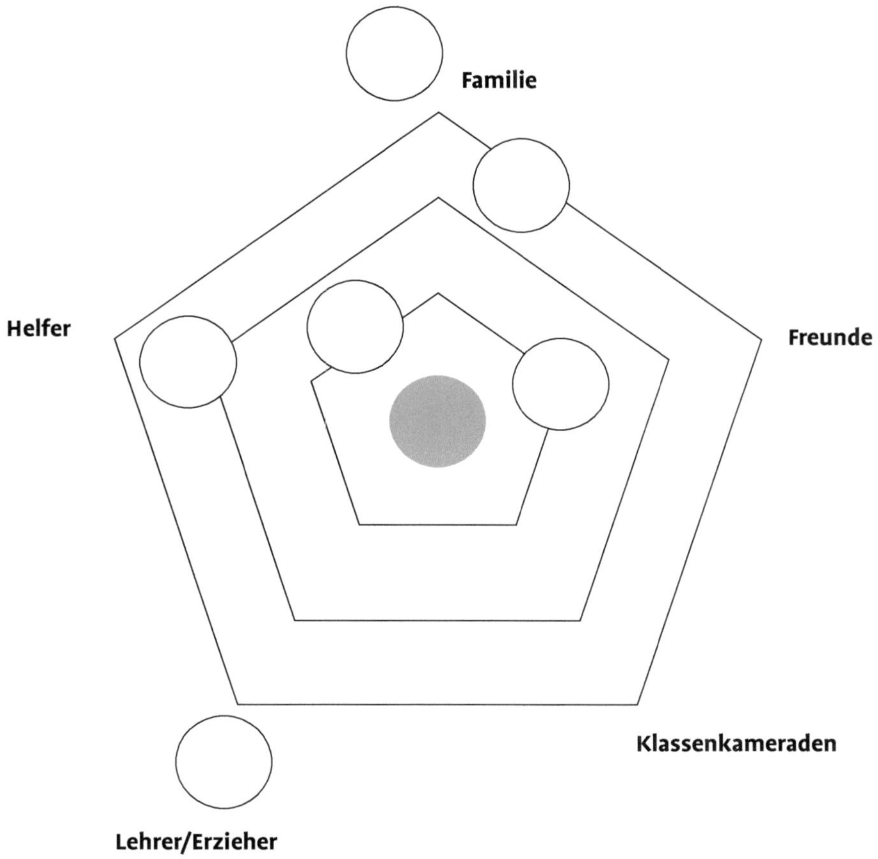

- Nun tausch dich mit deiner Therapeutin oder deinem Therapeuten aus. Erzähle, warum dir manche Menschen so wichtig sind (durch welche Taten merkst du, dass du dich bei ihnen wohl fühlst)?
- Gibt es Personen, die du dir mehr in deiner Nähe oder weiter weg von dir wünschst?
- Du kannst auch gerne noch ein zweites Netzwerk malen, auf dem du dann dein Wunsch-Netzwerk skizzierst. Vielleicht findet ihr in der Therapie Wege, dieses aufzubauen.

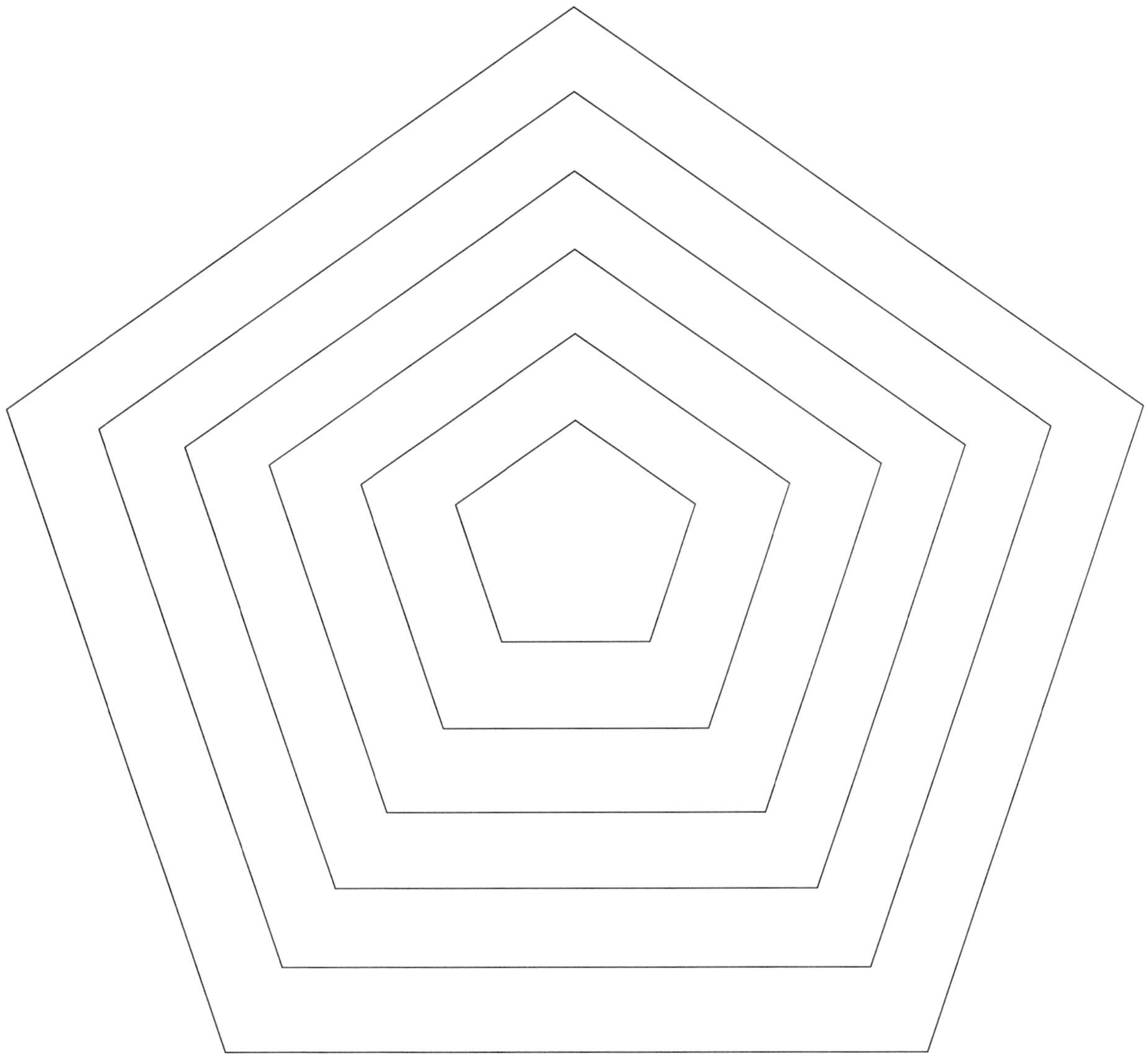

Lebensereignisse

Alle Kinder und Jugendliche erleben Ereignisse, die für ihre persönliche Geschichte von Bedeutung sind. Für deine Therapeutin oder deinen Therapeuten sind diese Ereignisse sehr interessant, weil persönliche Erfahrungen aus der Vergangenheit auch mit der aktuellen Situation und mit aktuellen Schwierigkeiten im Zusammenhang stehen können.

Auf dem nachfolgenden Arbeitsblatt findest du die Vorlage für einen Zeitstrahl. Er beginnt mit der Geburt. Auf dem Zeitstrahl sollst du nun alle die für dich wichtigen Ereignisse notieren. Schreibe dabei die für dich schönen Ereignisse über die Linie, die für dich traurigen oder belastenden Ereignisse unter die Linie ein. Neutrale Ereignisse kannst du auf der Linie notieren. Wenn Beziehungen oder bestimmte Phasen über eine lange Zeit gegangen sind, kannst du Anfang und Ende markieren (z. B. Anfang Freundschaft mit X, Ende Freundschaft mit X).

- Markiere dein aktuelles Alter.
- Trage die typischen Lebensereignisse (Kindergarteneintritt, Schuleintritt, evtl. Schulwechsel, evtl. Klassenwiederholungen ein).
- Trage ein, in welchem Alter du vielleicht eine Schwester oder einen Bruder bekommen hast.
- Trage ein, wenn du umgezogen bist.
- Trage ein, wann wichtige Menschen (z. B. gute Freunde) in dein Leben gekommen sind.
- Trage ein, wenn du wichtige Menschen verloren hast.
- Trage ein, wenn du einschneidende, belastende Ereignisse erlebt hast (z. B. Trennung der Eltern, Unfall, Krankheit, Mobbingerfahrung, Gewalterfahrungen, schlimme Konflikte, Polizeikontakte, jemand Wichtiges hat deinen Geburtstag vergessen, du hast ein Ziel nicht erreicht …).
- Trage ein, wenn du schöne Ereignisse erlebt hast (z. B. eine erste Beziehung, ein besonderer Urlaub, ein schöner Ausflug, ein besonderes Geschenk …).
- Trage ein, wenn du schon einmal eine Therapie gemacht hast.
- Trage andere wichtige Ereignisse ein.

Manchmal wissen Kinder und Jugendliche nicht mehr ganz genau, in welchem Alter sie bestimmte Ereignisse erlebt haben. Dann kannst du deine Eltern oder andere Personen dazu befragen, die dich schon länger kennen. Vielleicht gibt es auch Fotos zu bestimmten Erlebnissen. Dann kannst du sie mitbringen und auf den Zeitstrahl kleben. Oder du bist sehr kreativ, dann kannst du natürlich auch etwas zeichnen, was dich an das Ereignis erinnert.

Wir wünschen dir viel Spaß beim Entdecken all der wichtigen Ereignisse auf deinem persönlichen Lebensweg!

Wichtige Ereignisse in meinem Leben

Geburt

1.

2.

3.

4.

5.

6.

7.

8.

9.

10.

Wichtige Ereignisse in meinem Leben

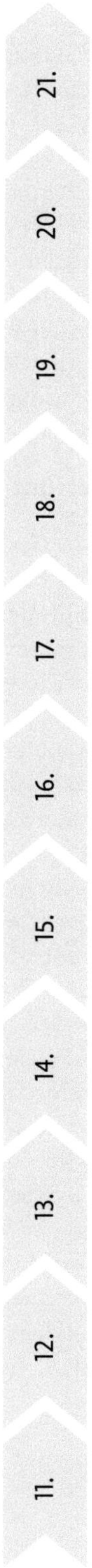

3 Therapie

In diesem Kapitel haben wir unterschiedliche Arbeitsblätter für die Behandlung von Kindern und Jugendlichen, die aggressive Verhaltensweisen zeigen, zusammengestellt.

Zunächst geht es um den Aufbau eines Problemverständnisses und einer Veränderungsmotivation des Kindes oder Jugendlichen sowie um die gemeinsame Erarbeitung von Therapiezielen (Abschn. 3.1). Im Weiteren werden das Erkennen sowie die Förderung und Aktivierung von Ressourcen thematisiert (Abschn. 3.2). Aufgrund häufiger Probleme in Bezug auf eine angemessene Wahrnehmung sozialer Situationen kann es hilfreich sein, mit betroffenen Kindern und Jugendlichen an einer Verbesserung der Wahrnehmung von Konfliktsituationen zu arbeiten (Abschn. 3.3). Schließlich geht es um die Erweiterung von Kompetenzen zur Emotionsregulation (Abschn. 3.4) und die Erarbeitung von Strategien, um zukünftige Konfliktsituationen zu vermeiden (Abschn. 3.5). Abschließend geht es darum, Kinder und Jugendliche für Herausforderungen zu sensibilisieren, die mit einem erhöhten Rückfallrisiko in dysfunktionale Verhaltensmuster verbunden sind und Möglichkeiten zur Rückfallprophylaxe zu erarbeiten. Für den Fall eventuell neu auftretender Krisen kann es hilfreich sein, mit den Kindern und Jugendlichen einen Plan für einen möglichen Umgang damit zu erarbeiten (Abschn. 3.6).

3.1 Problemverständnis und Psychoedukation

Die gemeinsame Erarbeitung eines Problemverständnisses sollte am Anfang der Therapie mit dem Kind oder Jugendlichen stehen. Hierzu können Eltern maßgeblich beitragen. Ziel in dieser Phase ist es zunächst, die aktuell bestehenden Probleme und möglichen Ursachen, die bei der Entstehung und Aufrechterhaltung von Bedeutung scheinen, zu eruieren. Auf diese Weise können Hypothesen für notwendige Maßnahmen der Veränderung, die zu einer Reduktion aggressiver Verhaltensweisen von Kindern und Jugendlichen beitragen, abgeleitet werden.

Die Erarbeitung eines Problemverständnisses erfordert ein hohes Maß an therapeutischer Kompetenz. Die therapeutische Herausforderung besteht in der Notwendigkeit, alle relevanten Aspekte sorgsam zu explorieren. Neben der Exploration von Ressourcen, der Identifikation von individuellen Schwierigkeiten und Kompetenzdefiziten sowie der Erörterung problematischer Erfahrungen aus der Lerngeschichte des Kindes geht es dabei auch um die Thematisierung persönlicher Aspekte auf der Elternebene (s. hierzu die Arbeitsmaterialien in Kap. 4). Diese beziehen sich vor allem auch auf problematische Einflüsse, die durch einen ungünstigen erzieherischen Umgang zur Entstehung und Aufrechterhaltung aggressiver Verhaltensweisen beitragen. Insbesondere der Umgang mit Eltern, deren Grundhaltung durch Ambivalenz, Misstrauen, Schuldgefühle und negativen Erfahrungen im Umgang mit professioneller Hilfe geprägt ist, erfordert ein hohes Maß an Wertschätzung, Empathie, Zuwendung, Verständnis, Kongruenz und Transparenz. Reduzierte Selbstwirksamkeitserfahrung oder ein geringes Vertrauen in die eigenen Kompetenzen sind dabei auch zu berücksichtigen.

Neben der Identifikation von Ursachen und Wirkmechanismen geht es bei der Erarbeitung eines Problemverständnisses um die kompetente Vermittlung von theoretischen Erklärungsmodellen und wissenschaftlich fundierten Informationen zu notwendigen Maßnahmen, die erforderlich sind, um eine Reduktion aggressiver Verhaltensweisen von Kindern und Jugendlichen zu erzielen. Eine umfassende Behandlungsaufklärung beinhaltet die Informationsvermittlung zu der konkreten Art der Behandlung, die zu erwartenden Auswirkungen und potenziellen Nebenwirkungen oder Risiken der Maßnahmen. Auf therapeutischer Seite erfordert dies eine umfassende Fachkenntnis über die Behandlung aggressiver Verhaltensweisen von Kindern und Jugendlichen sowie die notwendige Kompetenz, die Inhalte entsprechend dem individuellen Bildungsstand der Eltern anzupassen, sodass eine informierte Einwilligung sichergestellt ist.

Arbeitsmaterialien

INFO 2	Mr. Bauch und Mr. Kopf
AB 15	Der Einfluss von Gedanken
AB 16	Entstehung von Emotionen und Gefühlen
INFO 3	Emotionen, Körpersignale und Verhalten
INFO 4	Emotionen, Körpersignale und Verhalten – die Amygdala
AB 17	Emotionen, Körpersignale und Verhalten
AB 18	Gefühle erkennen
INFO 5	Wutberg
AB 19	Wutberg
AB 20	Wutvulkan
AB 21	Entstehung und Aufrechterhaltung von Aggression
AB 22	Aggression als Eisberg
AB 23	Verhaltensanalyse als Zeichnung
AB 24	Wirkung aggressiver Kinder und Jugendlicher
AB 25	Instrumentelle Aggression: Vor- und Nachteile
AB 26	Instrumentelle Aggression: mein eigenes Verhalten
AB 27	Werte

Heute geht es darum zu verstehen, warum Kinder und Jugendliche auf unterschiedliche Art und Weise reagieren. Stell dir einmal vor, Mr. Bauch und Mr. Kopf gehören zu dir. Die beiden sind ein Team und gemeinsam dafür zuständig, Informationen aus der Umwelt aufzunehmen und dir dabei zu helfen, mit diesen Informationen umzugehen und deine Reaktionen zu steuern.

In den meisten Situationen wird zunächst »Mr. Bauch« aktiv. Mr. Bauch ist sehr schnell, emotional und reagiert, ohne dass es dir bewusst ist. Unermüdlich nimmt Mr. Bauch die Informationen über alle Sinnesorgane auf. Er hört, sieht, fühlt, riecht und schmeckt. Weil er aber gar nicht weiß, was er mit den ganzen Informationen tun soll, ist Mr. Bauch zunächst ganz schön aufgeschmissen.

Um Hilfe zu bekommen ist Mr. Bauch darauf spezialisiert, bestimmte Prozesse in deinem Körper anzuschalten, die signalisieren, dass etwas passiert ist und eine Reaktion erforderlich macht. Mr. Bauch tut das auf unterschiedliche Weise. Manchmal lässt er dein Herz schneller schlagen oder, er verändert deinen Atem und aktiviert deine Muskeln. Vielleicht hast du schon einmal von dem berühmten Bauchgefühl gehört. Das ist der erste Hinweis, an dem du merken kannst, wie es dir gerade geht.

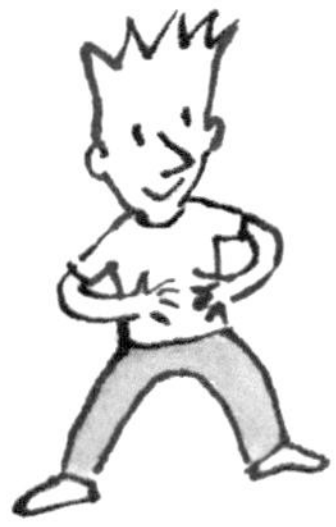

Mr. Bauch hat einen Teampartner: Mr. Kopf! Mr. Kopf ist der Denker in deinem Team. Er ist darauf spezialisiert, die Gefühle, die ihm Mr. Bauch liefert, zu verstehen und zu überlegen, wie du damit am besten umgehen kannst. Mr. Kopf vergleicht das von Mr. Bauch empfundene Gefühl mit anderen Situationen, in denen so ein Gefühl schon einmal vorkam. Auch überlegt er, ob das Gefühl als angenehm (z. B. bei Freude) oder als unangenehm (z. B. bei Wut, Traurigkeit, Angst oder Ekel) einzustufen ist. Je nachdem, wie er es einstuft, trägt er die Informationen weiter in dein Bewusstsein, sodass du zum Beispiel weißt, ob du vor Freude lachen und hochspringen kannst oder dich bei Gefahr wehren oder wegrennen musst.

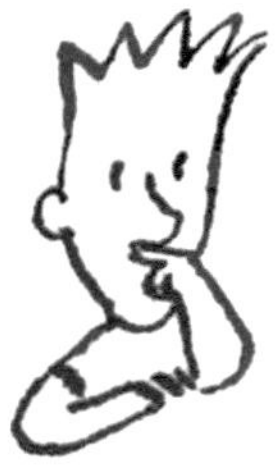

Wenn Mr. Bauch und Mr. Kopf gut zusammenarbeiten, sieht das zum Beispiel so aus:

- Du bist gerade beschäftigt.
- Es knallt.
- Mr. Bauch hört das, sendet an den Körper das Signal »Achtung!«.
- Der Körper reagiert sofort und geht in Deckung (Schutzhaltung).
- Mr. Kopf ist alarmiert und prüft, ob es wirklich einen Grund gibt, sich in Sicherheit zu bringen. Er versteht, dass es die Tür war, die den Knall verursacht hat, und erkennt, dass keine weitere Gefahr besteht.

- Mr. Kopf gibt Mr. Bauch und dir Entwarnung.
- Der Körper schaltet auf »durchatmen« und »entspannen«.
- Du setzt deine Beschäftigung fort.

Manchmal kommt es aber vor, dass die beiden nicht so gut zusammenarbeiten.

Das passiert zum Beispiel, wenn dein Mr. Bauch sehr emotional ist. Dann kann sich Mr. Kopf manchmal gar nicht auf seine Aufgabe konzentrieren. Oder er muss viel arbeiten, um Mr. Bauch zu beruhigen oder ihm beibringen, dass er in bestimmten Situationen nicht so heftig reagieren muss.

Auch kann es zum Beispiel sein, dass Mr. Kopf mit bestimmten Informationen noch keine Erfahrung hat. Dann liegt er mit seiner Bewertung manchmal falsch. Er vergleicht Situationen, die nicht miteinander zu vergleichen sind, oder er schätzt Informationen als übertrieben ein. Dann kommt es vor, dass Mr. Bauch alle Körpersignale weiterhin auf Alarm hält und du unpassend reagierst (zum Beispiel aggressiv wirst).

Damit die beiden immer besser zusammenarbeiten, ist es wichtig, dass du deinen Mr. Bauch gut kennst. Denn auch wenn er durch seine unbewussten und unkontrollierbaren Reaktionen manchmal anstrengend für dich ist, kann er dich durch sein ausgeklügeltes Alarmsystem vor Gefahren schützen und dafür sorgen, dass du angenehme und unangenehme Situationen zu unterscheiden lernst.

Deinen Mr. Kopf kannst du gut darin trainieren:

- die Alarmsignale von Mr. Bauch schnell wahrzunehmen
- treffsicher zu unterscheiden, wie der Alarm von Mr. Bauch zu verstehen ist (z. B. als Gefahrensignal oder als Wohlfühlsignal)
- zuverlässig mit anderen Situationen zu vergleichen und zu überlegen, mit welchen Reaktionen du die Situation so beeinflussen kannst, dass sie für dich möglichst angenehm und ohne schlimme Folgen gelöst werden kann.

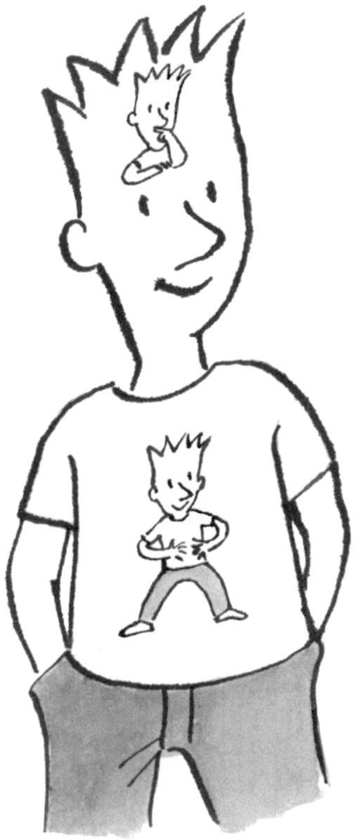

Heute lernst du die Zusammenhänge zwischen Fühlen, Denken und Handeln kennen. Hast du eine Idee, was die drei miteinander zu tun haben könnten? Fühlen, Denken und Handeln sind untrennbar miteinander verbunden. Dieses Wissen ist wichtig, denn durch Gedanken können Gefühle und Handlungen gesteuert werden. Schulen wir unsere Gedanken gut, so können sie uns helfen, mit unangenehmen Gefühlen besser umzugehen und dazu beitragen, dass wir lernen, anders zu handeln.

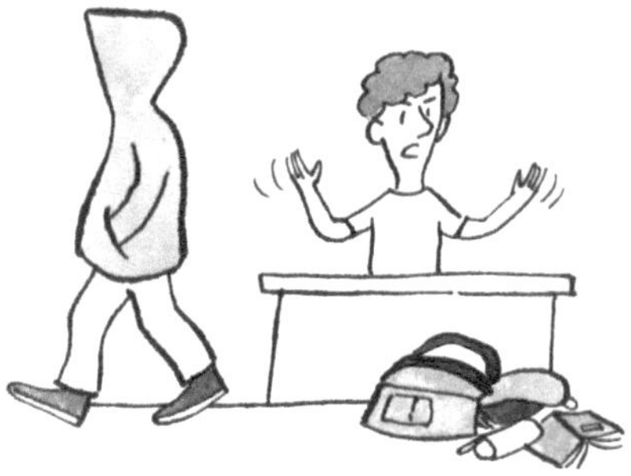

Stell dir einmal folgende Situation vor: Niklas stellt seinen Rucksack auf den Tisch. Als Nino an dem Tisch vorbeigeht, fällt der Rucksack herunter und alle Sachen fallen auf den Boden.

In Variante A denkt Niklas, dass Nino den Rucksack mit Absicht heruntergestoßen hat. Schnell fühlt er Ärger und Wut und drückt diese unangenehmen Gefühle durch lautes Beschweren und Beschimpfungen aus.

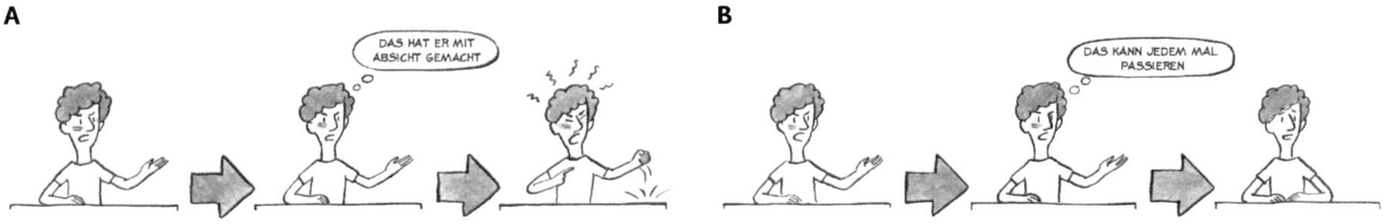

Und nun überlege einmal, wie Niklas sich fühlen würde, wenn er wie in Variante B denken würde »Das kann jedem mal passieren«?

....

....

....

Und wie würden sein Gedanke und sein Gefühl wohl sein Verhalten beeinflussen? Was würde Niklas tun?

....

....

....

Vielleicht hast du an diesem Beispiel erkannt, dass es hilfreiche und weniger hilfreiche Gedanken gibt, die einen großen Einfluss darauf haben, wie wir uns fühlen und in bestimmten Situationen handeln. Natürlich ist es nicht so leicht, immer gleich hilfreiche Gedanken zu entwickeln. Gedanken sind schließlich oft schnell in unserem Kopf, aber mit ein bisschen Geduld und Übung kann man lernen, sie zu beeinflussen.

Überlege einmal, welche Gedanken du in Situationen, in denen du aggressiv reagierst, im Kopf hast:

- Was ist ein typischer Gedanke, der mir in einer solchen Situation in den Kopf kommt?
- Stimmt der Gedanke? Gibt es Beweise für die Richtigkeit meines Gedankens?
- Ist das ein hilfreicher Gedanke?
- Welche Gefühle löst der Gedanke aus beziehungsweise welche Gefühle werden durch den Gedanken verstärkt?
- Gibt es andere Gedanken, wie diese Situation zu bewerten ist?
- Gibt es hilfreiche Gedanken, durch die ich meinen Gedanken ersetzen kann?

Nun übe einmal mit deiner Therapeutin oder deinem Therapeuten, deine Gedanken zu prüfen und eventuell hilfreichere Gedanken zu entwickeln. Erinnere dich an eine Situation, in der du aggressiv gehandelt hast. Beschreibe die Situation, den Gedanken (deine Bewertung der Situation), der dir durch den Kopf gegangen ist, und das Gefühl, was in der Situation vorgeherrscht hat. Fallen dir Gedanken ein, die für den Umgang mit der Situation hilfreich gewesen wären? Wenn ja, probiere diese beim nächsten Mal aus!

Beschreibung der Situation	
....	
....	
Mein Gedanke	Mein Gefühl
....	....
....	....
....	....
Meine Ideen für hilfreichere Gedanken:	
....	
....	
....	

Entstehung von Emotionen und Gefühlen

Menschen nehmen Situationen zunächst über die Sinnesorgane wahr. Über das, was sie sehen, hören, spüren, riechen und schmecken. Über die Sinnesorgane entsteht ein Bild von dem, was außerhalb und innerhalb der eigenen Person passiert.

Wenn etwas Bedeutendes passiert, nehmen unsere Sinnesorgane das meist automatisch wahr und senden Signale an unser Gehirn. Wenn die Signale unser Gehirn erreichen, werden sie bewertet, bevor sie uns richtig bewusst werden. Emotionen oder Gefühle entstehen. Emotionen und Gefühle sind sozusagen das erste Ergebnis der Verarbeitung unserer Wahrnehmung. Emotionen und Gefühle sind spontan und zunächst unkontrollierbar. Sie können angenehm oder unangenehm sein und geben uns Auskunft darüber, wie es uns geht. Sie helfen uns, möglichst schnell auf unsere Umwelt zu regieren.

Überlege einmal, welche Emotionen du kennst. Schreibe sie auf:

....

....

....

Der Psychologe Paul Ekman hat mit seinen Kollegen sieben Grundemotionen beschrieben: Angst, Wut, Ekel, Freude, Trauer, Verachtung und Überraschung. Auf einige bist du bestimmt gekommen, oder?

Fassen wir also zusammen:

- Emotionen und Gefühle entstehen, wenn Informationen aus den Sinnesorganen ausgewertet werden.
- Sie helfen uns, schnell auf unsere Umwelt zu reagieren.
- Sie signalisieren uns, wie es uns geht.
- Sie machen uns aufmerksam auf das, was für uns angenehm oder unangenehm ist!

INFO 3 Emotionen, Körpersignale und Verhalten – die Amygdala

J

Für den Umgang mit deinen Gefühlen kann es hilfreich sein, wenn du noch ein bisschen mehr über dein Gehirn verstehst. Stell dir einmal vor, du kommst in eine Situation, die unmittelbar zu heftigen Emotionen bei dir führt, z. B. wenn dich jemand schubst oder du beleidigt wirst.

In einer solchen Situation reagiert dein Gehirn unmittelbar und für dich unbewusst, indem es Stressreaktionen auslöst, die du nicht steuern kannst. Stressreaktionen erfolgen, bevor du überhaupt bewusst verstanden hast, was passiert ist, oder über die Situation nachdenken kannst. Für diese schnelle, unbewusste Reaktion ist die **Amygdala**, ein Teil deines Gehirns, zuständig.

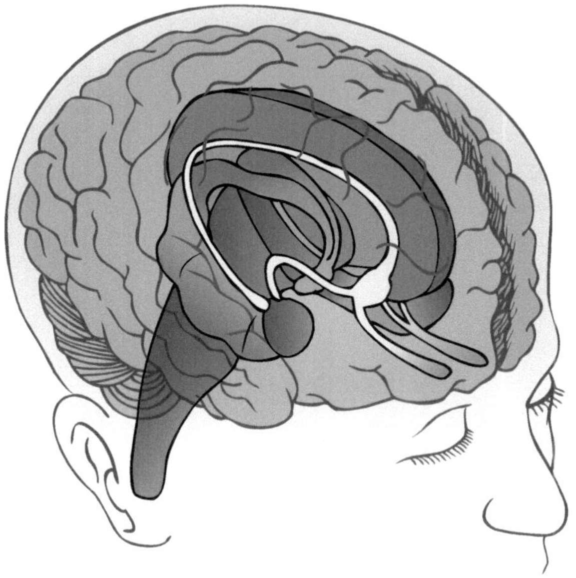

In der Amygdala werden Informationen von außen und innen sehr schnell verarbeitet. Dadurch können Gefahren früh erkannt und verarbeitet werden.

Du kannst dir die Amygdala wie eine Alarmanlage vorstellen. Sobald die Alarmanlage eine Gefahr erkennt, sendet sie Signale aus, um dich darauf vorzubereiten, dass etwas Wichtiges passiert. Meistens kann man dann folgende Reaktionen feststellen: Der Kopf ist hellwach, die Augen sind weit geöffnet und die Ohren horchen ganz genau. Das Herz schlägt schneller, die Muskulatur spannt sich an, die Atmung beschleunigt sich.

Überlege einmal, welche Reaktionen und Körpersignale du aus Situationen kennst, die bei dir heftige Emotionen (z. B. Wut) ausgelöst haben?

....

....

....

....

....

....

....

Manchmal berichten Jugendliche, dass sie ihre Körpersignale noch nicht gut kennen. Wenn das bei dir auch so ist, dann kann es hilfreich sein, wenn du gemeinsam mit deiner Therapeutin oder deinem Therapeuten überlegst, wie du deine Selbstbeobachtung schulen kannst. Es gibt Möglichkeiten der Verhaltensanalyse und Selbstbeobachtung oder auch Übungen, durch die du lernen kannst, achtsam wahrzunehmen, was in einer aktuellen Situation gerade mit deinem Körper passiert.

INFO 4 Emotionen, Körpersignale und Verhalten

J

Du hast inzwischen gelernt, dass dir Emotionen und Gefühle vermitteln, was um dich herum passiert und wie es dir geht. Auch hast du gelernt, dass dir ein bestimmter Teil deines Gehirns (die Amygdala) wie eine Alarmanlage sofort meldet, wenn Handlungsbedarf besteht, und dich so auf eine Aktion vorbereitet. Du weißt auch schon, dass einige dieser Prozesse automatisch und unbewusst ablaufen.

Dass diese Prozesse sehr hilfreich sein können, kannst du dir an folgendem Beispiel verdeutlichen. Stell dir vor, du begegnest einem Hund, der vor dir steht und knurrt und die Zähne fletscht. In einer solchen Situation kann es sehr hilfreich sein, wenn dir Emotionen und Körper schnell den Hinweis auf eine mögliche Gefahr vermitteln und dein Körper vorbereitet ist. Denn durch die Signale erhöht sich die Wahrscheinlichkeit, dass du dich schnell in Sicherheit bringen oder verteidigen kannst. Interessanterweise treten deine Emotionen, Gefühle und Körperreaktionen auf, bevor du die Situation ganz genau beobachten konntest und Zeit hattest über eine geeignete Reaktion nachzudenken.

Emotion: Angst | **Bewusstsein: Achtung Gefahr!** | **Reaktion: Flucht**

Dieselben Prozesse werden bei dir auch in Alltagssituationen aktiviert. Oft treten sie verstärkt auf, wenn deine innere Verfassung nicht so gut ist oder du gestresst bist. Dann kommt es schneller vor, dass Situationen bei dir Wut auslösen und dir dein Körper durch Signale zu verstehen gibt, dass du dich angegriffen fühlst (z. B. dein Herz schlägt schnell, dir wird heiß oder dein Körper spannt sich an). Wenn du das kennst, geht es dir möglicherweise auch so wie anderen, die aggressiv reagieren, noch bevor sie genau verstehen, was gerade passiert. Leider reagieren sie dann manchmal zu heftig und bemerken erst später, dass die Situation gar nicht so schlimm war. Stell dir einmal folgende Situation vor: Du hast gerade ein Spiel verloren und die anderen provozieren dich.

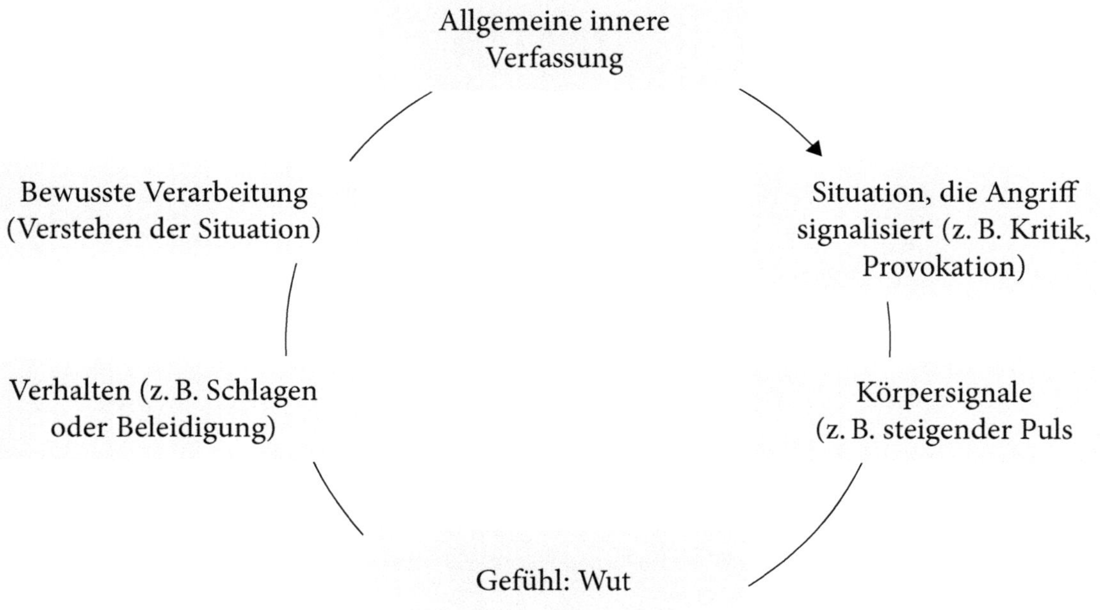

AB 17 Emotionen, Körpersignale und Verhalten J

Bitte analysiere einmal eine Situation, in der du wütend wurdest und aggressiv reagiert hast.

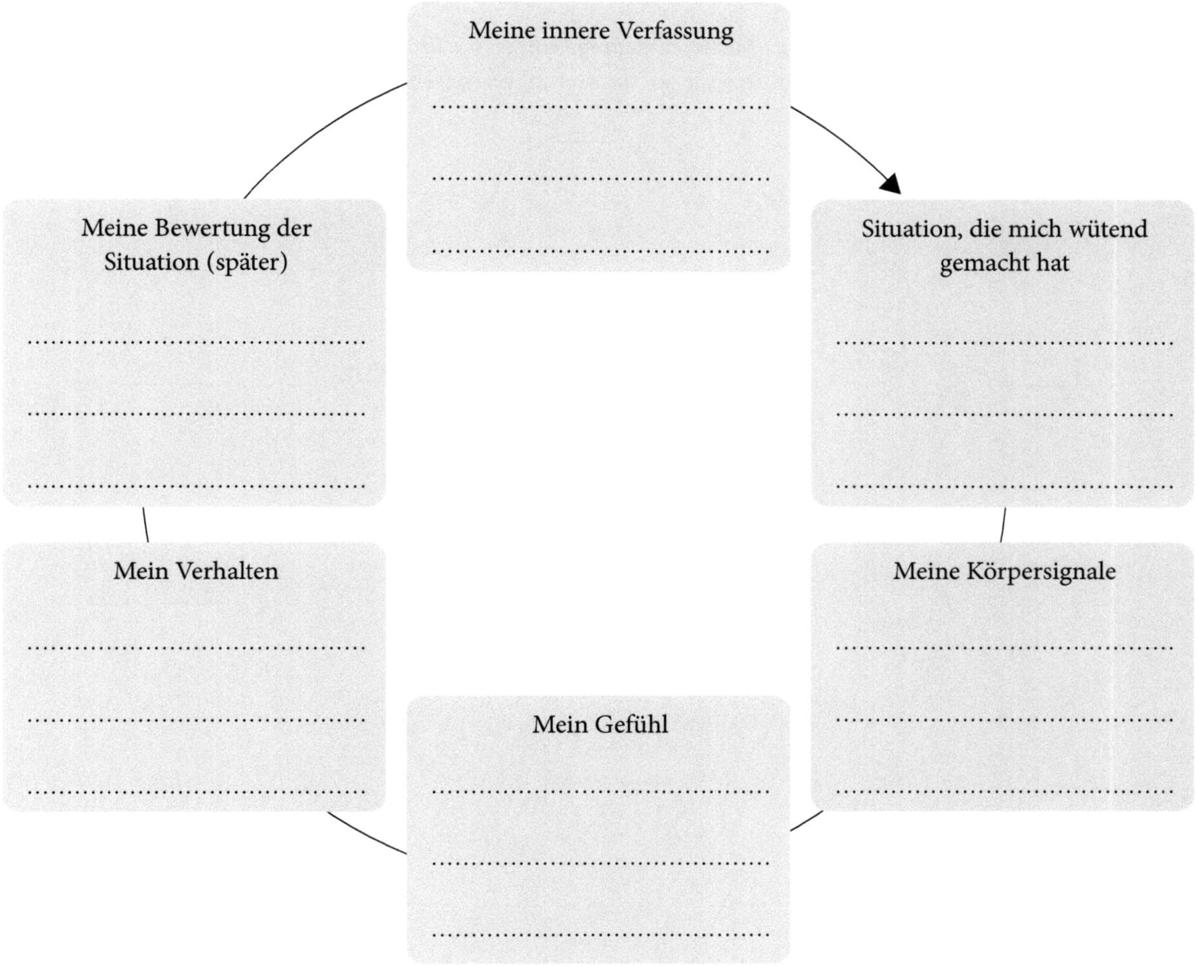

AB 18 Gefühle erkennen

Die Körpersprache von Menschen liefert wichtige Informationen über die Emotionen und Gefühle, die sie gerade erleben. Beherrschen Kinder oder Jugendliche die Fähigkeit, die Körpersprache von anderen gut zu lesen, kann ihnen das helfen, in bestimmten Situationen richtig zu reagieren oder zu handeln.

Bitte bastele oder zeichne eine Collage. Suche zu dem jeweiligen Gefühl Bilder oder mache Selfies, auf denen eindeutige Körpersignale zu erkennen sind, die auf das Gefühl verweisen.

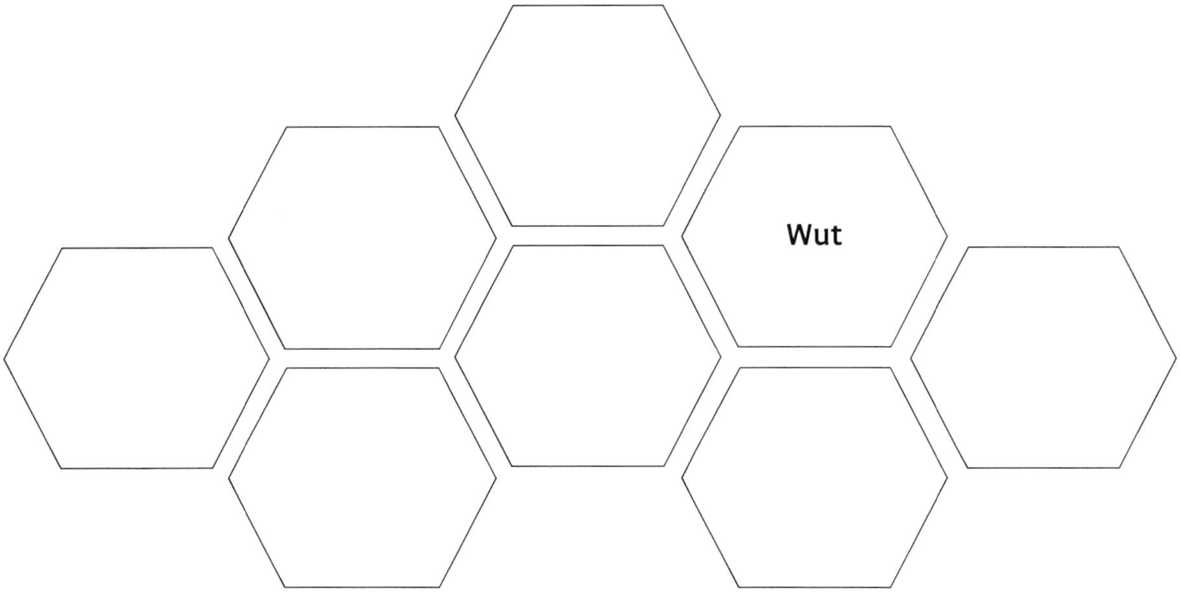

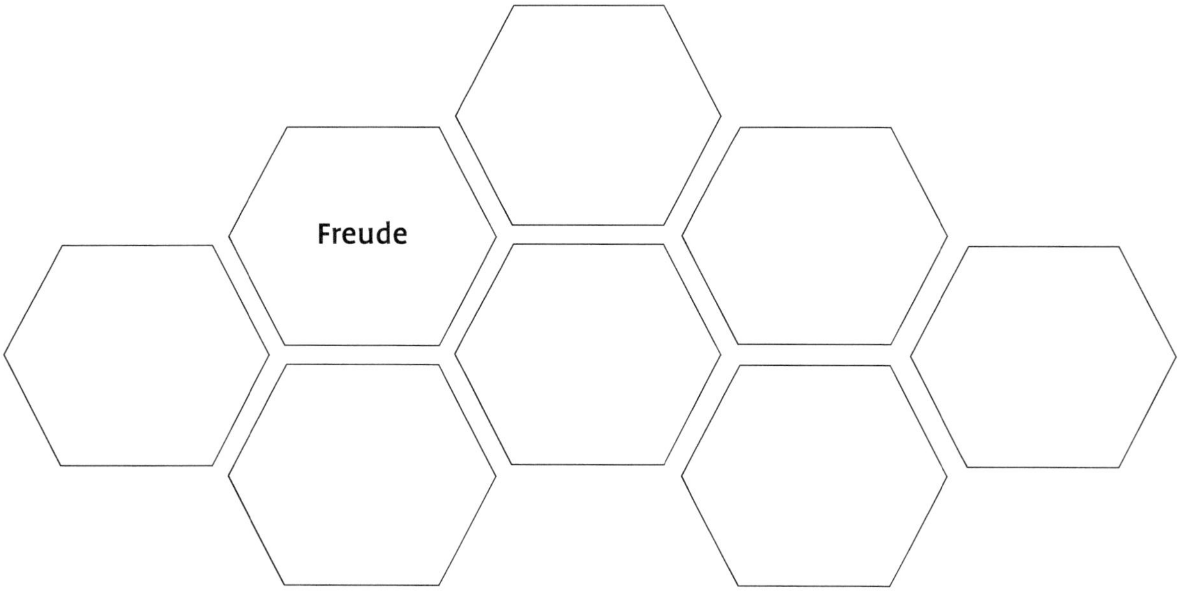

AB 18 Gefühle erkennen

K J

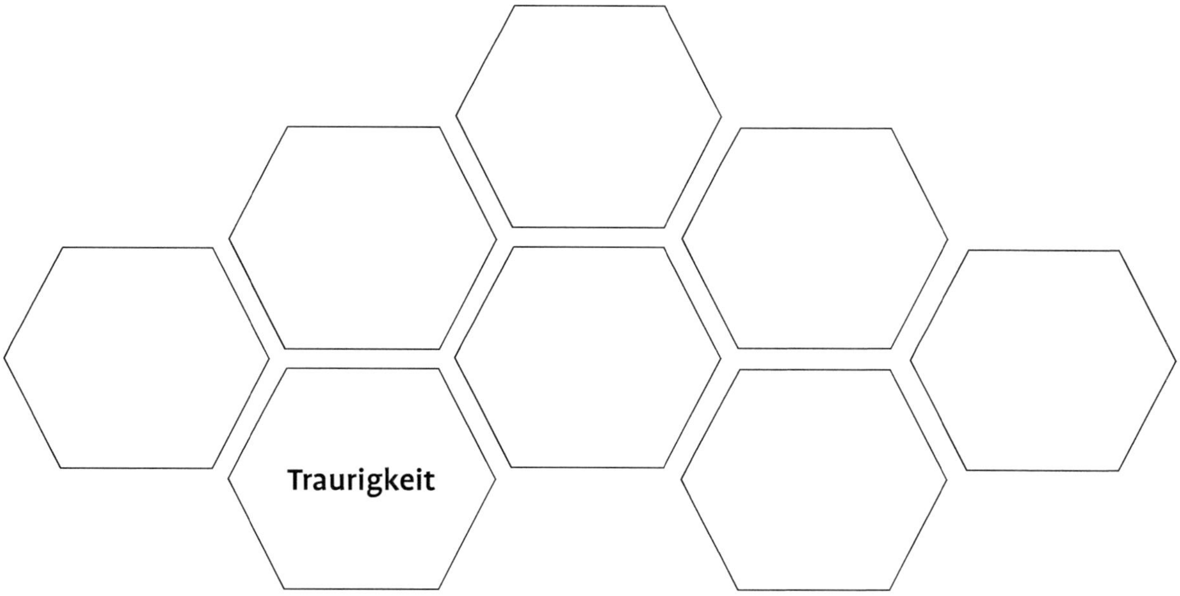

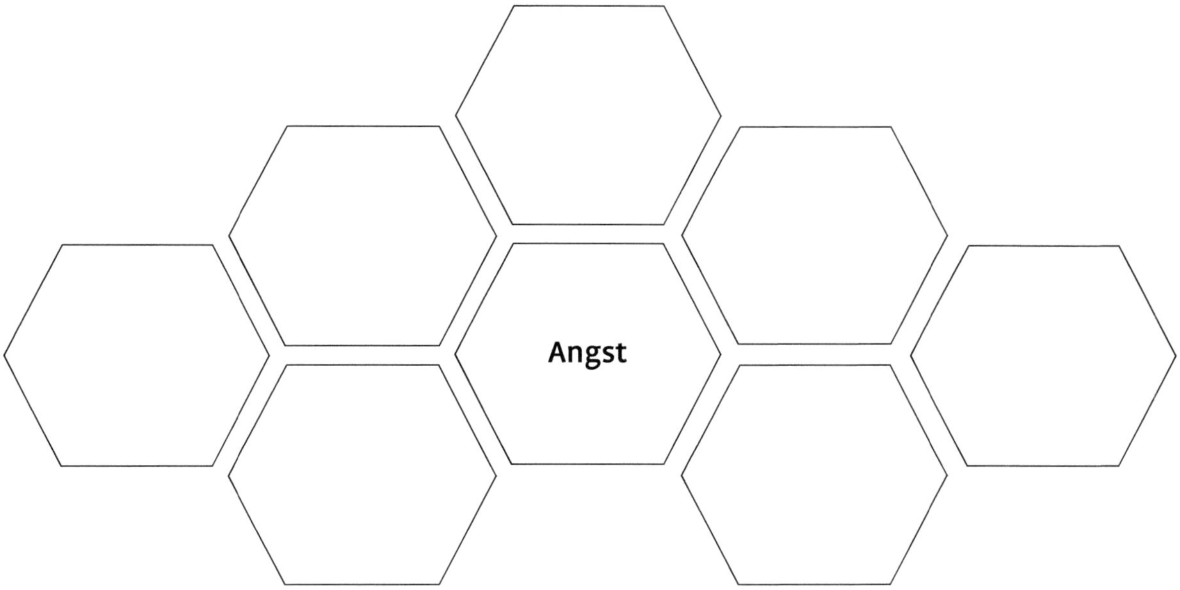

INFO 5 **Wutberg** J E

Wenn Kinder und Jugendliche wütend sind, geraten sie oft in einen Zustand extremer Anspannung. Dabei sind der ganze Körper und das Nervensystem stark aktiviert. Die Wahrnehmung ist dann sehr auf Gefahrenreize gerichtet (z. B. werden Äußerungen oder Gesten anderer als Angriff wahrgenommen) und die Bereitschaft, aggressiv zu reagieren, nimmt zu. In solch einem aggressiven Zustand sind Kinder und Jugendliche sehr enthemmt. Das heißt, sie zeigen oft

- verbal aggressives Verhalten, indem sie beleidigen, beschimpfen, drohen oder eine raue Sprache verwenden;
- nonverbal aggressives Verhalten, indem sie einen provokativen Blick aufsetzen oder eine provokative Geste machen;
- körperlich aggressives Verhalten gegenüber Menschen, indem sie schlagen, treten, drohen oder sich selbst verletzen;
- aggressives Verhalten gegenüber Gegenständen, indem sie Dinge kaputt machen oder vandalieren.

Das Problem ist jedoch, dass Kinder und Jugendliche Informationen nicht genau aufnehmen können, wenn sie wütend sind. Ihr Denken funktioniert nicht mehr optimal, weil sie nicht mehr die Ruhe haben, darüber nachzudenken, was wohl der beste Umgang mit der Situation wäre.

Ein bisschen ist das so, als würden sie einen Wutberg besteigen. Sie rennen diesen steile Berg schnell hinauf. Dabei sind ihre Muskeln angespannt, ihr Herz klopft schnell, ihr Körper wird warm und sie beginnen zu schwitzen. Ihr Atem wird kurz und die kleinen Dinge links und rechts geraten aus dem Blick. Vieles bekommen sie in diesem Zustand nicht mit und es ist nicht möglich, in einem solchen Zustand einen Streit zu klären, dem anderen zuzuhören und in Ruhe seinen Standpunkt darzustellen.

Jetzt kannst du dir sicher vorstellen, dass es nicht möglich ist, Probleme in einem hohen Erregungszustand ruhig zu klären und eine gute Lösung zu finden.

Leider können Kinder und Jugendliche oft nicht verhindern, dass sie auf einen solchen Wutberg rasen. Das gelingt im Übrigen auch Eltern oft nicht. Daher ist es nicht das Ziel, gar nicht mehr wütend zu werden, sondern vielmehr, dass man es schafft, sich selber wieder zu beruhigen, vom Berg abzusteigen und wenn man unten angekommen ist, eine gute Lösung zu finden.

Um Konfliktsituationen (z. B. in der Familie) in Zukunft zu entschärfen, empfehlen wir die Erarbeitung eines gemeinsamen Plans und klare Vereinbarungen. Einen Vorschlag findest du auf dem Arbeitsblatt *Wutberg*.

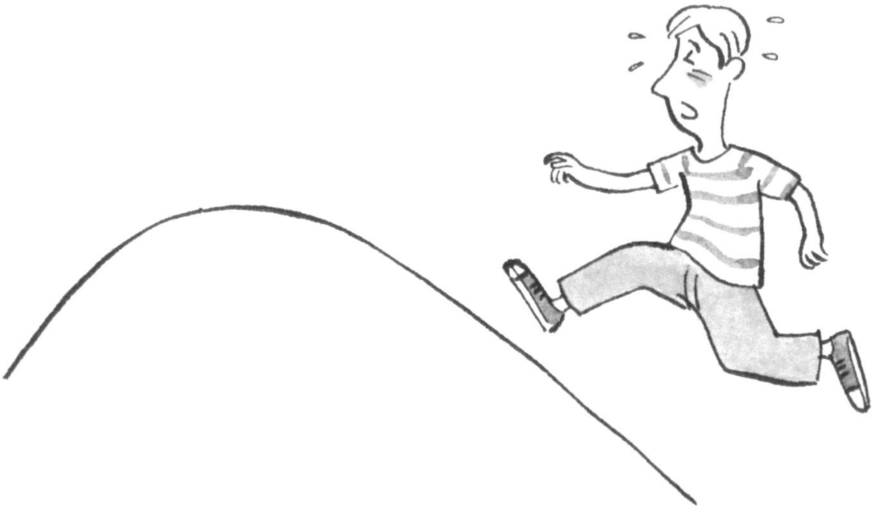

Abmachung für Konfliktsituationen

zwischen .... & ....

Diese Abmachung soll helfen, dass es uns in Zukunft gelingt, …
- uns während eines Streits nicht mehr gegenseitig weiter zu provozieren
- uns schneller wieder zu beruhigen und klare Gedanken zu fassen
- unseren Streit in Ruhe klären zu können.

Wir nehmen uns deshalb fest vor:
- Wenn einer von uns merkt, dass die Anspannung steigt und er sich nicht mehr gut kontrollieren kann (z. B. weil er nicht mehr ruhig reden kann oder der Körper unter Anspannung steht), gibt er dem anderen ein Zeichen, das bedeutet »Ich brauche eine Auszeit«, z. B.

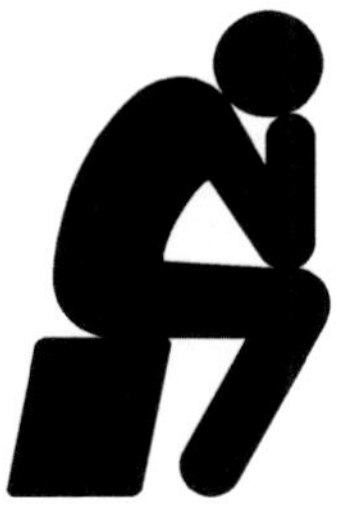

- Jeder von uns überlegt sich mindestens drei Dinge, die er tun kann, um sich selber zu beruhigen (Anregungen können auch vom Arbeitsblatt *Strategienliste* entnommen werden).

TOP 3 zur Selbstberuhigung von ....

(1) ....

....

(2) ....

....

(3) ....

....

TOP 3 zur Selbstberuhigung von ....

(1) ....

....

(2) ....

....

(3) ....

....

- Wenn wir uns beruhigt haben, suchen wir uns einen ruhigen Ort und setzen uns zusammen. Das machen wir erst, wenn beide wieder von ihrem Wutberg runtergekommen sind.
- Jeder erzählt dem anderen, was ihn geärgert hat und was er sich nun wünschen würde. Dabei versuchen beide Parteien, auch die Sicht des anderen einzunehmen und eine faire Lösung für beide zu finden.

Du weißt sicher, was ein Vulkan ist. Vielleicht hast du auch schon einmal von einem aktiven Vulkan gehört, der ausgebrochen ist? Einer der bekanntesten aktiven Vulkane in Europa ist der Ätna auf der italienischen Insel Sizilien. Weißt du, wie es zu einem Vulkanausbruch kommt? Erzähle einmal, was du schon weißt!

Bevor ein Vulkan ausbricht, passieren viele Dinge im Erdinneren, von denen man an der Oberfläche noch nichts mitbekommt und sehen kann. Weit unter der Erdoberfläche herrschen Temperaturen von über 1000 Grad Celsius und ein sehr hoher Druck. Dadurch schmelzen Gesteine zu einer zähen Masse, die Magma genannt wird. Wenn sich das Magma ausdehnt, steigt es nach oben. Wenn zu wenig Platz für das Magma ist, kommt es zu einem Vulkanausbruch. An der Erdoberfläche dampft und zischt es dann. Qualm steigt auf und riesige Gesteinsbrocken fliegen in die Luft. Eine Aschewolke steigt auf und heiße Lava quillt aus dem Vulkan. Für die Menschen in der Umgebung kann das sehr gefährlich sein. Sie müssen sich dann schnell in Sicherheit bringen.

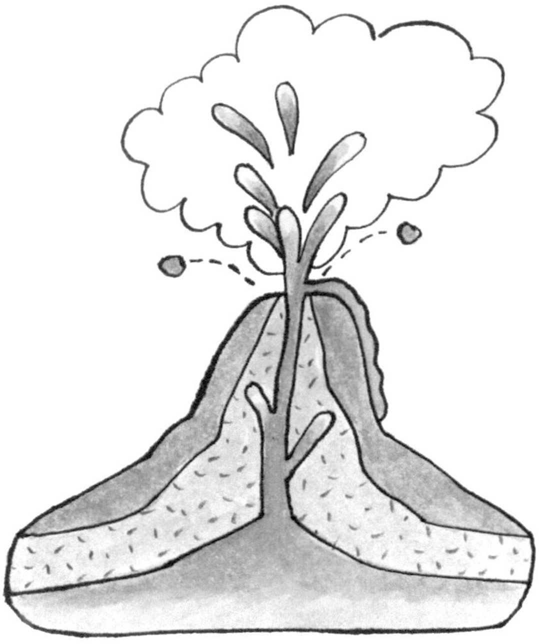

Ein Vulkanausbruch hat viel mit einem Wutausbruch gemeinsam. Wie beim Vulkanausbruch geschieht auch vor einem Wutausbruch einiges im Inneren eines Menschen. Überlege einmal, welche Gründe du kennst, die dazu führen können, dass die »Temperatur« im Inneren steigt und schließlich zu einem Wutausbruch führt. Schreibe sie auf:

....

....

....

Nun überlege einmal, durch welche äußeren Anzeichen oder Verhaltensweisen du wahrnehmen kannst, die darauf hindeuten, dass es zu einem Wutausbruch kommt:

....

....

....

Im Folgenden findest du eine Liste mit Begriffen, die bei der Entstehung und während eines Wutausbruchs eine Rolle spielen können. Stell dir vor, der Wutausbruch gleicht einem Vulkanausbruch. An welcher Stelle des Vulkans wäre der Begriff am besten platziert? Trage sie an der passenden Stelle ein.

Begriffe: Enttäuschung, Schlagen, Druck auf der Brust, Treten, Schreien, Beleidigungen, roter Kopf, innere Anspannung, geballte Fäuste, Zerstören (Gegenstände), Eifersucht, blaues Auge, Provokation, Kratzen, Misserfolg, Zittern, Schnaufen, böser Blick, Zähne fletschen, Druck im Bauch, Ungerechtigkeit, Missverständnis, …

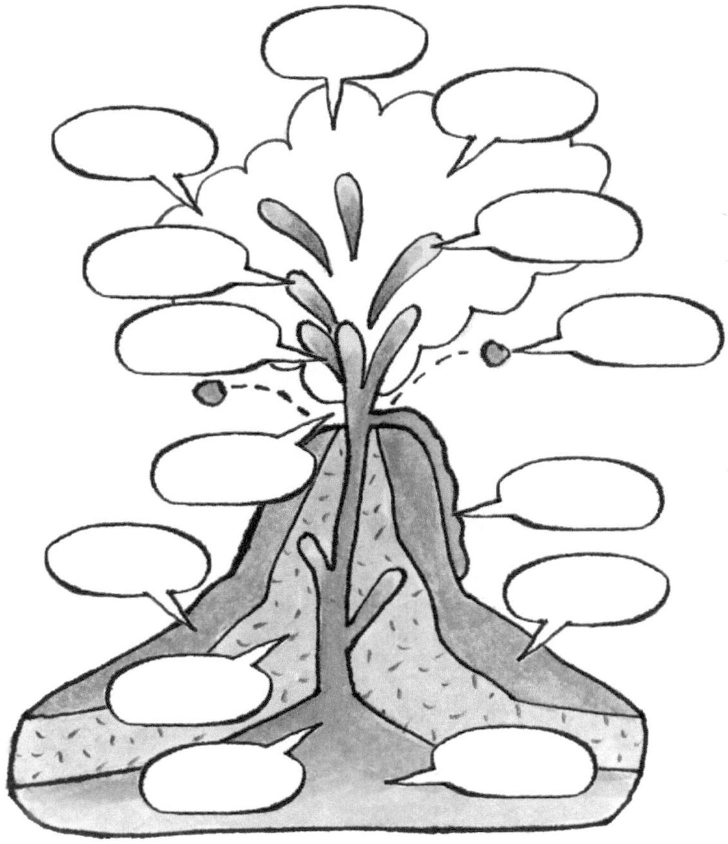

Wie beim Vulkanausbruch lassen sich auch Wutausbrüche nicht immer verhindern. Aber manchmal gelingt es, die schweren Folgen ein bisschen zu entschärfen. Überlege gemeinsam mit deiner Therapeutin oder deinem Therapeuten, was du tun könntest, um dich selbst oder andere vor einem Wutausbruch mit schweren Folgen zu schützen? Mach dir hierzu ein paar Notizen:

....

....

....

Kinder und Jugendliche, die häufig aggressiv reagieren, haben oft Schwierigkeiten in bestimmten Situationen. Wir wollen dir erklären, welche Schwierigkeiten das sind, wie sie zusammenhängen und was man in der Therapie lernen kann, um aus diesem Kreislauf rauszukommen.

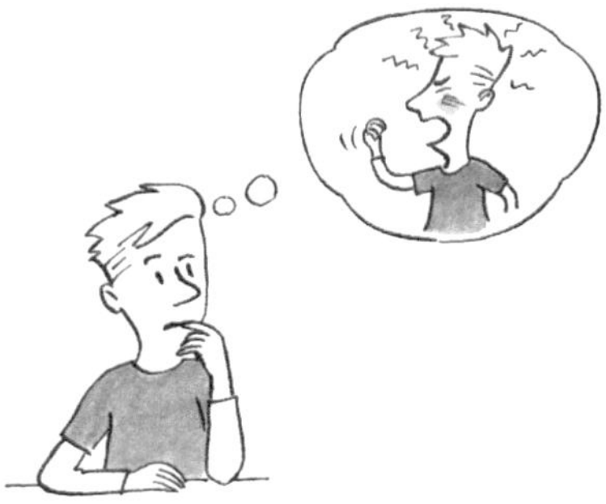

Bitte lies gemeinsam mit deiner Therapeutin oder deinem Therapeuten typische Schwierigkeiten durch und überlege dabei, ob du sowas auch von dir kennst. Manchmal ist es gar nicht so leicht, sich selbst einzuschätzen, schließlich beobachten wir uns im Alltag ja nicht von außen. Dann kannst du dich fragen, ob du von anderen Personen schön öfter gehört hast, dass du in diesem Bereich manchmal Schwierigkeiten hast.

Schwierigkeit	**Beispiel**	✔ **Das kenne ich**
Kinder und Jugendliche haben Schwierigkeiten, neutrale oder uneindeutige Reize zu verstehen.	Lars betritt das Klassenzimmer und ruft »Guten Morgen« in den Raum. Die Lehrerin antwortet nicht und unterhält sich mit einem anderen Kind weiter. Eine Gruppe beschäftigt sich gemeinsam. Lars kommt hinzu, er wird nicht gefragt, ob er mitmachen will.	
Kinder und Jugendliche schätzen neutrale oder uneindeutige Reize als ablehnend oder feindselig ein.	Lars denkt: »Die Lehrerin grüßt nicht, weil sie mich nicht mag.« »Die Gruppe fragt nicht, weil sie nicht will, dass ich mitmache.«	
Kinder und Jugendliche haben Schwierigkeiten, angemessen zu reagieren.	Lars beschimpft die Lehrerin und wirft ihr vor, nur ihre Lieblingsschüler zu beachten. Lars stört, provoziert und ärgert die Gruppe.	
Kinder und Jugendliche nehmen sich nicht die Zeit, um über eine geeignete Reaktion nachzudenken.	Lars überlegt nicht, wie er die Aufmerksamkeit der Lehrerin für sich gewinnen könnte. Lars überlegt nicht, wie er es schafft, in der Gruppe mitzumachen.	
Kinder und Jugendliche erleben oft Ablehnung und Zurückweisung, weil sie sich aggressiv verhalten.	Lars wird von der Lehrerin ermahnt und streng beurteilt. Lars wird von den anderen ausgeschlossen und nicht gefragt, ob er mitmachen will.	
Bei Kindern und Jugendlichen verstärkt sich die Erwartung, von anderen zurückgewiesen und ausgestoßen zu werden.	Lars denkt, dass er bei der Lehrerin keinen positiven Eindruck mehr hinterlassen wird. Lars denkt, dass ihn die Gruppe hasst.	

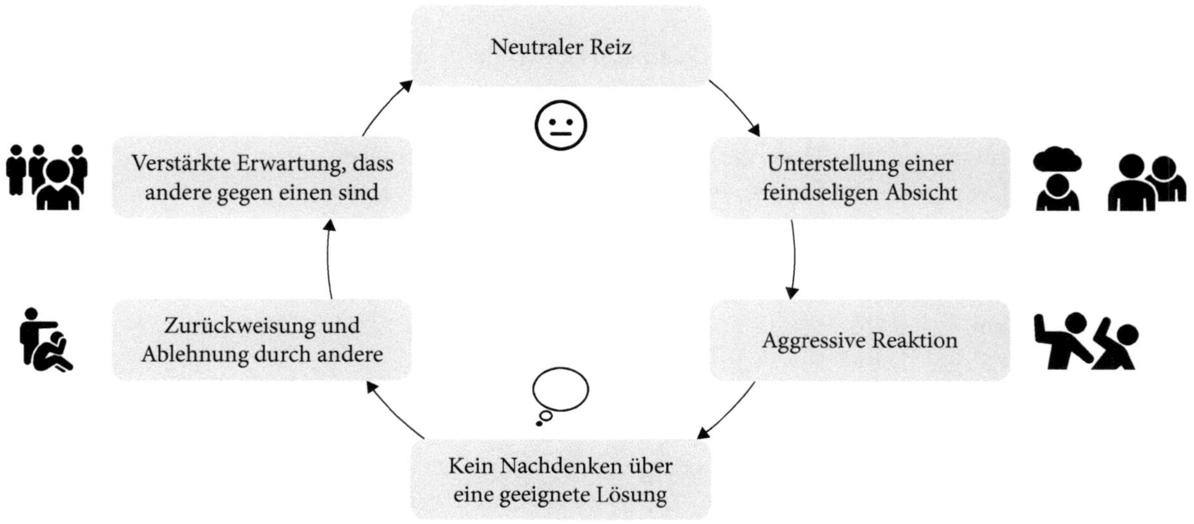

Kannst du sagen, in welchem der Bereiche du auch Schwierigkeiten bei dir erkennst? Oder erkennst du, dass dieser Kreislauf sich auch bei dir oft einstellt? Dann erzähle deiner Therapeutin oder deinem Therapeuten, was dir schwerfällt:

....

....

....

....

Wir wollen nicht vergessen, dir zu sagen, dass du alles lernen kannst. Wenn du willst und fleißig mithilfst, kannst du lernen, wie du die Signale oder Reaktionen von anderen besser verstehen kannst. Oder was du tun kannst, ohne aggressiv zu werden. Oder, wie du lernst, dir die Zeit zu nehmen, um eine geeignete Lösung zu finden. Oder wie du lernen kannst, nicht mehr vom Schlimmsten auszugehen. Das dauert ein bisschen und ist auch mit Arbeit verbunden, aber wenn du es willst, kannst du es schaffen.

Deine Therapeutin oder dein Therapeut hilft dir sicher dabei!

Um aggressives Verhalten besser zu verstehen, kann man den Vergleich mit einem Eisberg heranziehen. Das, was man vom Eisberg sehen kann, ist nur ein kleiner Teil. Der viel größere Teil des Eisbergs liegt unter Wasser. Auch bei aggressiven Verhalten sieht man oft nur die Oberfläche, die Gründe für das aggressive Verhalten sieht man nicht. Genau wie beim Eisberg. Weil andere die Gründe, nicht immer erkennen können, kommt es oft zu Missverständnissen oder weiteren Eskalationen. Um aus diesem Teufelskreislauf rauszukommen, ist es hilfreich, die Gründe, die zur eigenen Aggression führen, zu erkennen und Strategien für den Umgang damit zu entwickeln.

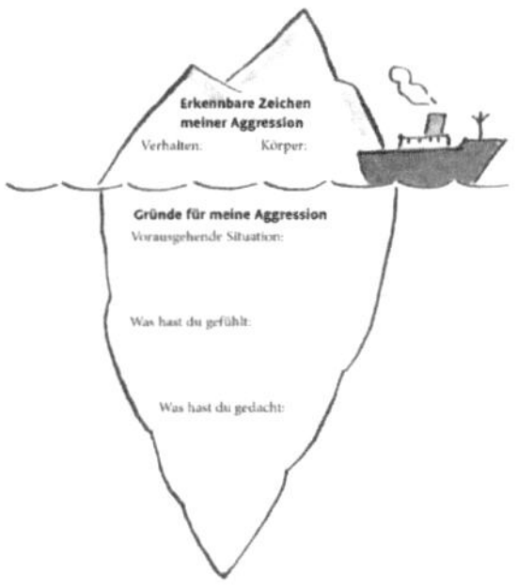

Beispiel

Ben hat einen Wutanfall. Das ist seinem Verhalten gut anzusehen. Er schreit seine Mutter an, tritt umher, schmeißt seine Schulsachen vom Tisch. Sein Körper ist angespannt, er runzelt die Stirn, hat einen roten Kopf und seine Stimme zittert. Außerdem spürt er das Gefühl der Wut und es kommt ihm der Gedanke »Ich habe keinen Bock auf Hausaufgaben«. Ben und seine Mutter machen sich auf die Suche nach den Gründen, die zu dem Wutanfall geführt haben, und verstehen dabei, dass Ben traurig war, weil er die Hausaufgaben nicht verstanden hat und Angst vor dem Vorwurf hatte, wieder nicht aufgepasst zu haben. Oft denkt er nämlich »Ich bin dumm« oder »Ich will so gerne, dass meine Mama stolz auf mich ist«. Nun können Ben und seine Mutter Strategien entwickeln, die Aufgaben besser zu verstehen, aufzupassen und mit den Leistungen zufrieden zu sein.

Übung

Denk einmal an eine Situation, in der du aggressiv reagiert hast. Was haben andere an der Oberfläche erkennen können? Wie hast du dich verhalten? Welche Signale hat dein Körper gesendet? Schreibe diese Informationen auf: »Erkennbare Zeichen meiner Aggression«.

Dann überlege einmal, welche Situation deiner aggressiven Reaktion vorausgegangen ist. Was waren zum Beispiel deine Gefühle oder Gedanken? Schreibe diese Informationen auf die zweite Seite des Arbeitsblatts: »Gründe für meine Aggression«.

Erkennbare Zeichen meiner Aggression

Verhalten:

....

....

....

....

Körper:

....

....

....

....

Gründe für meine Aggression

Vorausgehende Situation (z. B. Was musstest oder solltest du tun? Was hat jemand gemacht oder gesagt?)

....

....

....

....

Was hast du gefühlt (z. B. Angst, Traurigkeit, Wut, Ekel)?

....

....

....

....

Was hast du gedacht?

....

....

....

....

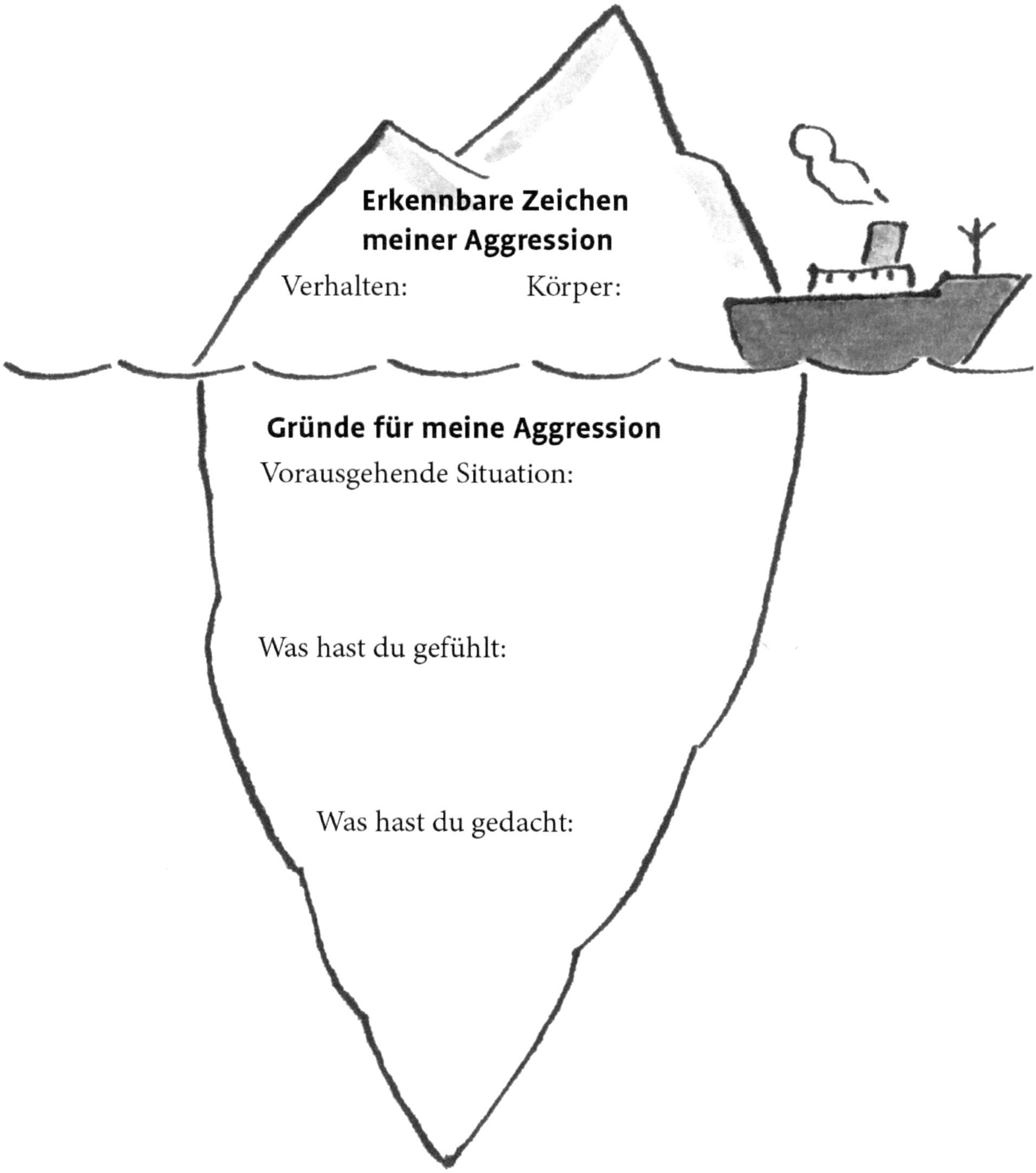
Erkennbare Zeichen meiner Aggression
Verhalten:
Körper:
Gründe für meine Aggression
Vorausgehende Situation:
Was hast du gefühlt:
Was hast du gedacht:

Verhaltensanalyse als Zeichnung

K J

Manchmal fällt es leichter den Ablauf einer Situation als Zeichnung oder Comic zu beschreiben. Erinnere dich einmal an eine Situation, in der du aggressiv geworden bist.

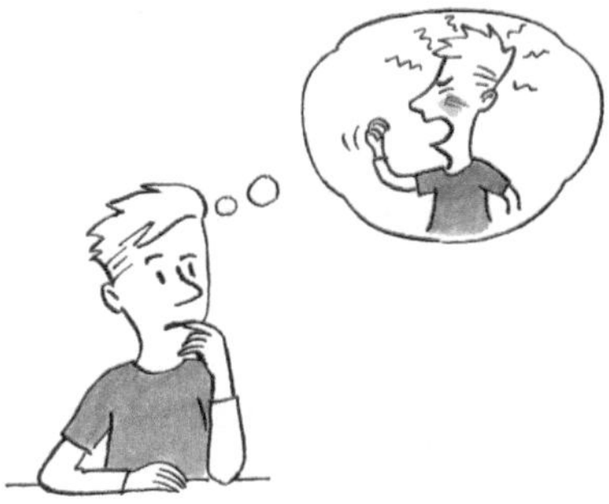

- Zeichne auf dem nachfolgenden Blatt zunächst die auslösende Situation, die du als Auslöser für dein aggressives Verhalten beschreiben würdest. Was ist passiert und hat dazu geführt, dass du wütend geworden bist? Wo war das? Wer war dabei? Die Zeichnung muss natürlich nicht perfekt sein. Wenn es für dich sinnvoller erscheint, kannst du wie in einem Comic auch mehrere Szenen nebeneinander zeichnen.
- Zeichne im zweiten Feld ein, wie du reagiert hast. Was hast du gemacht? Du kannst wie in einem Comic auch in einer Gedankenblase aufschreiben, was du gedacht hast.
- Zeichne im dritten Feld ein, was anschließend passiert ist. Wie ist es dir ergangen? Wie haben die anderen reagiert? Was hast du gedacht? Was haben die anderen gedacht?

Auslösende Situation
Meine Reaktion
Die Folgen meiner Reaktion

Wirkung aggressiver Kinder und Jugendlicher

Kinder und Jugendliche, die sich aggressiv verhalten (z. B. drohen, schlagen, provozieren), hinterlassen einen Eindruck bei anderen Menschen. Bitte überleg dir einmal, welchen Eindruck Kinder und Jugendliche auf dich machen, die folgendes Verhalten zeigen:

Kinder oder Jugendliche, die sich **gegenüber** ihren **Eltern verbal oder körperlich aggressiv** verhalten.
Was denkst du über solche Kinder und Jugendliche?

....

Was denken Eltern über solche Kinder und Jugendliche?

....

Wie beliebt sind diese Kinder bei anderen, z. B. Geschwistern oder Freunden?

....

Kinder oder Jugendliche, die sich **gegenüber** ihren **Eltern indirekt aggressiv** verhalten, indem sie von den Eltern **klauen**, Unterschriften **fälschen** oder **lügen**.
Was denkst du über solche Kinder und Jugendliche?

....

Was denken Eltern über solche Kinder und Jugendliche?

....

Wie beliebt sind diese Kinder bei anderen, z. B. Geschwistern oder Freunden?

....

Kinder oder Jugendliche, die sich **gegenüber** anderen **Kindern und Jugendlichen verbal oder körperlich aggressiv** verhalten.
Was denkst du über solche Kinder und Jugendliche?

....

Was denken Eltern über solche Kinder und Jugendliche?

....

Wie beliebt sind diese Kinder bei anderen, z. B. Geschwistern oder Freunden?

....

Kinder oder Jugendliche, die sich **gegenüber** anderen **Kindern und Jugendlichen indirekt aggressiv** verhalten, indem sie **klauen**, **schlecht** über sie **reden**, **Gerüchte verbreiten**, sie **ausgrenzen**.
Was denkst du über solche Kinder und Jugendliche?

....

Was denken Eltern über solche Kinder und Jugendliche?

....

Wie beliebt sind diese Kinder bei anderen, z. B. Geschwistern oder Freunden?

....

Kinder oder Jugendliche, die sich **gegenüber Erwachsenen** (z. B. Lehrern, Erziehern) **verbal oder körperlich aggressiv** verhalten.
Was denkst du über solche Kinder und Jugendliche?

....

Was denken Eltern über solche Kinder und Jugendliche?

....

Wie beliebt sind diese Kinder bei anderen, z. B. Geschwistern oder Freunden?

....

Kinder oder Jugendliche, die sich **gegenüber Erwachsenen** (z. B. Lehrern, Erziehern) **indirekt aggressiv** verhalten, indem sie sie **belügen**, **schlecht machen** oder Ähnliches.
Was denkst du über solche Kinder und Jugendliche?

....

Was denken Eltern über solche Kinder und Jugendliche?

....

Wie beliebt sind diese Kinder bei anderen, z. B. Geschwistern oder Freunden?

....

Instrumentelle Aggression: Vor- und Nachteile

Setzen Kinder oder Jugendliche aggressives Verhalten gezielt ein, um sich einen Vorteil zu verschaffen, nennt man das instrumentelle Aggression. Die Aggression wird als Instrument eingesetzt um etwas zu erreichen. Oft wird sie geplant und findet ohne heftige Emotionen statt (manchmal wird sie daher auch kalte Aggression genannt).

Aber ebenso wie bei der sogenannten heißen Aggression (bei der oft heftige Emotionen der Erregung und Wut beteiligt sind) werden soziale Normen und Gesetze gebrochen oder andere Menschen benachteiligt oder verletzt.

Mit der folgenden Übung kannst du dich mit dem Thema instrumentelle Aggression auseinandersetzen. Überlege, welche Vorteile und welcher Schaden in den einzelnen Situationen entsteht.

Übung: Vorteil und Schaden instrumenteller Aggression

Aggressive Handlung	Vorteile? Für wen?	Schaden und Folgen? Für wen?
Sara schreibt eine 5 in Mathe. Die Eltern müssen die Arbeit unterschreiben. Sara fälscht die Unterschrift.		
Peter hat den Nachtbus verpasst. Der nächste kommt erst in einer Stunde. Peter beschließt, ein Fahrrad zu klauen, um damit nach Hause zu fahren.		
Matthias berichtet im Vorstellungsgespräch, sich schon perfekt mit Autos auszukennen und ein Praktikum in dem Bereich gemacht zu haben. Beides stimmt nicht.		
Constantin nimmt ungefragt die teure Uhr seines Vaters und fährt damit auf Klassenfahrt.		
Ali und seine Freunde brechen nachts ins Freibad ein, um zu schwimmen.		

Aggressive Handlung	**Vorteile? Für wen?**	**Schaden und Folgen? Für wen?**
Nina bricht ins Lehrerzimmer ein, schreibt dort Beleidigungen und das Zeichen ihrer Gang an die Wand.		
Serafina bestellt mit der Kreditkartennummer ihres Onkels Ware im Wert von 600 € und lässt sie an eine fremde Adresse schicken.		
Oscar kennt ein Geheimnis einer Mitschülerin und schickt ihr folgende Nachricht: »Schick mir ein Bild von dir in Unterwäsche. Ansonsten verrate ich morgen in der Schule allen, was ich weiß.«		
Pepe schlägt seinen beiden besten Freunden und Mannschaftskameraden vor, dass sie nicht mehr mit dem neuen Jungen in der Mannschaft reden und ihm auch, wenn möglich, den Ball nicht abspielen.		

Instrumentelle Aggression: mein eigenes Verhalten

Auf diesem Arbeitsblatt bitten wir dich, dich einmal ehrlich mit eigenen instrumentell aggressiven Verhaltensweisen auseinander zu setzen.

Überlege einmal, in welcher Situation du schon mal instrumentelle Aggression eingesetzt hast, um einen Vorteil für dich zu erzielen. In welcher Situation war das? Was waren deine Vorteile? Und was war der Schaden oder die Nachteile, die dabei für andere entstanden sind?

Situation

....

....

Vorteil für mich? ....

Schaden/Nachteile für andere? ....

Überlege gemeinsam mit deiner Therapeutin oder deinem Therapeuten, wie du in einer vergleichbaren Situation handeln könntest, ohne Schaden anzurichten.

....

....

....

Hättest du Nachteile durch ein sozial angemessenes/nicht aggressives Verhalten erhalten? Wenn ja, welche?

....

....

....

Was hättest du aus den Nachteilen für deine Zukunft lernen können?

....

....

....

Das Handeln von Jugendlichen wird durch ihre Werte bestimmt. Hierunter werden Dinge verstanden, die ihnen wichtig sind, hinter denen sie voll und ganz stehen, die ihrer moralischen Einstellung entsprechen. Werte können sehr unterschiedlich sein, sie werden durch persönliche Erfahrungen, durch die Familie, die Religion oder anderes geprägt. Jeder Mensch entwickelt im Laufe seines Lebens seine ganz persönlichen Werte. Oft werden sie immer weiterentwickeln und manchmal verändern sie sich auch.

Beispiel

Amir und Jacob unterhalten sich darüber, wie bei ihnen zu Hause Feste gefeiert werden. Bei Amir kommen an Feiertagen immer alle Mitglieder seiner großen Familie zusammen. Bei Jacob sind die Familienmitglieder weit verstreut. Daher feiern manche alleine oder in kleinen Gruppen. Für Amir steht fest, dass er niemals ein Familienfest verpassen will. Familie steht für ihn an erster Stelle. Für Jacob ist es vorstellbar, Feste mit unterschiedlichen Menschen und an unterschiedlichen Orten zu feiern. Für ihn steht fest, dass er mit den Menschen feiern möchte, die er mag, egal ob sie zur Familie gehören oder nicht. Amir und Jacob haben also unterschiedliche Werte in Bezug darauf, mit wem sie am liebsten Feste feiern.

Überlege mal, was deine Werte sind?

....

....

Wenn du dir noch nicht so viele Gedanken über deine Werte gemacht hast, kannst du dir diese Liste mit Beispielen durchlesen und überlegen, welche Werte davon zu dir passen. Kreuze diese Werte an.

- ☐ attraktiv sein
- ☐ das Leben genießen
- ☐ Fantasie und Kreativität entwickeln und leben
- ☐ fleißig und ehrgeizig sein
- ☐ Geld verdienen und sich etwas leisten können
- ☐ gesund leben
- ☐ Macht und Einfluss haben
- ☐ religiös leben
- ☐ Sicherheit und Kontrolle empfinden
- ☐ sich sozial engagieren
- ☐ Tiere schützen
- ☐ unabhängig und frei sein
- ☐ ....
- ☐ andere Menschen respektieren und gut behandel
- ☐ eigene Bedürfnisse verfolgen und durchsetzen
- ☐ Zeit mit der Familie verbringen
- ☐ Freundschaft
- ☐ Gesetz und Ordnung respektieren
- ☐ Glaube/Religion
- ☐ Meinungen anderer respektieren
- ☐ selbstbestimmt leben, mitbestimmen dürfen
- ☐ sich politisch engagieren
- ☐ stolz auf seine Herkunft sein
- ☐ Umwelt schützen
- ☐ von anderen respektiert werden
- ☐ ....

Manchmal widersprechen sich Werte, so dass es schwer wird, das eigene Handeln entsprechend der unterschiedlichen Werte auszurichten (z. B. wenn sowohl die Familie als auch die Freunde Ansprüche an einen stellen, die man nicht gleichermaßen erfüllen kann. Beide sind einem aber wichtig.).

Bitte überlege einmal, was sind deine wichtigsten Werte sind und schreibe sie auf (mindestens drei). Woran erkennst du, dass du nach diesen Werte lebst? Was tust du dafür, um ihnen gerecht zu werden?

Meine wichtigsten Werte:	**Das tue ich dafür, um ihnen gerecht zu werden:**

Gibt es Werte, die nicht gut miteinander vereinbar sind?

.... versus ....

.... versus ....

Gibt es Verhaltensweisen, die du zeigst die deinen Werte widersprechen?

....

....

Überlege mit deiner Therapeutin oder deinem Therapeuten, was du tun oder üben könntest, um deinen Werten gerechter zu werden?

....

....

....

....

3.2 Veränderungsmotivation und Therapieziele

Kinder und Jugendliche, die aggressive Verhaltensweisen zeigen, bringen in der Regel wenig Eigenmotivation für die Veränderung ihres Verhaltens mit. Ein Grund hierfür besteht oft darin, dass das aggressive Verhalten zumindest unmittelbar, mit Vorteilen für die Betroffenen verbunden ist und die langfristig negativen Konsequenzen nicht erkannt, verstanden oder berücksichtigt werden. Entsprechend tragen die kurzfristig positiven Vorteile des Verhaltens oft zu einer Aufrechterhaltung aggressiver Verhaltensreaktionen bei.

Zu Beginn der Behandlung steht daher der Aufbau einer Veränderungsmotivation besonders im Fokus. Hierfür ist es notwendig, gemeinsam mit dem Kind oder Jugendlichen zu erarbeiten, in welchen Lebensbereichen und für welche zwischenmenschlichen Beziehungen Veränderungen hilfreich wären, damit aggressives Verhalten reduziert werden kann. Ebenso wichtig ist es, das Kind oder den Jugendlichen für die langfristigen Nachteile aggressiver Verhaltensreaktionen zu sensibilisieren und positive Konsequenzen, die mit einer Reduktion der bestehenden Probleme einhergehen würden, zu antizipieren.

Bereits vorhandenen Ressourcen sollte viel Aufmerksamkeit geschenkt werden. Hierdurch werden Selbstwert- und Selbstwirksamkeitserleben gestärkt. Darauf aufbauend kann erarbeitet werden, welche Fähigkeiten das Kind oder der Jugendliche in Zukunft gerne erweitern oder zusätzlich aufbauen würde, um eigene Wünsche oder Ziele erreichen zu können.

Schließlich werden individuelle Ziele konkret beschrieben. Eine entsprechende Operationalisierung in Teilschritte ermöglicht die Überprüfbarkeit der Fortschritte eigener Verhaltensänderungen.

Arbeitsmaterialien

AB 28	Veränderungswünsche für Lebensbereiche
AB 29	Veränderungswünsche – soziale Beziehungen
AB 30	Zerbrochene Freundschaften – Kinder
AB 31	Zerbrochene Freundschaften – Jugendliche
AB 32	Folgen von Aggression
AB 33	Vorteile und Nachteile meines Verhaltens
AB 34	Ressourcensuche I – Kinder
AB 35	Ressourcensuche I – Jugendliche
AB 36	Ressourcensuche II
AB 37	Traum-Image
AB 38	Die richtigen Ziele finden

Veränderungswünsche für Lebensbereiche

Dieses Arbeitsblatt soll dir helfen herauszufinden, in welchen Lebensbereichen du dir eine Veränderung wünschst und mit welchen Lebensbereichen du zufrieden bist. Was müsste sich verändern, damit du dich wohler fühlst und weniger wütend wirst?

Notiere zunächst auf Notizzetteln alle Lebensbereiche, in denen du dich häufig aufhältst (z. B. zu Hause, Schule, Hort, Wohngruppe, Sportverein, Musikschule, Pfadfinder).

Trage nun die Lebensbereiche in die Liste ein und bewerte dann ganz ehrlich, wie wohl du dich dort im Moment fühlst.

Lebensbereich	**sehr gut**	**gut**	**mittelmäßig**	**eher schlecht**	**schlecht**
....					
....					
....					
....					
....					
....					

Überlege gemeinsam mit deiner Therapeutin oder deinem Therapeuten, was sich verändern müsste, damit du dich in den Lebensbereichen, in denen es dir mittelmäßig, eher schlecht oder schlecht geht, zufriedener werden kannst. Schreibe auf, was ihr besprochen habt.

Lebensbereich	Veränderungswunsch
	....
	....
	....
	....
	....

AB 29 Veränderungswünsche – soziale Beziehungen **K J**

Dieses Arbeitsblatt soll dir helfen herauszufinden, mit welchen Personen du häufig Schwierigkeiten hast und mit welchen Personen du gut zurechtkommst. Was müsste sich verändern, damit du dich wohler fühlst und weniger wütend wirst?

Notiere zunächst auf Notizzetteln alle Personen, mit denen du viel zu tun hast (z. B. Verwandte, Freunde, Klassenkameraden, Lehrer, Betreuer, Erzieher, Trainer).

Trage nun die Namen der wichtigsten Personen in die Liste ein und bewerte dann ganz ehrlich, wie wohl du dich im Moment mit Ihnen fühlst.

Person	sehr gut	gut	mittelmäßig	eher schlecht	schlecht
....	😄	🙂	😐	😕	☹️
....	😄	🙂	😐	😕	☹️
....	😄	🙂	😐	😕	☹️
....	😄	🙂	😐	😕	☹️
....	😄	🙂	😐	😕	☹️
....	😄	🙂	😐	😕	☹️

Überlege gemeinsam mit deiner Therapeutin oder deinem Therapeuten, was sich verändern müsste, damit du dich mit den Personen, mit denen du dich im Moment mittelmäßig, eher schlecht oder schlecht fühlst, wohler fühlen kannst. Schreibe auf, was ihr besprochen habt.

Beziehung zu ...	Veränderungswunsch
	....
	....
	....
	....
	....

Manchmal gehen Freundschaften kaputt. Vielleicht hast du das auch schon einmal erlebt. Dafür gibt es viele Gründe. Meistens gab es einen Streit. Zum Beispiel wenn man verschiedener Meinung war oder weil einer sich nicht an eine Vereinbarung gehalten hat. Es tut manchmal weh, über eine zerbrochene Freundschaft nachzudenken oder zu sprechen. Es kann aber auch gut sein, weil du so erkennen kannst, was für dich in einer Freundschaft wichtig ist. Vielleicht kannst du auch erkennen, was du dazu beigetragen hast, dass die Freundschaft zerbrochen ist. Dann kannst du überlegen, wie du das in Zukunft anders machen möchtest.

Nimm dir ein bisschen Zeit und erzähle deiner Therapeutin oder deinem Therapeuten von deiner zerbrochenen Freundschaft. Wer war das? Wo habt ihr euch kennengelernt? Wie lange wart ihr befreundet? Was hat eure Freundschaft ausgezeichnet?

....

....

....

Nun berichte von der Situation, die dazu geführt hat, dass die Freundschaft kaputt gegangen ist. Vielleicht waren es Beleidigung, Verrat, körperliche Verletzung, Lügen, fehlender Beistand, Abwendung, einseitiges Interesse, Vertrauensmissbrauch oder Unterstellung? Was ist in deinem persönlichen Fall passiert? Woran hast du gemerkt, dass die Freundschaft vorbei ist? Gab es eine Aussprache? Seht ihr euch noch oder wie war die letzte Begegnung? Welche Gefühle hast du gegenüber der Person heute?

....

....

....

Weiß die andere Person um deine verletzten Gefühle?

....

....

....

Denkst du, dass die vergangene Freundschaft noch einmal mit der Person besprochen werden sollte?

....

....

....

Manchen Kindern hilft es auch, wenn sie einfach noch einmal in einem Brief aufschreiben, was sie so verletzt hat, worüber sie sich geärgert haben oder traurig waren und was sie sich gewünscht hätten. Hast auch du Lust, dir das einmal vom Herzen zu schreiben? Ob du den Brief dann abschickst, kannst du auch zu einem späteren Zeitpunkt noch entscheiden.

Und mal ganz unabhängig von der zerbrochenen Freundschaft, mit der du dich nun noch einmal so tapfer auseinandergesetzt hast. Was könntest du in Zukunft tun, damit deine Gefühle in einer nächsten Freundschaft nicht auf ähnliche Weise verletzt werden?

....

....

....

....

....

....

....

....

....

....

Manchmal gehen Freundschaften kaputt. Vielleicht hast du das auch schon einmal erlebt. Die Gründe dafür können sehr unterschiedlich sein. Meistens wurden zentrale Grundbedürfnisse verletzt. Zum Beispiel wenn das Bedürfnis nach Orientierung und Kontrolle verletzt wurde, weil ein anderer sich nicht an Vereinbarungen gehalten hat.

Sich mit einer zerbrochenen Freundschaft zu beschäftigen ist anstrengend und tut manchmal weh. Es kann aber auch heilsam sein, weil du so erkennen lernst, welche Eigenschaften ein Freund oder eine Freundin unbedingt mitbringen sollte, um dein Freund werden zu können. Vielleicht erkennst du in der Auseinandersetzung auch, welche deiner Eigenschaften dazu beigetragen haben, dass die Freundschaft zerbrochen ist. Dann kannst du überlegen, wie du das in Zukunft anders machen kannst.

Nimm dir ein bisschen Zeit und erzähle deiner Therapeutin oder deinem Therapeuten von deiner vergangenen Freundschaft. Wer war das? Wo habt ihr euch kennengelernt? Wie lange wart ihr befreundet? Was hat eure Freundschaft ausgezeichnet? Wichtige Stichpunkte kannst du notieren:

....

....

....

....

Nun berichte, die Situation, in der es zum Bruch kam. Was ist vorgefallen? Woran hast du gemerkt, dass die Freundschaft vorbei ist? Gab es eine Aussprache? Seht ihr euch noch oder wie war die letzte Begegnung? Welche Gefühle hast du gegenüber der Person heute? Wichtige Stichpunkte kannst du hier notieren:

....

....

....

....

Nun überlege einmal, ob du für die wichtigsten Gründe des Zerbrechens stichpunktartige Überschriften findest: Beleidigung durch Worte, Verrat, körperliche Verletzung, Hintergehen (z. B. Lüge), fehlender Beistand, Abwendung, einseitiges Interesse, Vertrauensmissbrauch, Unterstellung/Bezichtigung …

....

....

....

....

Weiß die andere Person um deine verletzten Gefühle?

....

....

....

Denkst du, dass die vergangene Freundschaft nochmal mit der Person besprochen werden sollte?

....

....

....

Manchen Kindern oder Jugendlichen hilft es beispielsweise auch, wenn sie einfach nochmal in einem Brief aufschreiben, was sie so verletzt hat, worüber sie sich geärgert haben oder traurig waren und was sie sich gewünscht hätten. Hast auch du Lust, dir das einmal vom Herzen zu schreiben? Ob du den Brief dann abschickst, kannst du auch zu einem späteren Zeitpunkt noch entscheiden. Und mal ganz unabhängig von der zerbrochenen Freundschaft, mit der du dich nun noch einmal so tapfer auseinandergesetzt hast.

Was könntest du in Zukunft tun, damit deine Gefühle in einer nächsten Freundschaft nicht auf ähnliche Weise verletzt werden?

....

....

....

....

....

....

....

....

....

....

Verhalten sich Kinder oder Jugendliche gegenüber anderen aggressiv, hat dies meist Folgen (Konsequenzen) unter denen sie später oft sehr leiden. Warum verhalten sie sich aber dann eigentlich aggressiv? Oft liegt es daran, dass sich die Folgen kurz- und langfristig sehr voneinander unterscheiden.
Hier eine Beispielsituation von Kemal:

Beispiel

Im Kochunterricht in der Schule füllt eine Gruppe absichtlich Salz in die Zuckerdosen. Der Lehrer bemerkt die Aktion und unterstellt Kemal, dass er die Gruppe angestiftet hat. Er kündigt an, dass Kemal gemeinsam mit dem Lehrer zum Schuleiter muss. Weil Kemal die anderen nicht angestiftet hat, fühlt er sich zu Unrecht beschuldigt und bestraft. Er wird sehr wütend und beschimpft den Lehrer mit heftigen Worten und in aggressivem Ton. Zudem kündigt er an, nicht zum Schulleiter zu gehen und verlässt den Unterricht.

Bevor du liest, wie es weiterging, überlege, welche positiven und negativen Folgen Kemals Verhalten hat?

....

....

....

....

....

....

Zwei Tage später bespricht Kemal die Situation noch einmal gemeinsam mit seiner Therapeutin. Sie stellen fest, dass sich die unmittelbaren Folgen seines Verhaltens (kurzfristig) sehr von den langfristigen Folgen unterscheiden.

Kurzfristig hat Kemal durch sein aggressives Verhalten »Dampf abgelassen« und seine innere Anspannung abgebaut. Außerdem hat er sich verteidigt, sich gewehrt und sich nichts gefallen lassen. Dafür war sein aggressives Verhalten in der Situation erstmal nützlich und er fand es ganz positiv.

Langfristig ärgert sich Kemal aber über sich selbst, weil er von allen als unkontrolliert, respektlos und frech wahrgenommen wird. Er hinterlässt einen schlechten Eindruck und macht sich Sorgen, dass dies auch negative Folgen auf seine Noten und den Stand in der Klasse hat. Wenn er über die langfristigen Folgen seines Verhaltens nachdenkt, findet er es sehr negativ.

Kemal erkennt, dass die langfristigen Folgen (überwiegend Nachteile) viel schlimmer für ihn sind als die kurzfristigen Folgen (überwiegend Vorteile). In der Therapie will er nun neue Strategien lernen, um zukünftig seine Meinung zu sagen, ohne aggressiv zu werden.

Überlege einmal, ob du eine ähnliche Situation wie Kemal erlebt hast. Beschreibe die Situation, in der du dich aggressiv verhalten hast:

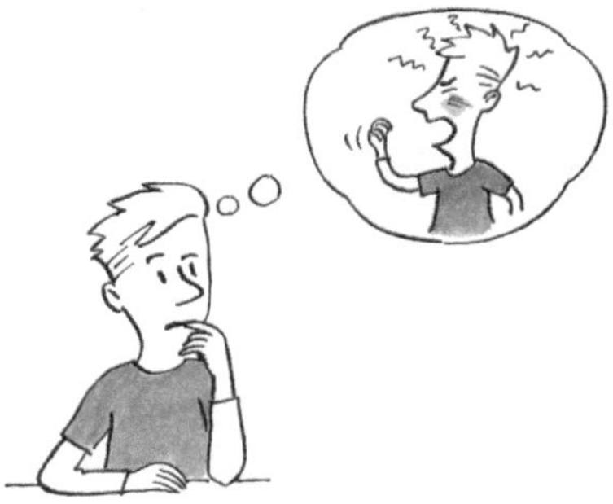

....

....

....

....

....

Was waren die kurzfristigen Folgen?

....

....

....

....

Was waren die langfristigen Folgen?

....

....

....

....

Was würdest du gerne lernen, um zukünftig möglichst wenige oder keine negativen Folgen zu erleben?

....

....

....

....

....

Vorteile und Nachteile meines Verhaltens

J

Es ist wichtig zu entscheiden, ob du weiter machen möchtest wie bisher oder ob du dich verändern willst. Um diese Entscheidung treffen zu können, ist es sinnvoll, dass du dir Gedanken über die Folgen deines aggressiven Verhaltens machst. Schreibe zunächst die Vorteile und die Nachteile deines aggressiven Verhaltens in einer Situation auf. Überlege auch, welche Folgen kurzfristig und welche langfristig sind

Situation: ....

Vorteile kurzfristig	**Nachteile kurzfristig**
Vorteile langfristig	**Nachteile langfristig**

Überlege nun, was sich verändern würde wenn du in der gleichen Situation nicht aggressiv reagieren würdest.
Anstelle meines aggressiven Verhaltens mache ich ....

Vorteile kurzfristig	**Nachteile kurzfristig**
Vorteile langfristig	**Nachteile langfristig**

Wie lautet deine persönliche Entscheidung? Bitte kreuze die entsprechende Antwort an.

☐ Mein aggressives Verhaltens hat bedeutende Nachteile für mich: Ich will mein Verhalten daher verändern.
☐ Ich überlege noch, ob ich mein Verhalten verändern will.
☐ Mir sind die Vorteile, die ich durch mein aggressives Verhalten erziele wichtiger. Ich will daher nichts ändern.

Ressourcensuche I – Kinder

Dieses Arbeitsblatt soll dir helfen, dir über eigene positive Eigenschaften bewusst zu werden. Unterstreiche in der Farbe ☐ zehn Eigenschaften, die ganz sicher zu dir gehören, und in der Farbe ☐ fünf Eigenschaften, die du gerne entwickeln würdest.

- aktiv, aufmerksam, aufmunternd, ausdauernd
- begeisterungsfähig, bescheiden
- clever
- dankend, diszipliniert
- ehrgeizig, ehrlich, eigenständig, einsichtig, entgegenkommend, erfinderisch
- fair, fantasievoll, fokussiert, freundlich, friedfertig, fröhlich, flexibel
- geduldig, gefühlvoll, gehorsam, gelassen, genau, glücklich, großzügig, gerecht
- herzlich, hilfsbereit, höflich
- ideenreich, intelligent, interessiert
- jugendlich
- kinderlieb, kompromissbereit, kontaktsuchend, konzentriert, kritikfähig, kreativ, kooperativ
- lernwillig, liebenswürdig, lustig, liebevoll
- mitfühlend, motiviert, mutig
- nachgiebig, Nähe suchend, naturverbunden, nett, neugierig
- offen, ordentlich, organisiert
- pfiffig, pflichtbewusst, planend, praktisch, problembewusst, positiv
- realistisch, reflektiert, respektvoll
- sachlich, schlagfertig, schuldbewusst, selbstbeherrscht, selbstständig, sportlich, sozial
- teamfähig, tierlieb, tolerant, treu
- unkompliziert
- verantwortungsvoll, verschwiegen, versöhnlich, vertrauenswürdig, verständnisvoll, verzeihend
- warmherzig, weltoffen, wertschätzend, witzig, wissbegierig
- zuvorkommend, zielbewusst, zuverlässig, zärtlich
- eigene Ergänzungen:

....

....

....

....

....

....

....

....

Ressourcensuche I – Jugendliche

Dieses Arbeitsblatt soll dir helfen, dir über eigene positive Eigenschaften bewusst zu werden. Unterstreiche in der Farbe ☐ zehn Eigenschaften, die ganz sicher zu dir gehören, und in der Farbe ☐ fünf Eigenschaften, die du gerne entwickeln würdest.

- abenteuerlustig, achtsam, aktiv, anpassungsbereit, anpassungsfähig, aufgeschlossen, aufmerksam, aufmunternd, ausdauernd, attraktiv
- bedacht, begabt, begeisterungsfähig, bescheiden
- charmant, clever
- dankend, diplomatisch, diszipliniert
- echt, ehrgeizig, ehrlich, eigenständig, einfallsreich, einfühlsam, einsichtig, empfindsam, energievoll, engagiert, entgegenkommend, erfinderisch
- fair, familiär, fantasievoll, feinfühlig, fokussiert, folgsam, freudvoll, freundlich, friedfertig, fröhlich, flexibel, friedliebend
- gastfreundlich, geduldig, gefühlvoll, gehorsam, gelassen, genau, gepflegt, geschickt, gesprächig, gewissenhaft, glücklich, großzügig, gerecht
- harmoniebedürftig, harmonisch, herzlich, hilfsbereit, höflich, humorvoll
- ideenreich, intelligent, interessiert
- jugendlich
- kinderlieb, kommunikationsfreudig, kompromissbereit, kontaktfreudig, kontaktsuchend, konzentriert, kritikfähig, kreativ, kooperativ
- lebendig, lebenslustig, leistungsbereit, leistungsstark, lernbereit, lernfähig, lernwillig, liebenswürdig, lustig, liebevoll
- mitfühlend, motiviert, mutig
- nachgiebig, Nähe suchend, naturverbunden, nett, neugierig
- offen, optimistisch, ordentlich, organisiert
- pfiffig, pflichtbewusst, planend, praktisch, problembewusst
- realistisch, reflektiert, respektvoll
- sachlich, schlagfertig, schuldbewusst, selbstbeherrscht, selbstsicher, selbstständig, sensibel, sorgfältig, spontan, sportlich, stressresistent, sozial
- taktvoll, teamfähig, tierlieb, tolerant, treu
- unbefangen, unbekümmert, unternehmerisch, unkompliziert
- verantwortungsbewusst, verantwortungsvoll, vernünftig, verlässlich, verschwiegen, verträglich, versöhnlich, vertrauenswürdig, verständnisvoll, verzeihend
- warmherzig, weltoffen, wertschätzend, witzig, wissbegierig
- zuvorkommend, zielbewusst, zuverlässig, zärtlich
- eigene Ergänzungen:

....

....

....

....

....

AB 36 Ressourcensuche II

K J

Mit diesem Arbeitsblatt kannst du herauszufinden, welche Eigenschaften du hast, die dir dabei helfen können, Ziele zu erreichen und mit Problemen umzugehen. Diese Eigenschaften nennt man Ressourcen. Dazu gehören alle Dinge, die du besonders gut kannst, aber auch Menschen, die dich unterstützen, und Orte, an denen du dich wohlfühlst und die dir Kraft geben.

Trage deine Ressourcen in die Felder ein. Ressourcen, die du gerne noch entwickeln würdest, kannst du in die Felder mit gestrichelter Line eintragen.

Meine Ressourcen

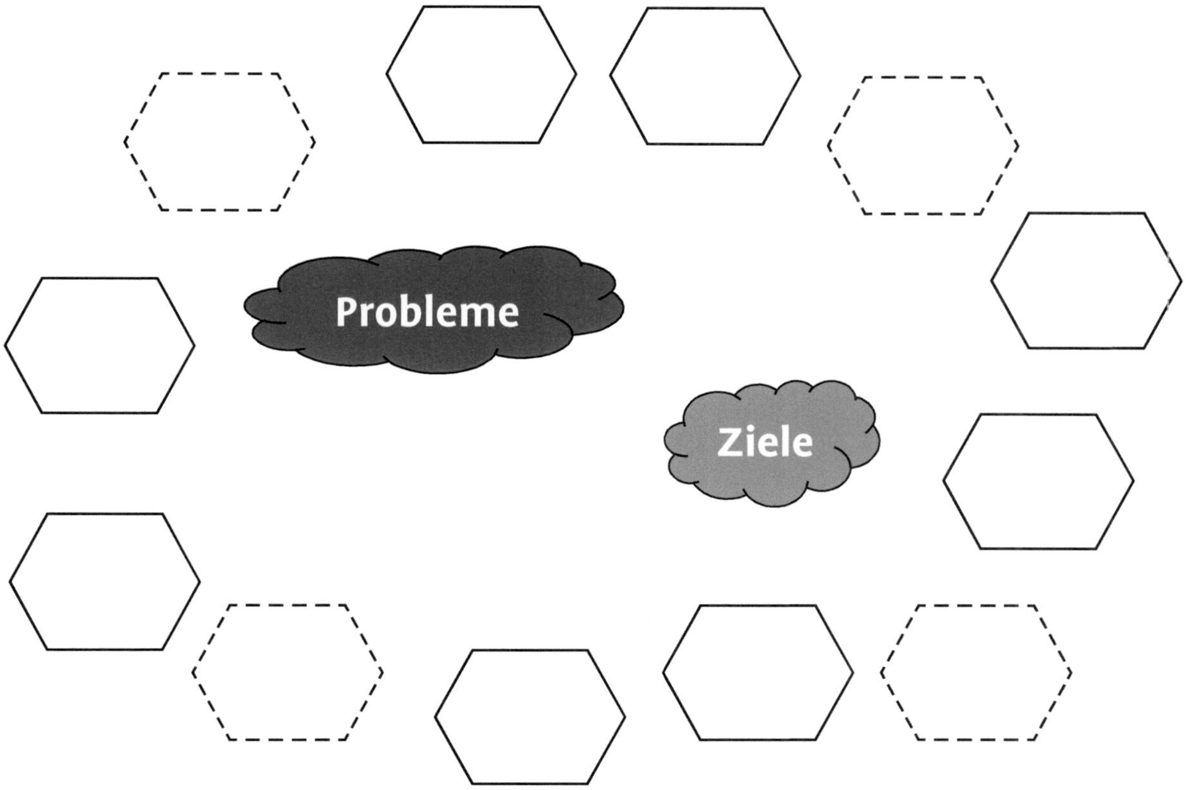

AB 37 Traum-Image

K J

Unter »Image« versteht man den Gesamteindruck, das Bild oder den Ruf, den Menschen bei anderen Menschen hinterlassen (z. B. durch Eigenschaften oder Stärken).

Mit diesem Arbeitsblatt bitten wir dich, dir einmal Gedanken zu deinem Traum-Image zu machen. Welchen Eindruck würdest du gerne bei anderen hinterlassen? Wie würdest du gerne bei anderen ankommen?

Vielleicht fällt es dir zum Einstieg leichter, wenn du dir überlegst, welche Personen für dich Vorbilder sind und warum sie dies sind. Möglicherweise findest du so Eigenschaften, die du gerne hättest.

Oder du stellst dir einmal vor, dass sich Menschen, die du sehr gerne magst und denen du gefallen möchtest, über dich unterhalten. Du lauschst ihrem Gespräch. Was müssten Sie über dich sagen, damit du dich wohl fühlen würdest?

Natürlich kannst du auch eigene Eigenschaften aufführen, die du sehr gerne an dir magst und die unbedingt zu deinem Traum-Image gehören.

Fülle das Puzzle mit Eigenschaften, die zu deinem Traum-Image dazugehören. Markiere dabei Eigenschaften, die du bereits von dir kennst, und solche, die du gerne entwickeln oder ausbauen würdest.

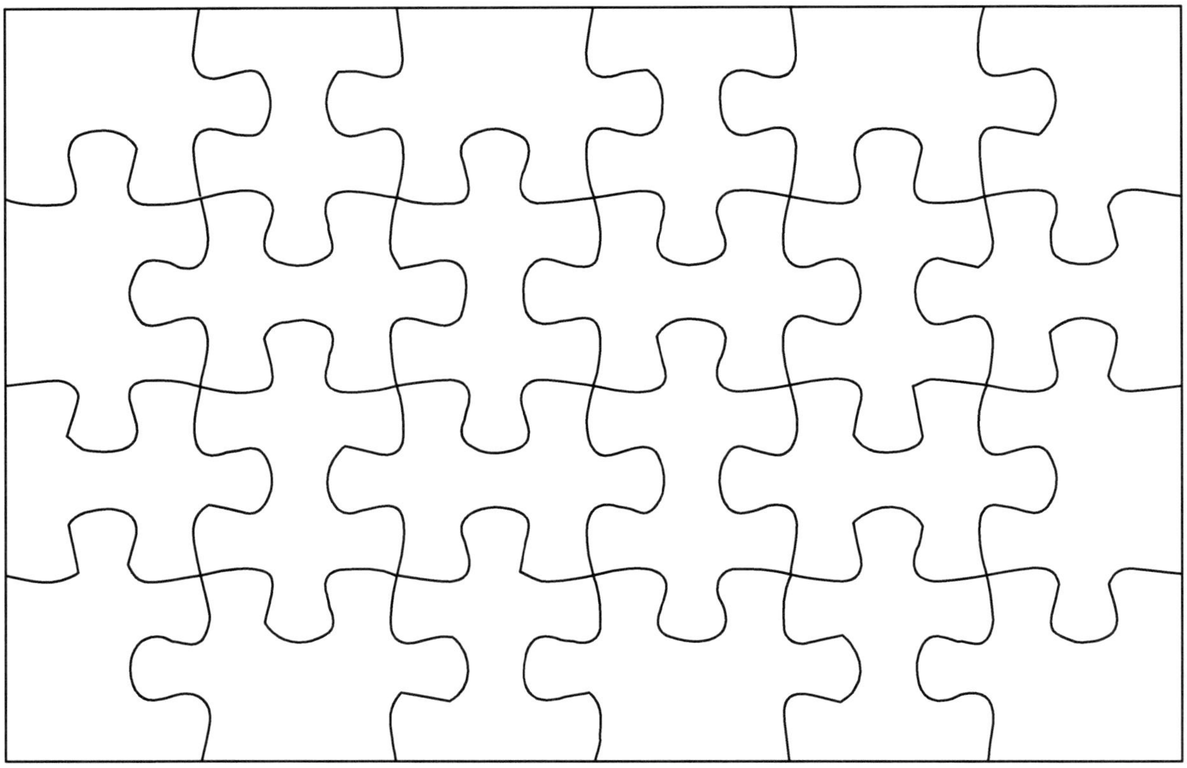

Wenn dir das mit dem Puzzle zu langweilig ist, kannst du auch eine Collage mit Bildern und Wörtern aus Zeitschriften basteln.

Oder du malst einen Umriss von dir auf ein großes Plakat und schreibst die Eigenschaften deines Traum-Images in deinen Umriss.

Die richtigen Ziele finden

Um etwas zu erreichen, voran zu kommen und sich zu verändern, ist es wichtig, die eigenen Ziele zu kennen. Bevor du diese Ziele jedoch festlegst, ist es wichtig, einige Dinge zu berücksichtigen. Besonders wenn es um aggressives Verhalten geht, solltest du bei der Formulierung der eigenen Ziele Folgendes beachten:

- Formuliere deine Ziele positiv (z. B. anstatt »Ich lasse mich nicht provozieren« besser »Wenn ich provoziert werde, denke ich an meinen Happy Place.«)
- Formuliere deine Ziele unabhängig von anderen Menschen. Sodass du sie erreichen kannst, ohne dass jemand dafür etwas Bestimmtes tun muss.
- Formuliere deine Ziele so, dass sie für dich erreichbar sind.
- Formuliere deine Ziele konkret, damit du immer weißt, wann, wo, wie und was du erreichen willst.
- Formuliere, woran du merkst, dass du dein Ziel erreicht hast, sodass du selber überprüfen kannst, ob du es erreicht hast.
- Unterteile große Ziele, die z. B. weit in der Zukunft liegen, in Teilziele.
- Überlege dir einen Zeitplan für deine Ziele und überprüfe die Teilziele zu festgelegten Zeitpunkten.
- …

Damit es dir leichter fällt, an deinen Zielen zu arbeiten, ist es wichtig, die Ziele in kleine Schritte zu unterteilen.

- Überlege zunächst, was du erreichen willst (mein Ziel).
- Und nun überlege einmal, welche Teilziele du erreichen kannst, um deinem Ziel näher zu kommen. Woran merkst du, dass du deinem Ziel näher kommst?
- Überlege auch, wie du selbst überprüfen kannst, ob du deine Teilziele oder dein Endziel erreicht hast.

Meine Therapieziele in Teilzielen

....

....

....

....

Was könnte noch hilfreich sein für dieses Therapieziel?

....

....

....

....

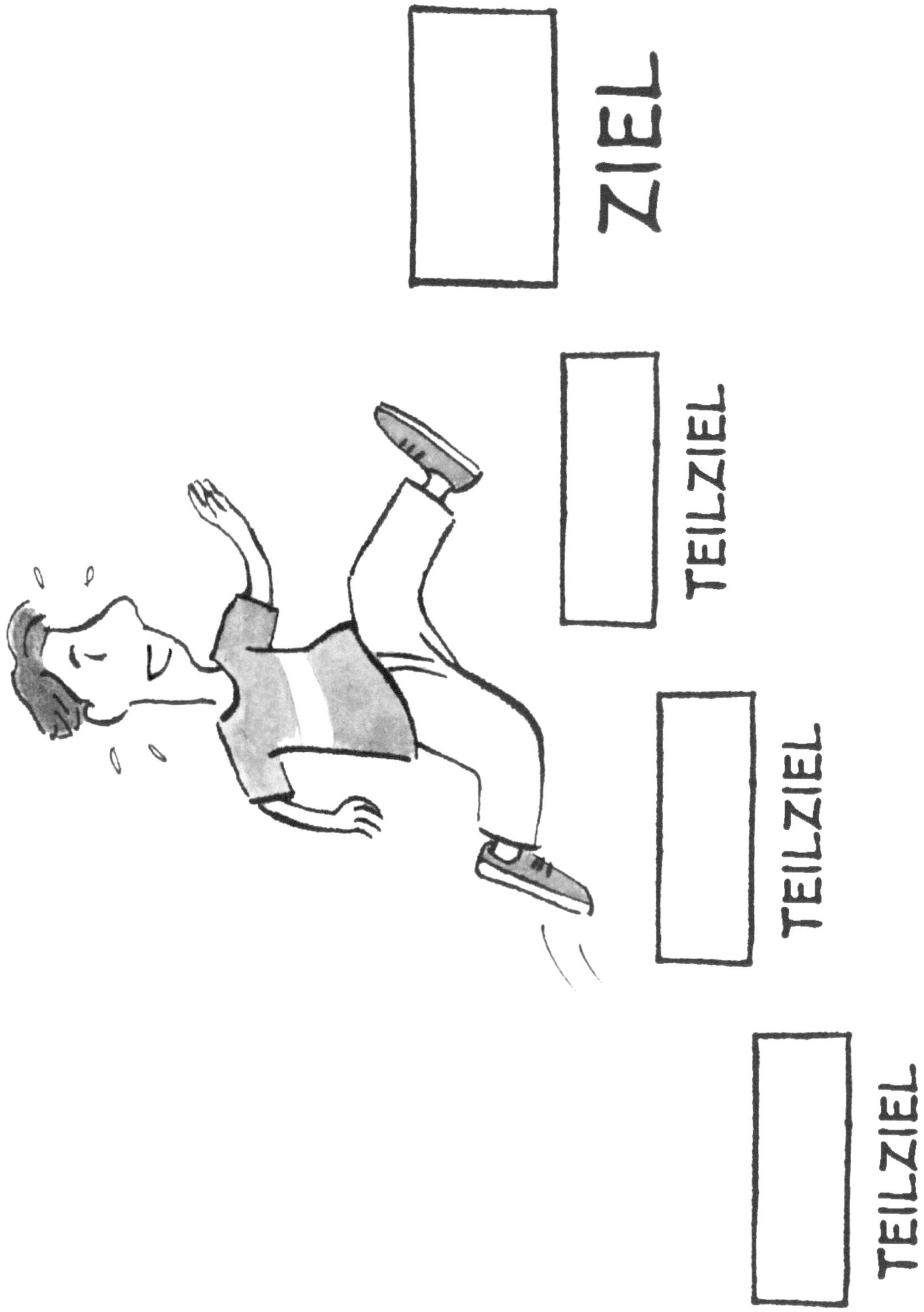
ZIEL
TEILZIEL
TEILZIEL
TEILZIEL

3.3 Wahrnehmung von Konfliktsituationen

Kinder und Jugendliche, die aggressives Verhalten zeigen, zeigen gemäß dem Modell der Verarbeitung sozialer Situationen von Crick und Dodge (1996) Defizite in verschiedenen Bereichen. In der Phase der Enkodierung einer Information, die durch die Wahrnehmung eigener Empfindungen und externer Informationen stattfindet, neigen sie zu einer selektiven Wahrnehmung für feindselige Reize. Darüber hinaus werden die Reaktionen anderer Personen oftmals als feindselig gegenüber der eigenen Person interpretiert. Häufig fällt es den Betroffenen schwer, sich in die Gefühlslage des Gegenübers hineinzuversetzen. Im Weiteren neigen Kinder und Jugendliche mit aggressiven Verhaltensweisen zu einer egozentrischen Verfolgung eigener Ziele und können weniger auf kompetente Problemlösefertigkeiten zurückgreifen als Kinder und Jugendliche, die nicht zu übermäßig aggressivem Verhalten neigen.

Aufgrund der oben beschriebenen Schwierigkeiten ist in der Psychotherapie betroffener Kinder und Jugendlicher der Fokus auf die Verbesserung der Wahrnehmung von Konfliktsituationen, einem erweiterten Verständnis für die Handlungen und Motive des Gegenübers, einer Verbesserung der Fähigkeit, den eigenen Umgang mit Konfliktsituationen zu reflektieren und dem Aufbau von Fertigkeiten zur kompetenten Konfliktlösung zu legen.

Arbeitsmaterialien

AB 39	Auslöser für aggressives Verhalten
AB 40	Freundschaftsgesten
AB 41	Fair miteinander reden
AB 42	Training für einen fairen Umgang – Kinder
AB 43	Training für einen fairen Umgang – Jugendliche
AB 44	Aggressionsdetektiv: zwei Seiten einer Medaille – Kinder
AB 45	Aggressionsdetektiv: zwei Seiten einer Medaille – Jugendliche
AB 46	Aggro der Quälgeist
AB 47	Perspektivübernahme und Problemlösung – Mädchen
AB 48	Perspektivübernahme und Problemlösung – Jungen
AB 49	Perspektivübernahme und Problemlösung – Jugendliche w
AB 50	Perspektivübernahme und Problemlösung – Jugendliche m
AB 51	Was ist passiert?
INFO 6	Achtsamkeit
AB 52	Respekt ist Ansichtssache
AB 53	Selbstaggression: erkennen
AB 54	Selbstaggression: Auswirkungen

Unterschiedliche Situationen können dazu führen, dass Kinder und Jugendliche aggressiv werden. Überlege mal, welche der Situationen dich wütend machen würden (bitte ankreuzen):

- ☐ Wenn jemand schlecht über mich redet.
- ☐ Wenn mich jemand beleidigt.
- ☐ Wenn sich jemand über eine Schwäche von mir lustig macht.
- ☐ Wenn jemand etwas Schlechtes über meine Familie sagt.
- ☐ Wenn mich jemand belügt.
- ☐ Wenn mich jemand anschreit.
- ☐ Wenn mich jemand zu Unrecht beschuldigt.
- ☐ Wenn ich ignoriert werde.
- ☐ Wenn ich ausgeschlossen werde.
- ☐ Wenn ich ein schlechte Note bekomme.
- ☐ Wenn ich verliere.
- ☐ Wenn ein anderer bevorzugt wird.
- ☐ Wenn ein anderer besser ist.
- ☐ Wenn mich jemand ausnutzt.
- ☐ Wenn mir jemand zu nahe kommt.
- ☐ Wenn jemand ein Versprechen nicht einhält.
- ☐ Wenn mir jemand etwas wegnimmt.
- ☐ Wenn etwas anders läuft, als ich es mir wünsche.
- ☐ Wenn jemand seinen Willen durchsetzen will.
- ☐ Wenn mich jemand kritisiert.
- ☐ Wenn mich jemand vor anderen zurechtweist.
- ☐ Wenn mich jemand nicht in Ruhe lässt.
- ☐ Wenn ich nicht mitentscheiden darf.
- ☐ Wenn mir jemand droht.
- ☐ Wenn mich jemand unfreundlich behandelt.
- ☐ Wenn ich etwas tun soll, was mir keinen Spaß macht.
- ☐ ....

Es ist ganz normal, wenn du einige oder viele der Situationen angekreuzt hast. Dein Gefühl der Wut übernimmt in den Situationen eine sehr wichtige Aufgabe. Sie ist eine Art Alarmanlage, die dir sagt, dass etwas nicht stimmt. Und das zu Recht. In der Psychologie haben sich unterschiedliche Menschen mit den zentralen Grundbedürfnissen von Menschen beschäftigt. Das sind Bedürfnisse, die möglichst oft erfüllt sein müssen, damit du dich mit dir und deiner Situation wohlfühlst. Folgende Bedürfnisse von Menschen wurden beschrieben (nächste Seite).

Grundbedürfnis nach	Erläuterung
Orientierung und Kontrolle	Kinder und Jugendliche wollen die Welt verstehen, Regeln kennen und wissen, was auf sie zukommt. So können sie sich Herausforderungen stellen, ohne überfordert zu werden. Natürlich wollen sie die Situation auch kontrollieren, indem sie mitentscheiden können.
Lustgewinn und Unlustvermeidung	Kinder und Jugendliche streben nach Situationen und Dingen, die ihnen Spaß machen und angenehm sind. Das können für jeden natürlich ganz eigene Dinge sein. Ein weiteres Bedürfnis ist es, Dinge, die keinen Spaß machen, selten zu erleben oder zu vermeiden.
Selbstwertschutz und Selbstwerterhöhung	Kinder und Jugendliche haben das Bedürfnis, sich gut und wertvoll zu fühlen. Sie wünschen sich Beachtung, Anerkennung, Lob und Unterstützung von anderen Menschen.
Bindung	Kinder und Jugendliche haben das Bedürfnis nach zuverlässigen, verständnisvollen und unterstützenden Menschen, auf die sie sich verlassen können, wenn es ihnen nicht gut geht, sie unsicher sind oder belastet fühlen.

(in Anlehnung an Grawe, 2004)

Wenn du nun noch einmal die Liste mit möglichen Auslösern für Aggression durchliest, dann wirst du erkennen, das immer eines oder mehrere dieser Grundbedürfnisse verletzt wurde. Deine Wut-Alarmanlage sagt dir also, hier kratzt jemand oder etwas an meinem Wohlbefinden.

Vielleicht kannst du mal überlegen, in welchem Grundbedürfnis du dich häufig verletzt fühlst. Wenn du das erkannt hast, kannst du gemeinsam mit deiner Therapeutin oder deinem Therapeuten überlegen, wie das Bedürfnis zukünftig mehr berücksichtigt werden kann und wer dir möglicherweise dabei helfen kann.

In diesem Grundbedürfnis fühle ich mich oft verletzt:

....

....

....

....

....

Freundschaftsgesten

Freundschaften gehören zu den wichtigsten Beziehungen, die Menschen haben können. Menschen, die jemanden haben, bei dem sie sich der gegenseitigen Zuneigung, des Vertrauens und der Sympathie sicher sind, fühlen sich oft gestärkt und weniger allein. Freundschaften können durch unterschiedliche Gesten und Gemeinsamkeiten gestärkt werden. Wir haben auf der nachfolgenden Seite einige Dinge zusammengetragen, die man tun kann, um einem anderen Kind oder Jugendlichen seine Freundschaft anzubieten.

- ► Schau dir die Seite zunächst genau an.
- ► Überlege dann einmal, in welchen Eigenschaften du dich als gute Freundin oder guten Freund auszeichnest. Auf was können deine Freunde bauen? Vielleicht hat dir eine Freundin oder ein Freund auch schon mal gesagt, warum sie oder er dich gerne mag? Vielleicht fallen dir neben den aufgeführten Eigenschaften auch noch ganz eigene ein. Dann kannst du diese natürlich auch festhalten.

Als Freundin oder Freund bin ich besonders gut in folgenden Eigenschaften:

....

....

....

....

....

....

Niemand ist perfekt. Aber jeder kann an Eigenschaften, die er noch nicht so gut beherrscht arbeiten. Überlege, welche Freundschaftsgesten du bei dir für ausbaufähig erachtest. Vielleicht hat dir auch hierzu schon mal jemand eine Rückmeldung gegeben. Was würdest du gerne verbessern oder dazu lernen?

Folgende Eigenschaften als Freundin oder Freund würde ich gerne verbessern oder lernen:

....

....

....

....

....

Gemeinsam mit deiner Therapeutin oder deinem Therapeuten kannst du nun überlegen, an welcher Beziehung zu welcher Freundin oder welchem Freund du arbeiten willst und wie du deinen Wunsch in die Tat umsetzen kannst.

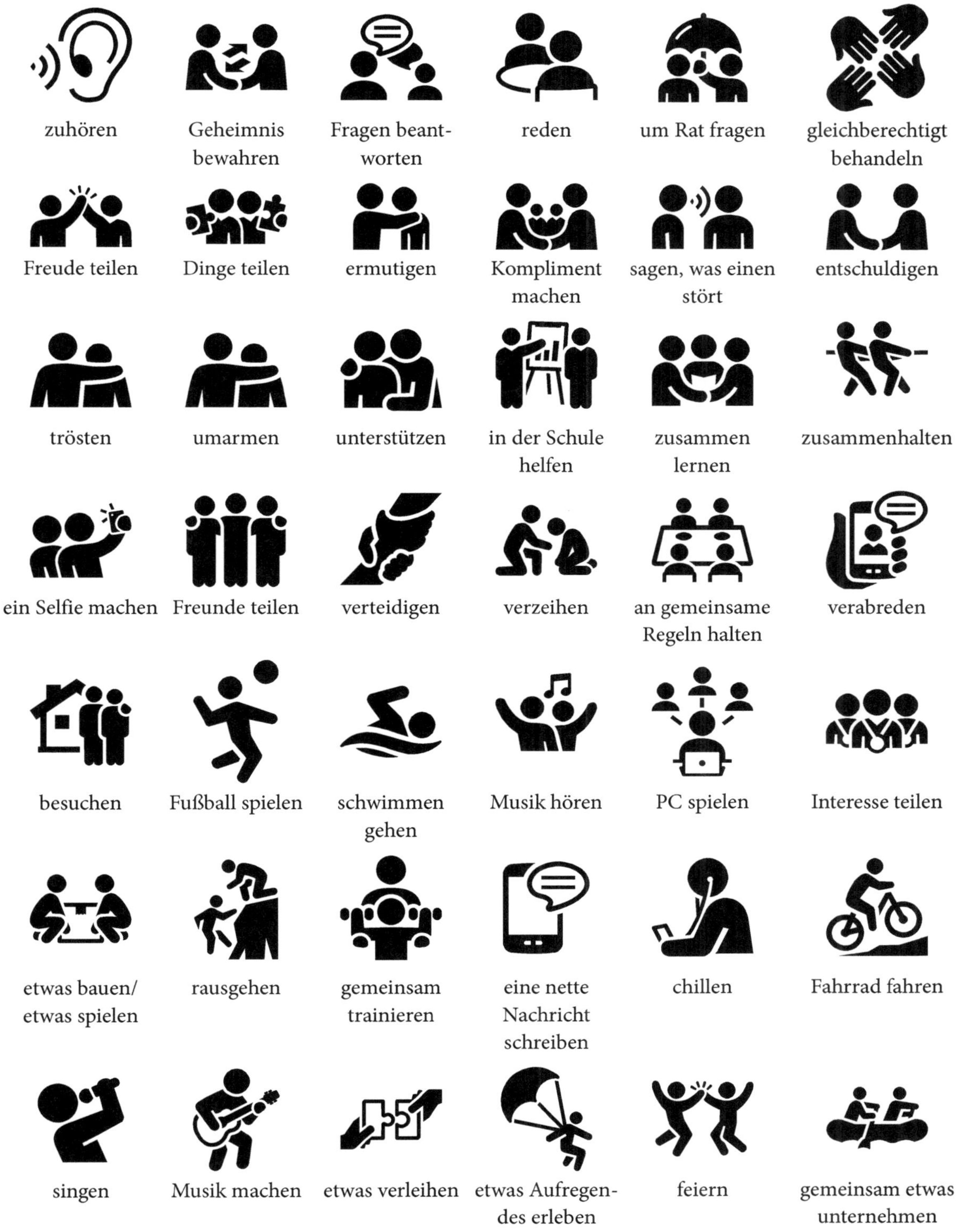
zuhören
Geheimnis bewahren
Fragen beantworten
reden
um Rat fragen
gleichberechtigt behandeln
Freude teilen
Dinge teilen
ermutigen
Kompliment machen
sagen, was einen stört
entschuldigen
trösten
umarmen
unterstützen
in der Schule helfen
zusammen lernen
zusammenhalten
ein Selfie machen
Freunde teilen
verteidigen
verzeihen
an gemeinsame Regeln halten
verabreden
besuchen
Fußball spielen
schwimmen gehen
Musik hören
PC spielen
Interesse teilen
etwas bauen/ etwas spielen
rausgehen
gemeinsam trainieren
eine nette Nachricht schreiben
chillen
Fahrrad fahren
singen
Musik machen
etwas verleihen
etwas Aufregendes erleben
feiern
gemeinsam etwas unternehmen

Fair miteinander reden

Heute geht es um den Unterschied zwischen aggressiven und fairen Gesprächspartnern. Denn, um für einen Streit eine Lösung zu finden ist es wichtig, miteinander zu reden. Kinder und Jugendliche, die sich in einem Gespräch aggressiv verhalten, tragen oft dazu bei, dass der Streit noch größer wird. Bleiben sie im Gespräch fair, lässt sich oft eine Lösung finden, mit der alle zufrieden sind.

Lies dir bitte die folgende Liste durch und kreuze an, ob du das Verhalten eher als aggressiv oder fair beurteilen würdest.

aggressiv	fair	
		mit lauter und fordernder Stimme reden
		dem anderen zuhören
		Blickkontakt halten und sich dem anderen zuwenden
		den anderen aussprechen lassen
		Schimpfwörter verwenden
		den anderen anstarren
		einen Kompromiss vorschlagen
		den anderen flüchtig anschauen und sich abwenden
		den anderen im Gespräch dominieren
		Ich-Sätze benutzen
		weghören
		die eigene Sicht ruhig erklären
		den anderen unterbrechen, wenn man nicht einverstanden ist
		den anderen nicht zu Wort kommen lassen
		Fragen stellen, wenn etwas unklar ist
		den anderen im Gespräch herausfordern
		nur den eigenen Willen verfolgen
		auf Vorwürfe (Du-Sätze) verzichten
		freundlich bleiben

Gibt es Punkte, bei denen du dir unsicher warst, ob du das Verhalten eher als fair oder eher als aggressiv einschätzen würdest? Dann besprich mit deiner Therapeutin oder deinem Therapeuten, was für das eine, was für das andere spricht.

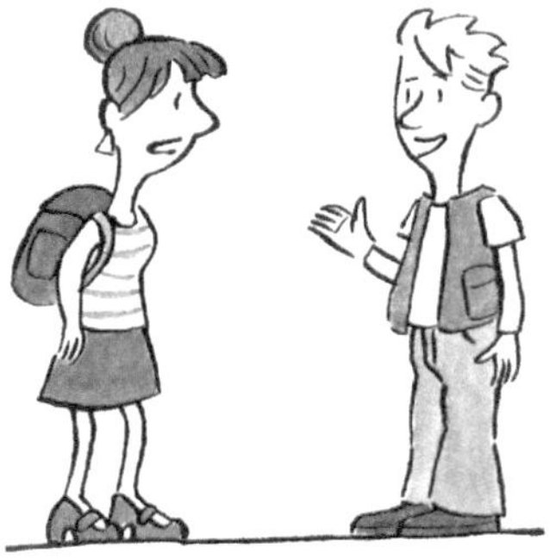

Überlege nun welche Vorteile und Nachteile es haben kann, ein aggressiver und ein fairer Zuhörer zu sein. Versuche dabei an eine Situation zu denken, die du selbst erlebt hast. Es kann sein, dass sich die Vor- und Nachteile in verschiedenen Situationen unterscheiden.

Vorteile für aggressive Zuhörer	**Vorteile für faire Zuhörer**
....	....
....	....
....	....
....	....
....	....
....	....
....	....
Nachteile für aggressive Zuhörer	**Nachteile für faire Zuhörer**
....	....
....	....
....	....
....	....
....	....
....	....
....	....

Überlege dir drei Situationen, in denen es für dich in Zukunft mehr Vorteile hat, ein fairer Zuhörer zu sein.

(1) ....

....

(2) ....

....

(3) ....

....

Training für einen fairen Umgang – Kinder

Lies gemeinsam mit deiner Therapeutin oder deinem Therapeuten das nachfolgende Streitgespräch. Überlegt gemeinsam, wie das Gespräch aussehen könnte, ohne dass ein Streit entsteht. Übt die faire Alternative im Rollenspiel.

Beispiel 1

Ausgangssituation: Im Hort erzählt Najib der Erzieherin, dass er nach den Hausaufgaben gerne mit dem Skateboard fahren will. Musta bekommt das mit. Er beeilt sich mit den Hausaufgaben und ist als erster fertig. Als Najib rauskommt, sieht er, dass sich Musta das Skateboard schon geschnappt hat.

Najib: Gib mir sofort das Skateboard. Ich habe vorhin schon gesagt, dass ich das heute haben will.

Musta: Haha, ich denk gar nicht dran. Musst du eben beim nächsten Mal schneller mit den Hausaufgaben fertig sein.

Najib: Wenn du mir jetzt nicht sofort das Skateboard gibst, nehme ich es mir einfach. [*stellt sich drohend vor Musta*]

Musta: Heul doch! [*lacht*] Aber wenn du noch 'ne weitere Niederlage kassieren willst … ich bin bereit!

Beispiel 2

Ausgangssituation: Sina und Lou spielen ein Brettspiel. Während Sina kurz vorm Ziel ist, würfelt Lou ständig nur Einser. Sina freut sich erkennbar über den wahrscheinlichen Sieg, klatscht vor Freude bei jedem Zug in die Hände und macht Bemerkungen wie »Na Lou, da bist du wohl vom Pech verfolgt«. Lou wirft vor Ärger das Spielbrett um, alles fällt durcheinander.

Lou: [*grinst*] Oh, das tut mir aber jetzt echt leid.

Sina: Das hast du mit Absicht gemacht. Nur weil du nicht verlieren kannst.

Lou: Haha, was regst du dich so auf? Ist doch nur ein Spiel. So schnell kann es passieren, dass man doch nicht gewinnt.

Sina: Du blöde Ziege. Mit dir spiele ich nie wieder. Und Aufräumen kannst du auch alleine.

Lou: Gar nichts werde ich alleine aufräumen. Mach gefälligst mit. Das war auch dein Spiel!

Lies gemeinsam mit deiner Therapeutin oder deinem Therapeuten das nachfolgende Streitgespräch. Überlegt gemeinsam, wie das Gespräch aussehen könnte, ohne dass ein Streit entsteht. Übt die faire Alternative im Rollenspiel.

Beispiel 1

Ausgangssituation: Steven stellt seinen Rucksack auf den Boden des Klassenzimmers. Justin, der im Gehen gerade mit seinem Handy beschäftigt ist, stolpert über den Rucksack und fällt hin. Das Handy fliegt ihm aus der Hand. Als Justin es wieder zu sich nehmen will, bemerkt er, dass das Display gesprungen ist.

Justin:	Man Steven, du Penner. Was stellst du deinen scheiß Rucksack in den Weg.
Steven:	Alter, was machst du mich an? Kann ich doch nichts dafür, dass du zu blöd bist, deine Augen aufzumachen.
Justin:	Nur wegen deinem scheiß Rucksack ist jetzt mein Handy im Arsch. Die Rechnung wird ganz sicher an dich gehen!
Steven:	Du kannst mich mal. Kann ich doch nichts dafür, wenn du zu blöd bist, zwei Sachen gleichzeitig zu machen, und dein Handy wegschmeißt. [*lacht*]
Justin:	Klar wirst du zahlen. Kannst froh sein, wenn ich dich nicht auch noch wegen Körperverletzung anzeige. [*schreit aggressiv und ist erkennbar angespannt*]
Steven:	Halt deine Fresse.
Justin:	Von wegen. Du kannst dich schon mal vorbereiten. Nach der Schule wirst du deine Abreibung kassieren! Dann werden wir ja sehen, wer zum Schluss lacht!

Beispiel 2

Ausgangssituation: Selma prahlt in der Pause damit, seit dem Urlaub mit einem total süßen Jungen zusammen zu sein. Ihrer Freundin Greta steckt sie im Zweiergespräch, dass sie ein bisschen übertrieben hat – und eigentlich nur mal flüchtig mit dem Jungen geredet hat. Als Selma auch in den nachfolgenden Tagen in der Gruppe immer wieder übertrieben von »ihrem« Freund erzählt, lüftet Greta das Geheimnis und erzählt den anderen von Selmas maßlosen Übertreibungen. Selma wird daraufhin von den anderen nicht mehr beachtet.

Selma:	Was bist du für eine miese Verräterin. Ich erzähl dir etwas im Vertrauen und du stellst mich vor der Gruppe als Hochstaplerin und Lügnerin dar.
Greta:	Was willst du, du Schlampe? Übertreibst maßlos, nur um dich in den Mittelpunkt zu stellen. Und dann erwartest du von mir, dass ich deine Lügen decke, und machst mich jetzt dumm an?
Selma:	Auf so eine Freundin kann ich echt verzichten. Aber jetzt, wo du damit angefangen hast, werde ich auch nicht mehr meine Klappe halten, was deine Privatangelegenheiten betrifft.

Aggressionsdetektiv: zwei Seiten einer Medaille – Kinder

K

Aggressives Verhalten von Kindern kann durch unterschiedliche Situationen ausgelöst werden. Wenn sich zwei streiten, kommt es zum Beispiel oft vor, dass sie eine andere Meinung haben oder sich unterschiedlich fühlen. Für die Klärung eines Streits kann es hilfreich sein, wenn du versuchst, die Situation auch aus der Sicht des anderen zu verstehen.

Beispiel

Luisa berichtet in der Therapie, von einer Situation, bei der sie einen heftigen Wutanfall hatte:

»Ich hatte mit meiner Mutter ausgemacht, dass ich alleine vom Hort nach Hause gehe. Ich kann das nämlich schon und mache das gerne, weil ich dann in meinem Tempo gehen kann und mein kleiner Bruder mich nicht nervt. Meine Mutter war dann trotzdem mit meinem Bruder da, weil sie im Hort noch etwas abgeben musste. Als ich meine Mutter sah, habe ich sie beschimpft, meine Schuhe nach ihr geworfen und geweint. Ich wollte nicht mit ihr gehen und bin ohne Jacke alleine losgegangen. Zu Hause gab es dann einen großen Streit.«

Im Gespräch mit ihrer Therapeuten überlegt Luisa, was sie so wütend gemacht hat:

- »Ich habe den anderen schon erzählt, dass ich heute alleine gehen werde. Weil meine Mutter jetzt doch da war, glauben die mir bestimmt nicht mehr.«
- »Ich habe mich so gefreut, alleine zu gehen, und dann war die Freude weg.«
- »Ich wollte gerne zeigen, dass ich das schon alleine kann, und jetzt ging das nicht.«

Nun überlegt Luisa gemeinsam mit ihrer Therapeutin, was wohl die Mutter so wütend gemacht hat. Gemeinsam erkennen sie:

- Die Mutter hat sich bestimmt über Luisas Wutanfall geärgert. Es ist ihr unangenehm, wenn sich Luisa vor anderen so aufführt.
- Die Mutter hat sich geärgert, dass Luisa ohne Jacke nach draußen gerannt ist.
- Die Mutter hat sich geärgert, dass Luisa ihr nicht zugehört hat.

In einem gemeinsamen Gespräch mit Luisa und ihrer Mutter erkennen beide, dass so ein Streit in Zukunft verhindert werden kann, wenn beide ihre Situation besser erklären: Zum Beispiel erklärt Louisa, warum sie so gerne alleine geht, damit die Mutter ihr viele Chancen geben kann, selbstständig zu werden und stolz auf sich zu sein. Und die Mutter erklärt, warum sie einen Plan ändert und wann Louisa auf jeden Fall alleine gehen darf.

Wann und mit wem hast du dich zum letzten Mal gestritten? Worum ging es?

- Übe gemeinsam mit deiner Therapeutin oder deinem Therapeuten die zwei Seiten der Medaille zu erkennen. Hierzu könnt ihr zwei Stühle einander gegenüber stellen.
- Stell dir vor, die andere Person sitzt dir auf dem Stuhl gegenüber. Berichte ihr aus deiner Sicht, was dich geärgert hat, warum du so wütend wurdest und was du gedacht hast.
- Nun setze dich auf den anderen Stuhl und überlege mal, was die andere Person wohl aus ihrer Sicht berichten würde.
- Nun hole einen dritten Stuhl hinzu und bitte deine Therapeutin oder deinen Therapeuten, darauf Platz zu nehmen. Wiederhole deinen Standpunkt und warte einmal ab, was sie oder er sagt, um mit dir aus deiner Sicht eine friedliche Lösung zu finden. Merke dir, welcher Satz, Vorschlag oder welches Zeichen dir gut gefallen hat. Wechselt den Stuhl und wiederholt das ganze aus der Perspektive der anderen Person.
- Was nimmst du dir nach dieser Übung für zukünftige Situationen vor?

Unterschiedliche Auslöser können dazu führen, dass Jugendliche aggressiv werden. Bei aggressiven Verhaltensweisen spielt es eine wichtige Rolle, wie eine Situation von einer Person bewertet wird. Während eine bestimmte Situation von der einen Person als Kleinigkeit oder unwichtig bewertet wird, scheint sie für eine andere Person ein gewichtiger Grund, um sich aufzuregen. Auch Gefühle sind zentrale Auslöser für aggressive Verhaltensreaktionen. Ärger, Angst oder Traurigkeit sind Gefühle, die Aggression auslösen können. Oft mischen sich Gedanken und Gefühle. Zum Beispiel wenn man neidisch auf etwas oder jemanden ist. Die Traurigkeit darüber, etwas nicht zu haben oder schlechter zu sein, und der Gedanke »Der andere hat das nicht verdient« oder »Dem gönne ich das nicht« vermischen sich.

Um zu verstehen, warum es zu einem Streit kam und wie er gelöst werden kann, ist es hilfreich, sich mit den Gedanken, Gefühlen und Verhaltensweisen aller Beteiligten auseinanderzusetzen. Durch die Perspektivübernahme ist ein gegenseitiges Verständnis möglich.

Lies dir einmal das Beispiel von Lean durch:

Lean (17 Jahre) berichtet in der Therapie, dass er bei der Erinnerung an einen heftigen Streit mit seiner Mutter immer noch sehr viel Wut verspürt. Er schildert folgende Situation:

»Meine Mutter hat mich mehrfach gebeten, meine Schmutzwäsche in den Keller zu bringen. Ich hatte keinen Bock darauf und habe sie ignoriert. Während eines Telefonates mit meiner Freundin ist meine Mutter in mein Zimmer gekommen, hat meine Wäsche auf dem Boden ausgeschüttet und in lautem, unfreundlichen Ton gesagt, dass ich ab sofort meine Wäsche alleine waschen muss. Ich bin sehr wütend geworden und habe meine Mutter mit schlimmen Worten beschimpft. Meine Freundin, hat diese Situation mit angehört und hat mich dann auch noch aufgefordert, nicht so mit meiner Mutter zu sprechen.«

Welche Auslöser für Leans Verhalten kannst du erkennen?
Welche Auslöser für das Verhalten von Lenas Mutter kannst du erkennen?

Im Gespräch mit der Therapeutin erkennt Lean, dass unterschiedliche Auslöser zu seiner aggressiven Reaktion beigetragen haben:

- »Ich war frustriert, weil ich etwas tun sollte, wozu ich keinen Bock hatte.«
- »Ich habe mich in meiner Privatsphäre gestört gefühlt, weil meine Mutter in mein Zimmer kam, obwohl ich beschäftigt war.«
- »Ich habe die Kontrolle verloren, weil ich vor meiner Freundin auf meine Fehler hingewiesen wurde. Das hat mich beschämt.«

Die Therapeutin bittet Lean, sich in die Mutter hineinzuversetzen und sich auf die Suche nach den Auslösern für ihre Aggression zu machen. Er erkennt aus der Perspektive seiner Mutter:

- »Ich war frustriert, weil ich meine Bitte sehr oft wiederholen musste und trotzdem ignoriert wurde.«
- »Es macht mich wütend, weil die Arbeit mit der Wäsche immer an mir hängen bleibt.«
- »Ich ärgere mich, wenn Lean zu anderen freundlich ist und mich als Mutter so unfreundlich behandelt. Ich wünsche mir, dass die anderen auch sehen, wenn er sich nicht benimmt.«

In einem gemeinsamen Gespräch mit der Therapeutin versuchen Lean und seine Mutter, Lösungen zu finden, um in Zukunft weniger Konflikte zu haben.

Welche Lösungen schlägst du vor?

....

Sicher hast du auch schon eine ähnliche Konfliktsituation wie Lean erlebt. Beschreibe eine Situation, in der du dich gegenüber einer anderen Person aggressiv verhalten hast.

....

....

....

Überlege, welche Auslöser zu deiner Aggression beigetragen haben:

....

....

Versuche, die Perspektive der anderen Person einzunehmen. Welche Auslöser könnten ihr Verhalten beeinflusst haben?

....

....

Was könntest du und was könnte die andere Person ändern, damit so ein Konflikt in Zukunft vermieden werden kann?
Eigene Veränderungsmöglichkeiten:

....

....

Veränderungsmöglichkeiten für die andere Person:

....

....

Überlege mit deiner Therapeutin oder deinem Therapeuten, wie du deine Erkenntnis umsetzen und mit der anderen Person besprechen kannst. Kannst du sie um ein Gespräch bitten oder ihr mithilfe dieses Arbeitsblattes mitteilen, worüber du dir Gedanken gemacht hast?

Mit diesem Arbeitsblatt sollst du überlegen, wie aggressives Verhalten bei dir ankommt.

Stell dir mal die Aggression als einen sehr unangenehmen Quälgeist vor. Er schaut finster, hat schlechte Laune, hört nicht zu. Immer will er bestimmen und andere herumkommandieren. Von sich behauptet er, keine Fehler zu machen. Dafür beschuldigt er andere, wenn's mal nicht läuft. Oft schreit er oder benutzt Schimpfwörter. Mit allen Mitteln versucht er, andere zu provozieren, zu beleidigen, sie traurig oder wütend zu machen oder sie zu ängstigen. Auch fährt er schnell aus der Haut, stellt sich drohend vor andere, wirft mit Gegenständen oder wird körperlich aggressiv. Er ist eifersüchtig und gönnt Niemandem etwas. Spaß kann man mit ihm nicht haben, weil er schöne Momente immer zerstört.

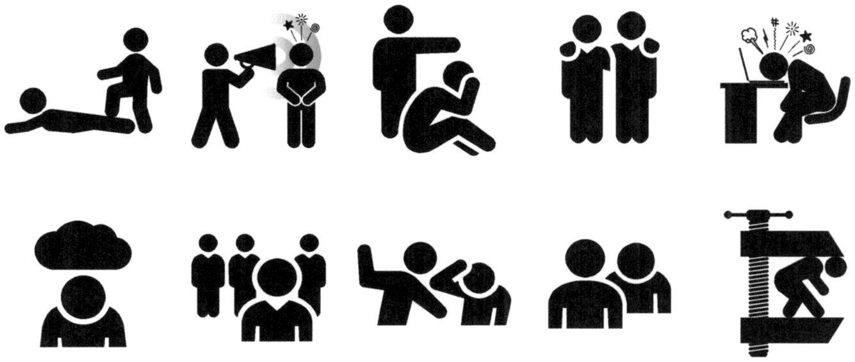

Nun stell dir vor, dass dieser Aggro sehr häufig in deiner Nähe ist. Wie cool findest du ihn? Wie wohl fühlst du dich in seiner Nähe? Wie gerne möchtest du mit ihm Zeit verbringen? Schreibe deine Gedanken auf und überlege gemeinsam mit deiner Therapeutin oder deinem Therapeuten, was andere von ihm denken könnten:

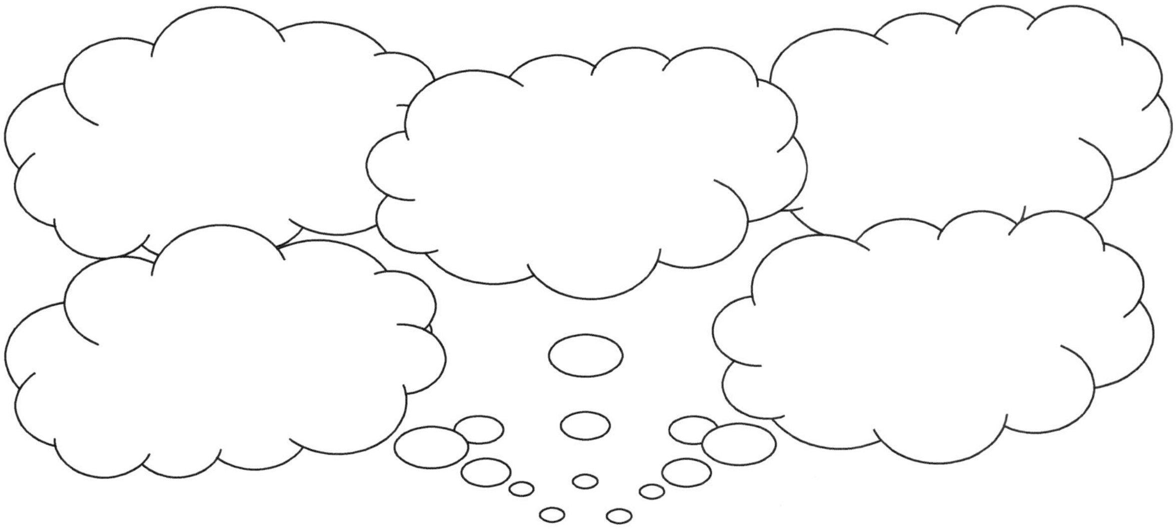

Stell dir vor, dieser Aggro sucht ständig deine Nähe. Du willst aber mit ihm gar nicht so viel zu tun haben, weil er all diese Gedanken, die du eben gefunden hast, bei dir auslöst. Was könntest du tun, um dich abzugrenzen, ohne selbst aggressiv zu werden?

Ich könnte:

....

....

....

....

....

....

....

....

....

....

....

....

....

....

....

....

....

....

....

Auf diesem Arbeitsblatt haben wir einige Situationen von Mädchen gesammelt. Stell dir die Situationen einmal vor. Überlege, wie sich die Mädchen fühlen und was sie in der Situation tun könnten.

Die Mädchen tanzen im Hort. Leyla, die gerne die Beste sein will, macht sich vor den anderen über Valentina lustig und sagt: »Du kannst ja überhaupt nicht tanzen.«

- Valentina berichtet, traurig aber auch wütend zu sein. Worüber könnte sie sich ärgern?
- Wie könnte sie mit der Situation umgehen?

....

....

....

Welche Vor- und Nachteile könnten sich durch deinen Problemlösevorschlag ergeben?

Vorteile	**Nachteile**

Britta teilt sich mit ihrem kleinen Bruder Lasse ein Zimmer. Als sie vom Hort nach Hause kommt bemerkt sie, dass Lasse mit ihrem Lego-Freundschaftshaus gespielt und dabei einiges zerstört hat.

- Britta berichtet, sehr wütend zu sein. Worüber könnte sie sich ärgern?
- Wie könnte sie mit der Situation umgehen?

....

....

....

Welche Vor- und Nachteile könnten sich durch deinen Problemlösevorschlag ergeben?

Vorteile	**Nachteile**

Marike will gemeinsam mit ihrer Freundin Lea bei Carla übernachten. Als sich die Mädchen ihren Pyjama anziehen sollen, bekommt Marike Heimweh. Sie beginnt zu weinen und will nach Hause. Die anderen beiden machen sich lustig: »Du bist doch kein Baby mehr.« Als sich die Mädchen am nächsten Tag wiedersehen, unterhalten sich Lea und Carla die ganze Zeit über die gemeinsame Nacht.

- ▶ Marike ist sehr wütend. Worüber könnte sie sich ärgern?
- ▶ Wie könnte sie mit der Situation umgehen?

....

....

....

Welche Vor- und Nachteile könnten sich durch deinen Problemlösevorschlag ergeben?

Vorteile	**Nachteile**

Yasmin ist gemeinsam mit der Mutter und ihrem Tretroller unterwegs. An der Eisdiele bettelt sie ihre Mutter um ein Eis an, was diese verbietet. Daraufhin schmeißt Yasmin ihren Roller wütend zur Seite. Der Roller fliegt gegen ein Auto und hinterlässt eine Beule.

- ▶ Yasmin berichtet, sehr wütend zu sein. Worüber könnte sie sich ärgern?
- ▶ Wie könnte sie mit der Situation umgehen?

....

....

....

Welche Vor- und Nachteile könnten sich durch deinen Problemlösevorschlag ergeben?

Vorteile	**Nachteile**

Auf diesem Arbeitsblatt haben wir einige Situationen von Jungen gesammelt. Stell dir die Situationen einmal vor. Überlege, wie sich die Jungen fühlen und was sie in der Situation tun könnten.

Beim Mittagessen unterhalten sich die Jungs über ihre Lieblingsautos. Lukas berichtet, dass sein Vater einen Porsche und einen Mercedes besitzt. Marek, dessen Eltern sich kein Auto leisten können, reagiert gereizt und wirft Lukas vor, ein »bescheuerter Angeber« zu sein.

- ▶ Lukas berichtet, wütend zu sein. Worüber könnte er sich ärgern?
- ▶ Wie könnte er mit der Situation umgehen?

....

....

....

Welche Vor- und Nachteile könnten sich durch deinen Problemlösevorschlag ergeben?

Vorteile	**Nachteile**

Beim Fußball setzt Mohammed alle Mittel ein wenn es darum geht, ein Tor zu verhindern. Beim Trikot-Zupfen zerreißt das Shirt von Mert. Als sich dieser bei Mohammed beschwert, reagiert der desinteressiert und sagt: »Normale Härte. Hör auf zu heulen.«

- ▶ Mert berichtet, sehr wütend zu sein. Worüber könnte er sich ärgern?
- ▶ Wie könnte er mit der Situation umgehen?

....

....

....

Welche Vor- und Nachteile könnten sich durch deinen Problemlösevorschlag ergeben?

Vorteile	**Nachteile**

Als der Lehrer Florian im Matheunterricht aufruft, gibt dieser eine falsche Antwort. Die gesamte Klasse lacht. Als der Lehrer anfängt, seine Antwort zu kommentieren »Na, so wird das nichts, Florian. Ich empfehle dir mal, die Ohren zu putzen und besser zuzuhören«, rennt Florian aus der Klasse.

- ► Florian ist sehr wütend. Worüber könnte er sich ärgern?
- ► Wie könnte er mit der Situation umgehen?

....

....

....

Welche Vor- und Nachteile könnten sich durch deinen Problemlösevorschlag ergeben?

Vorteile	**Nachteile**

Beim Basketball in der Pause schnappt sich Joshua den Ball und gibt ihn nicht zurück. Toni wird wütend, woraufhin sich Joshua auch noch lustig macht. Da reicht es Toni und er beginnt eine Schlägerei.

- ► Toni berichtet, sehr wütend zu sein. Worüber könnte er sich ärgern?
- ► Wie könnte er mit der Situation umgehen?

....

....

....

Welche Vor- und Nachteile könnten sich durch deinen Problemlösevorschlag ergeben?

Vorteile	**Nachteile**

Auf diesem Arbeitsblatt haben wir einige Situationen von Jugendlichen gesammelt. Stell dir die Situationen einmal vor. Überlege, wie sich die Jugendlichen fühlen und was sie in der Situation tun können.

Ohne das Mara davon weiß, werden Fotos von ihr durch eine Klassenkameradin auf Instagram veröffentlicht. Mara wird daraufhin von einigen Jugendlichen, die sich über ihre Posen amüsieren, öffentlich aufgezogen.

- Mara berichtet, sehr wütend zu sein. Worüber könnte sie sich ärgern?
- Wie könnte sie mit der Situation umgehen?

....

....

....

Welche Vor- und Nachteile könnten sich durch deinen Problemlösevorschlag ergeben?

Vorteile	Nachteile

Nina will sich mit ihrer Freundin Lou zum Lernen verabreden. Diese sagt ab, weil sie angeblich ihrer Mutter helfen muss. Am nächsten Tag erfährt Nina, dass sich Lou mit Teresa (der Klassenbesten) getroffen und mit ihr den ganzen Nachmittag gelernt hat.

- Nina berichtet, sehr wütend zu sein. Worüber könnte sie sich ärgern?
- Wie könnte sie mit der Situation umgehen?

....

....

....

Welche Vor- und Nachteile könnten sich durch deinen Problemlösevorschlag ergeben?

Vorteile	Nachteile

Xenia und Jenny treffen sich jeden Tag an der U-Bahn, um gemeinsam zur Schule zu fahren. Als Xenia nicht kommt, versucht Jenny, sie anzurufen. Xenia geht nicht ans Telefon. Jenny beschließt, alleine zur Schule zu fahren. Als Xenia etwas verspätet in der Schule eintrifft und Jenny entdeckt, geht sie wütend auf diese zu und brüllt sie an: »Du bist ja ’ne scheiß Freundin. Wartest nicht mal zehn Minuten. Das werde ich mir merken. Brauchst nicht zu denken, dass ich jemals noch auf dich warte!«

- Jenny berichtet, sehr wütend zu sein. Worüber könnte sie sich ärgern?
- Wie könnte sie mit der Situation umgehen?

....

....

....

Welche Vor- und Nachteile könnten sich durch deinen Problemlösevorschlag ergeben?

Vorteile	**Nachteile**

Nesrin bittet Tamina, ihr die Schuhe, die sie ihr geliehen hatte, wieder mitzubringen. Tamina behauptet jedoch, dass sie ihr die Schuhe schon längst in einer Tüte an die Wohnungstür gehängt hat. Nesrin hat sie jedoch nicht erhalten.

- Nesrin berichtet, sehr wütend zu sein. Worüber könnte sie sich ärgern?
- Wie könnte sie mit der Situation umgehen?

....

....

....

Welche Vor- und Nachteile könnten sich durch deinen Problemlösevorschlag ergeben?

Vorteile	**Nachteile**

Auf diesem Arbeitsblatt haben wir einige Situationen von Jugendlichen gesammelt. Stell dir die Situationen einmal vor. Überlege, wie sich die Jugendlichen fühlen und was sie in der Situation tun können.

Claudio verschießt im Spiel einen Elfmeter. Zwei seiner Mannschaftskollegen beschimpfen ihn: »Du Penner, das hat uns den Sieg gekostet«, »Du gehörst auf die Ersatzbank«.

- Claudio berichtet, sehr wütend zu sein. Worüber könnte er sich ärgern?
- Wie könnte er mit der Situation umgehen?

....

....

....

Welche Vor- und Nachteile könnten sich durch deinen Problemlösevorschlag ergeben?

Vorteile	**Nachteile**

Paul, Justin und Steven kiffen im Schulhof und werden erwischt. Beim Gespräch mit dem Rektor bestreiten Paul und Justin wortgewandt, gekifft zu haben, und bestreiten, mit der Sache überhaupt etwas zu tun gehabt zu haben. Dabei hat Paul das Gras sogar besorgt. Paul und Justin werden nur verwarnt, Steven wird von der Schule verwiesen.

- Steven berichtet, sehr wütend zu sein. Worüber könnte er sich ärgern?
- Wie könnte er mit der Situation umgehen?

....

....

....

Welche Vor- und Nachteile könnten sich durch deinen Problemlösevorschlag ergeben?

Vorteile	**Nachteile**

Ali und Ahmad können sich nicht leiden. Ali berichtet, schon oft von Ahmad provoziert worden zu sein. Als Ahmad die Mutter von Ali beleidigt, rastet er aus. Er beginnt eine Schlägerei und bricht Ahmad das Nasenbein.

- Ali berichtet, sehr wütend zu sein. Worüber könnte er sich ärgern?
- Wie könnte er mit der Situation umgehen?

....

....

....

Welche Vor- und Nachteile könnten sich durch deinen Problemlösevorschlag ergeben?

Vorteile	**Nachteile**

Louis zockt. Seine Mutter findet schon lange, dass er zu viel am PC sitzt und seine Aufgaben vernachlässigt. Schon wieder kommt die Mutter in sein Zimmer. Ohne Ankündigung zieht sie den Stecker aus seinem PC und kündigt an, dass sie den Router sperren wird. Louis bekommt einen Wutanfall. Er beschimpft seine Mutter und schmeißt mit Gegenständen nach ihr.

- Louis berichtet, sehr wütend zu sein. Worüber könnte er sich ärgern?
- Wie könnte er mit der Situation umgehen?

....

....

....

Welche Vor- und Nachteile könnten sich durch deinen Problemlösevorschlag ergeben?

Vorteile	**Nachteile**

Was ist passiert?

Mit diesem Arbeitsblatt bitten wir dich, dich mit deinen Gefühlen auseinanderzusetzen, die du in einer Situation hattest, in der du aggressiv wurdest. Beschreibe zunächst den Rahmen der Situation, die dazu geführt hat, dass du wütend wurdest:

An welchem Tag war das?

....

An welchem Ort war das?

....

Wer war dabei?

....

Beschreibe den Ablauf der Situation:

....

....

Bitte beschreibe nun deine Gefühle, die der Situation vorausgegangen sind, die du in der Situation und nachher erlebt hast. Markiere die Gefühle in der Tabelle:

Gefühl(e)	**unmittelbar vor der Situation**	**in der Situation**	**unmittelbar danach**
Taurigkeit			
Angst			
Wut			
Glück			

Bitte überlege, wie sich wohl die andere Person, die in der Situation dabei war, wohl gefühlt hat. Markiere die Gefühle in der Tabelle:

Gefühl(e)	**unmittelbar vor der Situation**	**in der Situation**	**unmittelbar danach**
Taurigkeit			
Angst			
Wut			
Glück			

Überlege mit deiner Therapeutin oder deinem Therapeuten, wie du deine Gefühle mitteilen könntest, ohne aggressiv zu werden?

INFO 6 Respekt: Einführung

T

Respekt ist ein wichtiger Begriff in der Arbeit mit aggressiven Kindern und Jugendlichen. Den Betroffenen wird oft vorgeworfen, sich respektlos zu verhalten. Gleichzeitig berichten sie selbst, häufig respektlos behandelt zu werden. Zudem wird das Gefühl, respektlos behandelt worden zu sein, oft als Auslöser und Legitimation für eigenes aggressives Verhalten angeführt.

Durch die Bearbeitung des Arbeitsblatts *Respekt ist Ansichtssache* zum Thema Respekt soll ein Verständnis dafür aufgebaut werden, dass Menschen unterschiedliche Vorstellungen davon haben, was es bedeutet, respektvoll behandelt zu werden. Zudem solle eine Diskussion darüber angeregt werden, wie dem eigenen Bedürfnis nach respektvoller Behandlung durch andere nachgekommen werden kann.

Überlege dir, was es für dich bedeutet, respektvoll behandelt zu werden. Vervollständige die Sätze!

Ich fühle mich von meinen Freunden respektvoll behandelt, wenn …

……………………………………………………………………………………………………

……………………………………………………………………………………………………

Ich fühle mich von meiner Mutter respektvoll behandelt, wenn …

……………………………………………………………………………………………………

……………………………………………………………………………………………………

Ich fühle mich von meinem Vater respektvoll behandelt, wenn …

……………………………………………………………………………………………………

……………………………………………………………………………………………………

Ich fühle mich von meinem Bruder oder meiner Schwester respektvoll behandelt, wenn …

……………………………………………………………………………………………………

……………………………………………………………………………………………………

Ich fühle mich von meiner Freundin oder meinem Freund respektvoll behandelt, wenn …

……………………………………………………………………………………………………

……………………………………………………………………………………………………

Ich fühle mich von meinem Lehrer oder meiner Lehrerin / meinem Sozialpädagogen oder meiner Sozialpädagogin respektvoll behandelt, wenn …

……………………………………………………………………………………………………

……………………………………………………………………………………………………

Ich fühle mich von meiner Therapeutin oder meinem Therapeuten respektvoll behandelt, wenn …

……………………………………………………………………………………………………

……………………………………………………………………………………………………

Überlege dir, durch welches Verhalten sich andere von dir respektiert fühlen!

Meine Freunde fühlen sich von mir respektvoll behandelt, wenn ich …

……………………………………………………………………………………………………

……………………………………………………………………………………………………

Meine Mutter fühlt sich von mir respektvoll behandelt, wenn ich …

……………………………………………………………………………………………………

……………………………………………………………………………………………………

Mein Vater fühlt sich von mir respektvoll behandelt, wenn ich …

……………………………………………………………………………………………………

……………………………………………………………………………………………………

Mein Bruder oder meine Schwester fühlt sich von mir respektvoll behandelt, wenn ich …

……………………………………………………………………………………………………

……………………………………………………………………………………………………

Mein Freund oder meine Freundin fühlt sich von mir respektvoll behandelt, wenn ich …

……………………………………………………………………………………………………

……………………………………………………………………………………………………

Meine Lehrerin oder mein Lehrer / meine Sozialpädagogin oder mein Sozialpädagoge fühlt sich von mir respektvoll behandelt, wenn ich …

……………………………………………………………………………………………………

……………………………………………………………………………………………………

Meine Therapeutin oder mein Therapeut fühlt sich respektvoll behandelt, wenn ich …

……………………………………………………………………………………………………

……………………………………………………………………………………………………

Sicher kannst du dich an die eine oder andere Situation erinnern, in der du den Umgang mit dir nicht als respektvoll erlebt hast. Erzähle deiner Therapeutin oder deinem Therapeuten von der Situation.

....

....

Wie hast du reagiert?

....

....

Wenn dir keine eigene Situation einfällt, stell dir vor, ein Freund oder eine Freundin berichtet dir von seinem oder ihrem Eindruck, nicht respektvoll behandelt zu werden. Welchen Rat würdest du ihm oder ihr geben?

....

....

Überlege auch, wie ein respektvoller Umgang aussehen würde.

Beispiel	
Tanja bittet ihren Bruder, sie nicht zu stören, wenn sie in ihrem Zimmer ist und das »Bitte nicht stören«-Schild an der Tür hängt. Sie ist genervt, weil ihr Bruder trotzdem immer wieder reinkommt.	Mein Rat für Tanja: …………………………………………………………………………
	Mein Vorschlag für einen respektvollen Umgang: …………………………………………………………………………
Rami will den Hergang eines Streits aus seiner Sicht beschreiben. Immer wieder wird er durch Vicky unterbrochen. Er ist genervt, weil er nicht ausreden kann.	Mein Rat für Rami: …………………………………………………………………………
	Mein Vorschlag für einen respektvollen Umgang: …………………………………………………………………………
Nina hält ein Referat. Die Jungs aus der letzten Reihe hören nicht zu, unterhalten sich, stören und machen blöde Kommentare. Nina ist genervt, weil sie immer wieder rauskommt und unsicher wird.	Mein Rat für Nina: …………………………………………………………………………
	Mein Vorschlag für einen respektvollen Umgang: …………………………………………………………………………
Freddy wird von Claude angerempelt. Seine Eistee-Flasche fällt zu Boden und geht kaputt. Claude geht ohne Kommentar und Entschuldigung weiter. Freddy ist genervt von Claudes Ignoranz.	Mein Rat für Freddy: …………………………………………………………………………
	Mein Vorschlag für einen respektvollen Umgang: …………………………………………………………………………

Selbstaggression: erkennen

K J

Manchmal richten Kinder und Jugendliche ihre Wut gegen sich selbst. Für einen kurzen Moment lenkt sie der körperliche Schmerz dann von den seelischen Schmerzen ab. Die unangenehmen Gefühle sind kurzfristig weg. Diese Form aggressiven Verhaltens nennt man Selbstaggression. Die nachfolgende Liste beschreibt Beispiele von selbstaggressiven Verhaltensweisen, die bei Kindern und Jugendlichen öfter beobachtet werden.

Überlege, ob du auch schon einmal eine dieser Verhaltensweisen bei dir beobachtet hast. Kennst du andere selbstaggressive Verhaltensweisen von dir, die noch nicht in der Liste sind?

- ☐ mit der Faust gegen eine Wand oder etwas anderes schlagen
- ☐ mit dem Kopf gegen etwas schlagen
- ☐ mit den Fäusten oder Händen gegen den eigenen Kopf oder ins Gesicht schlagen
- ☐ sich die Haare ausreißen
- ☐ sich in den Arm oder die Hand beißen
- ☐ sich aufkratzen, schneiden oder die eigene Haut ritzen
- ☐ eine Zigarette auf dem eigenen Körper ausdrücken
- ☐ schädliche Substanzen (z. B. Tabletten, Alkohol oder Drogen) konsumieren
- ☐ andere:

....

....

....

Berichte deiner Therapeutin oder deinem Therapeuten, in welchen Situationen du dir selbst gegenüber schon mal aggressiv warst. Überlegt gemeinsam, was du in einer möglicherweise ähnlichen Situation in Zukunft tun könntest, ohne dir selbst zu schaden.

Situation:

....

....

....

....

Neue Strategien:

....

....

....

....

Selbstaggression: Auswirkungen

K J

Wenn Kinder und Jugendliche gegen sich selbst aggressiv werden, hat dies oft Auswirkungen für sie und für andere Personen, die das mitbekommen (z. B. die Familie, Freunde). Überlege einmal, welche Auswirkungen das sein können:

Auswirkungen von Selbstaggression für die Betroffenen	**Auswirkungen von Selbstaggression für andere**

Manche Kinder und Jugendliche erhoffen sich, etwas durch das selbstaggressive Verhalten zu erreichen. Welche Vor- und welche Nachteile könnten für sie zum Beispiel eine Rolle spielen?

Vorteile von Selbstaggression für die Betroffene	**Nachteile von Selbstaggression für Betroffene**

Überlege, wie die Kinder und Jugendlichen die Vorteile, die sie sich erhoffen, erreichen könnten, ohne dass sie sich selbstaggressiv werden. Hast du Ideen?

....

....

....

....

....

3.4 Selbstregulation in Konfliktsituationen

Die Fähigkeit zur Selbstregulation stellt einen wichtigen Prädiktor für ein gutes Funktionsniveau in sozialen Situationen dar (Bandura et al., 2003). Für eine gute Selbstregulation sind unterschiedliche Kompetenzen erforderlich. Die Fähigkeit der Selbstbeobachtung ermöglicht Kindern und Jugendlichen, sich ein Wissen über eigene Gefühle und Verhaltensreaktionen zu erschließen und Erkenntnisse über die Motive ihres persönlichen Handelns zu gewinnen. Durch die Fähigkeit der Selbstbewertung werden die Beobachtungen mit den internen Standards (eigene Ansprüche oder Ziele) abgeglichen. Aus der Selbstbewertung resultierend erfolgen die affektiven und kognitiven Selbstreaktionen.

Insbesondere Kinder und Jugendliche, die impulsiv-aggressive Verhaltensweisen zeigen, weisen oft Defizite in der Selbstregulation und der Selbstkontrolle auf. Diese Defizite zeichnen sich oft im Bereich bewusster und unbewusster psychischer Vorgänge ab. Meist fällt den Kindern ein angemessener Umgang mit den eigenen Gefühlen und Stimmungen schwer. Darüber hinaus zeigen sie Defizite, eigene Bedürfnisse und Absichten zielgerichtet zu verfolgen, beziehungsweise es fällt ihnen schwer, kurzfristige Wünsche und Bedürfnisse, im Sinne eines Belohnungsaufschubs, längerfristigen Bedürfnissen und Zielen unterzuordnen.

Ein wesentlicher Baustein der Behandlung von Kindern und Jugendlichen mit impulsiv-aggressivem Verhalten ist es daher, sie in der Wahrnehmung eigener Gefühle und Stimmungen zu schulen. Auf diesem Weg können sie lernen, Emotionen, Impulse und Handlungen auf kompetente Weise zu steuern, und sich Strategien für einen kompetenten Umgang mit Konfliktsituationen aneignen.

Arbeitsmaterialien

AB 55	Strategienliste
AB 56	Expertenbefragung
AB 57	Innerer Helfer
AB 58	Provokationen verstehen
AB 59	Umgang mit Provokationen
AB 60	Schlagfertigkeit
AB 61	Geduld – eine wertvolle Kernkompetenz
AB 62	Tatsachen akzeptieren
INFO 7	Respekt: Einführung
ÜBUNG 1	Achtsamkeitsübungen

Für den Umgang mit unangenehmen Gefühlen wie Angst, Traurigkeit oder Wut gibt es ganz unterschiedliche Strategien. Nicht jede Strategie eignet sich für jeden Menschen oder lässt sich in jeder Situation umsetzen. Daher kann es hilfreich sein, wenn du dir selbst überlegst, welche Strategien für dich geeignet sein könnten. Auf der nachfolgenden Liste findest du Vorschläge für den Umgang mit Wut und Ärger.

- Welche dieser Strategien könntest du ausprobieren, um dich unmittelbar in einer Situation, in der du wütend bist, zu beruhigen und nicht die Kontrolle zu verlieren?
- Welche dieser Strategien könntest du ausprobieren, um dich nach einer Situation, in der du wütend warst, wieder zu beruhigen?

Du kannst die für dich passenden Tipps ankreuzen, umformulieren und selbstverständlich auch eigene Ideen ergänzen.

Strategien ohne Hilfsmittel

☐ Atme tief durch. Konzentriere dich auf deinen Atem und beruhige ihn.
☐ Belohne dich, wenn du nicht aggressiv geworden bist.
☐ Brülle für dich allein wie ein Löwe.
☐ Denke an eine Person, die du magst und stell dir vor, sie nimmt dich in den Arm.
☐ Denke dir einen Satz aus, der dir hilft.
☐ Denke an Dinge, auf die du stolz sein kannst.
☐ Denke an was Schönes, auf das du dich freust.
☐ Gehe spazieren oder joggen.
☐ Erinnere dich an eine Situation aus der Vergangenheit, die dich schon lange nicht mehr wütend macht, und sage dir, dass auch diese Situation vergehen wird.
☐ Hüpfe, bis du aus der Puste bist.
☐ Laufe eine Treppe rauf und runter oder einmal ums Gebäude.
☐ Mache deine Lippen schmal und atme gegen den Widerstand ein und aus.
☐ Mache so viele Kniebeugen wie du kannst.
☐ Mache einen stillen Schrei.
☐ Schaue in die Ferne und gewinn eine neue Sicht.
☐ Setz dich in die Sonne oder leg dich auf eine Wiese.
☐ Sing ein Lied.
☐ Stell dir vor, du gibst mit jedem Ausatmen ein bisschen Feuer ab.
☐ Stell dir vor, du bist der einzigartige Meister der Beherrschung.
☐ Stell dir vor, du zerdrückst mit deiner Hand eine Zitrone.
☐ Stell dir vor, du bist ein Vogel und betrachtest deine Situation von ganz weit oben.
☐ Stell dir ein wunderschönes Feuerwerk vor, mit dem dein Ärger weggeschossen wird, bis er verpufft.
☐ Stell dir vor, du befindest dich an einen beruhigenden Ort.
☐ Stell dir einen guten Ausgang für die Situation vor, die dich verärgert.
☐ Trampele auf dem Boden und stell dir vor, du lässt eine Rakete starten.
☐ Übe An- und Entspannung, indem du 20-mal die Faust ballst und wieder locker lässt.
☐ Überlege, was deine Heldenfigur an deiner Stelle tun würde.
☐ Verlasse die Situation und geh an einen Ort, an dem du Ruhe findest.
☐ Zähle in Zeitlupe von Eins bis Zehn.

Strategien mit Hilfsmitteln

- ☐ Arbeite im Garten.
- ☐ Baue einen Papierflieger und wirf ihn durch die Gegend.
- ☐ Baue mit Bauklötzen einen Turm und wirf ihn um.
- ☐ Baue dir eine Wuthöhle.
- ☐ Bearbeite einen Anti-Stress-Ball.
- ☐ Betätige dich handwerklich.
- ☐ Bitte um Unterstützung.
- ☐ Boxe in einen Box-Sack oder in ein Kissen.
- ☐ Iss etwas Leckeres.
- ☐ Gehe Seil springen.
- ☐ Gehe Trampolin springen.
- ☐ Gehe Fahrrad fahren.
- ☐ Gehe schaukeln.
- ☐ Gehe kalt duschen oder mach dir kaltes Wasser ins Gesicht.
- ☐ Haue mit einem weichen Gegenstand auf deine Matratze.
- ☐ Höre Musik, die dich beruhigt oder gute Laune bei dir auslöst.
- ☐ Kaue Kaugummi.
- ☐ Lass einen Luftballon platzen.
- ☐ Löse Rätsel oder knifflige Matheaufgaben.
- ☐ Male das Wutmonster auf, das dich besucht hat, und rede mal ein ernstes Wörtchen.
- ☐ Male ein Bild.
- ☐ Male einen Comic.
- ☐ Mach Selfies, über die du selber lachen kannst.
- ☐ Nimm Therapieknete in die Hand und bearbeite sie.
- ☐ Nimm ein Bad.
- ☐ Rieche an etwas Wohlriechendem.
- ☐ Schaue dir lustige Videos an.
- ☐ Schreib auf oder mach dir eine Handynotiz, wie es dir geht, und kümmere dich erst darum, wenn du ein bisschen runtergekommen bist.
- ☐ Schreibe dir deinen Ärger von der Seele.
- ☐ Spiele Schlagzeug.
- ☐ Sprich mit jemanden, den du magst.
- ☐ Stell dich vor einen Spiegel und gib dir selbst ein Ruhezeichen (z. B. Schweigefuchs oder Time-out).
- ☐ Trinke etwas, das dir schmeckt.
- ☐ Wirf mit einem Ball gegen eine Wand.
- ☐ Zerbrich einen Stock.
- ☐ Zerreiß ein Blatt Papier oder eine Zeitung (je mehr Blätter, desto anstrengender wird es).

AB 55 Strategienliste

Schreibe auf kleine Kärtchen, welche Strategien du für dich wählen und trainieren willst, um in Zukunft bei Ärger oder Wut nicht mehr aggressiv zu reagieren. Suche dir eine Box (z. B. einen alten Schuhkarton), in der du die Strategienkärtchen und ggf. auch notwendige Hilfsmittel aufbewahrst. Schaue regelmäßig in deine Strategienbox, damit du dein Vorhaben nicht vergisst, und ergänze die Box immer wieder durch Strategien, die dir neu einfallen oder von denen du hörst. Schmeiße auch die Strategien wieder aus deiner Box raus, die sich für dich als nicht brauchbar erweisen.

Manchmal kann es hilfreich sein, wenn du den Rat von Experten einholst, um von ihnen zu lernen. Das gilt auch für Tipps im Umgang mit schwierigen Situationen. Situationen, in denen du dich ärgerst oder aggressiv reagierst. Manchmal helfen Erfahrungen von Erwachsenen alleine nicht weiter, weil Erwachsene mit bestimmten Situationen anders umgehen als Kinder und Jugendliche.

- Überlege mal, wen du in deinem Umfeld kennst, der eine gute Selbstbeherrschung hat oder der dir durch eine ruhige und gelassene Art im Umgang mit stressigen Situationen aufgefallen ist.
- Sprich oder schreibe die Person an. Bitte sie um Unterstützung und frage nach Tipps, wie man sich gut kontrollieren kann.
- Für welche Situation hättest du gerne eine Einschätzung eines Experten? Beschreibe diese kurz, damit sich die Person vorstellen kann, für welche Situation du dir einen Rat wünschst.
- Überlege dir eine oder mehrere Fragen, die du gerne beantwortet hättest.
- Überlege gemeinsam mit deiner Therapeutin oder deinem Therapeuten, welche Informationen für dich hilfreich waren und wie du die Empfehlungen ausprobieren könntest.
- Wenn du eigene Erfahrungen gemacht hast, besprich diese mit deiner Therapeutin oder deinem Therapeuten, damit ihr den Erfolg, den du hoffentlich durch den Einsatz der neuen Strategien hast, feiern könnt.

Viel Spaß bei deiner Ideensammlung und beim Ausprobieren der Expertentipps!

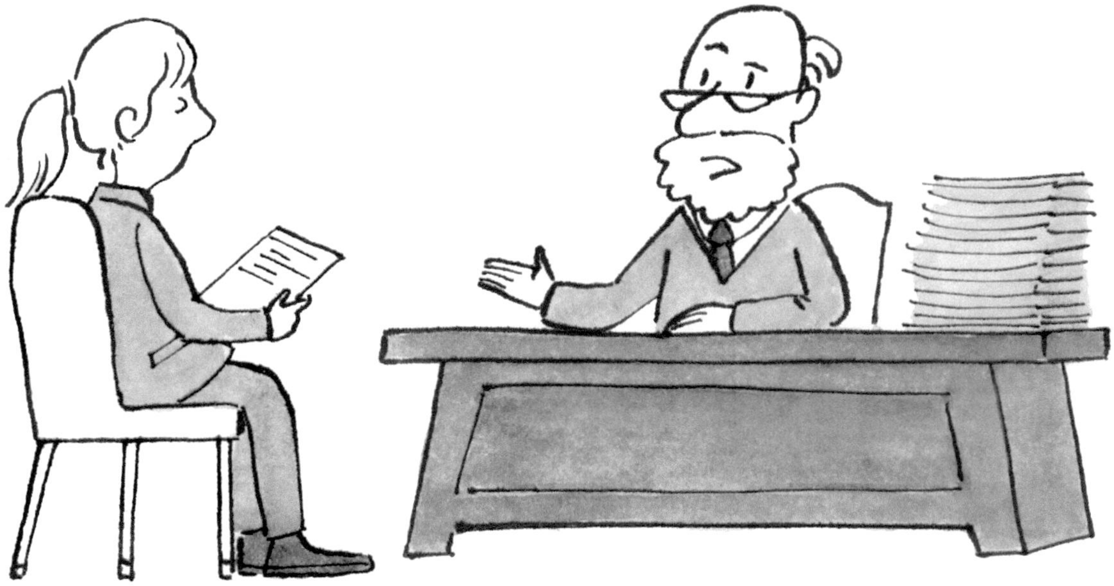

Hallo ....!
Hiermit bitte ich dich um deine Einschätzung und Tipps für den Umgang mit einer Situation, die ich in Zukunft erfolgreich lösen möchte. Ich würde mich sehr freuen, wenn du dir die Zeit nehmen und mitmachen würdest.

Bitte lies dir kurz die folgende Situation durch:

....

....

....

....

....

Welche Reaktion findest du angemessen? (Du kannst auch mehrere Vorschläge machen.)

....

....

....

Hast du schon mal eine ähnliche Situation erlebt? Wenn ja, wie bist du damit umgegangen?

Strategie 1 ....

....

Strategie 2 ....

....

Wie erfolgreich war deine Strategie auf einer Skala von 1 bis 10? (Strategie 1)

☐	☐	☐	☐	☐	☐	☐	☐	☐	☐
1	2	3	4	5	6	7	8	9	10

nicht erfolgreich — sehr erfolgreich

Wie erfolgreich war deine Strategie auf einer Skala von 1 bis 10? (Strategie 2)

☐	☐	☐	☐	☐	☐	☐	☐	☐	☐
1	2	3	4	5	6	7	8	9	10

nicht erfolgreich — sehr erfolgreich

Manchen Kindern und Jugendlichen hilft die Vorstellung eines inneren Helfers, der immer dann da ist, wenn sie das Gefühl haben, die Kontrolle zu verlieren. Dieser innere Helfer hilft ihnen, mit den unangenehmen Gefühlen des Ärgers, der Traurigkeit oder der Angst umzugehen.

Stell dir einmal vor, dass auch du ab sofort so einen inneren Helfer bei dir hast. Was könnte dieser tun, wenn du zum Beispiel gerade ärgerlich, traurig oder unsicher bist? Kreuze an, was dir am meisten helfen würde.

☐ Er hört mir zu.
☐ Er nimmt mich in den Arm.
☐ Er beruhigt mich mit freundlichen Worten.
☐ Er begleitet mich aus der Situation hinaus.
☐ Er stellt sich ganz nah an meine Seite.
☐ Er legt mir die Hand auf die Schulter.
☐ Er stellt sich hinter mich und hält mir den Rücken frei.
☐ Er flüstert mir eine Ermutigung ins Ohr (»Bleibe der Coolness-Champion«).
☐ Er atmet mit mir ganz tief ein und aus.
☐ Er sagt mir, dass er mich versteht.
☐ Er lenkt mich ab.
☐ …

....

....

....

....

....

....

....

Und nun überlege dir mal, wie dein innerer Helfer aussehen würde. Male ihn!

Erinnere dich an eine Situation, in der du dich geärgert hast. Was hätte dein innerer Helfer gesagt oder getan, wenn er in dieser Situation schon bei dir gewesen wäre? Manchen Kindern und Jugendlichen fällt diese Vorstellung leichter, wenn sie hierfür die Augen schließen.

Mit ein bisschen Übung kannst du lernen, dir in schwierigen Situationen vorzustellen, dass dein innerer Helfer bei dir ist. Das kannst du beispielsweise jeden Abend vor dem Einschlafen tun.

Viel Spaß beim Üben!

Porträt meines inneren Helfers

Immer wieder kommt es dazu, dass Kinder oder Jugendliche von anderen provoziert werden. Leider schaffen sie es nicht immer, die Provokationen wegzustecken und ruhig zu bleiben. (Information für dich: Das Wort Provokation [provocare] stammt aus dem Lateinischen und bedeutet »hervorrufen« oder »herausfordern«.) Ein Kreislauf beginnt. Meistens provozieren sie zurück und werden noch mal provoziert. Sie werden dann richtig wütend, beleidigen, zerstören etwas oder schlagen zu. Anschließend müssen sie sich mit den Konsequenzen auseinandersetzen und oft ärgern sie sich darüber, dass sie provoziert worden sind oder sich haben provozieren lassen.

Ließ die folgenden Geschichten und versuche herauszufinden, was die Personen provoziert hat!

Geschichte 1: Karim

Karim hat ein wichtiges Spiel mit seiner Fußballmannschaft. Sie müssen unbedingt gewinnen, damit sie nicht absteigen. Weil Karim bisher die meisten Tore seiner Mannschaft geschossen hat, hoffen seine Mitspieler, dass er auch heute ein gutes Spiel macht. Die gegnerische Mannschaft hat das Hinspiel knapp gewonnen. Auch weil Karim damals einen schlimmen Fehlpass gespielt hat. Als Karim beim Sportplatz ankommt, steht dort die andere Mannschaft versammelt. Ein Spieler fragt Karim laut, ob er heute wieder vorhat, seinem eigenen Team das Spiel zu versauen. Die anderen lachen. Karim lässt sich nichts anmerken und geht in die Kabine. Das Spiel läuft nicht gut, Karims Team liegt schnell 0:1 zurück. In einer kurzen Spielunterbrechung, fragt einer der Spieler des andern Teams leise, ob Karims Eltern wissen, dass er ein richtiger Versager ist. Karim wird wütend und schubst den anderen Spieler. Der Schiedsrichter sieht das und gibt ihm die rote Karte.

Wodurch fühlt sich Karim provoziert? Wieso hat er die Kontrolle verloren?

....

....

Geschichte 2: Max

Max ist Corinnas jüngerer Bruder. Max weiß, dass Corinna heute Abend mit ihrer Freundin im Wohnzimmer das Finale ihrer Lieblingsshow sehen will. Beim Mittagessen beschwert er sich, dass er auch am Abend zur gleichen Zeit etwas anderes fernsehen möchte. Die Mutter sagt ihm, dass das nicht gehe, weil sie schon Corinna erlaubt habe, ihre Lieblingsshow zu sehen. Max ärgert sich und versucht, sich zu kontrollieren. Unbemerkt kickt Corinna Max unter dem Tisch gegen das Bein und streckt ihm die Zunge raus. Max platzt der Kragen. Er wirft die Gabel nach seiner Schwester und beschimpft sie. Als Strafe darf er am Abend gar nicht mit fernsehen und muss sein Handy für einen Tag abgeben.

Wodurch fühlt sich Max provoziert? Wieso hat er die Kontrolle verloren?

....

....

Geschichte 3: Nina

Nina geht in die 10. Klasse des Gymnasiums. Sie hat meistens gute Noten. Maya geht in die gleiche Klasse wie Nina, schafft aber den Übergang in die 11. Klasse wahrscheinlich nicht. Nach der Schule hängt Maya mit ihren Freundinnen hinter der Schule ab. Nina muss auf dem Weg nach Hause an ihnen vorbei gehen. Als sie näher kommt, hört sie schon, wie die anderen über sie reden. Sie hört, wie Maya zu den anderen sagt, dass Nina eine Streberin und richtige Langweilerin ist. Nina versucht, sich nichts anmerken zu lassen. Als sie an der Gruppe vorbei geht, äfft Maya sie nach und läuft ihr hinterher. Nina wird wütend dreht sie sich um, schreit Maya an, dass sie abhauen soll, und wird knallrot. Maya bleibt locker, dreht sich um und sagt zu den andern »Seht ihr, ich hab doch gesagt, die hat einen Knall«.

Wodurch fühlt sich Nina provoziert? Wieso hat sie die Kontrolle verloren?

....

....

Geschichte 4: Mats

In der Pause wird Tischtennis gespielt. Wer als erstes an der Tischtennisplatte ist, darf anfangen zu spielen. Nach dem Gong rennen alle direkt los. Theo ist Erster. Beim Rennen wird Julius von Mats zur Seite gedrängt. Mats wird Zweiter. Julius beschwert sich und schubst Mats. Der fällt hin und verletzt sich. Die Pausenaufsicht sieht die Situation und Julius darf nicht mehr mitspielen.

Wodurch fühlt sich Julius provoziert? Wieso hat er die Kontrolle verloren?

....

....

Geschichte 5: Ahmad

Ahmad lacht, als er erfährt, dass Esmail eine Fünf in Mathe kassiert hat. Esmail geht direkt auf ihn zu, stellt sich aufrecht vor ihn und fragt ihn mit kalter Stimme: »Was willst du Penner?«

Wodurch fühlt sich Esmail provoziert? Wieso hat er die Kontrolle verloren?

....

....

Überlege, wodurch du dich häufig provozieren lässt?

Auf diesem Arbeitsblatt soll es um Möglichkeiten im Umgang mit Provokationen gehen.

Farin beispielsweise wird oft von anderen Kindern provoziert. Die anderen wissen ganz genau, was sie tun oder sagen müssen, damit Farin die Beherrschung verliert. Er will sich nämlich immer sofort wehren und Dinge klarstellen. Oft bekommt er wegen seines aggressiven Verhaltens dann Schwierigkeiten. Deswegen will Farin lernen, mit Provokationen durch andere cooler umzugehen. Mit seiner Therapeutin überlegt er, warum er sich so provoziert fühlt und was die anderen damit erreichen wollen. Und er überlegt, wie er mit seinen unangenehmen Gefühlen umgehen und auf die Provokationen reagieren kann, ohne selbst Ärger zu kassieren.

Geht es dir ähnlich? Was war die letzte Situation, in der du provoziert wurdest?

....

....

Welche Personen provozieren dich häufig?

....

....

In welchen Situationen wirst du am meisten provoziert?

....

....

Was wollen Personen durch Provokation erreichen?

....

....

Was würde sich ändern, wenn du dich nicht mehr provozieren lassen würdest?

....

....

Überlege gemeinsam mit deiner Therapeutin oder deinem Therapeuten, welche Strategien du anwenden kannst, um mit Provokation umzugehen?

(1) ....

(2) ....

Viel Spaß beim Üben!

Wenn man die Fassung verliert, weil jemand etwas gesagt oder getan hat, kann ein lockerer Spruch hilfreich sein. Vielen Kinder und Jugendlichen fällt aber genau in diesen Moment kein passender Spruch ein. Stattdessen reagieren sie aggressiv. Unter Schlagfertigkeit versteht man die Kompetenz, blitzschnell und witzig mit Worten zu reagieren. Schlagfertigkeit kann man trainieren. Hier wollen wir ein paar Tipps mit dir teilen, die du ausprobieren kannst.

Wenn jemand dich beleidigt oder eine dumme Bemerkung macht, hofft er, dass du dich ärgerst. Du wirst ihn irritieren, wenn du genau das nicht tust!

Gib ihm einfach Recht. Nimm den Angriff an und verstärke ihn durch eine eigene Übertreibung

Zum Beispiel: »Man bist du fett.«
»Stimmt, ich hoffe auch immer, dass der Stuhl nicht kracht.«
»Stimmt, bei uns zu Hause gibt es aber auch einfach das beste Essen.«

Oder: »Das war reines Glück mit deiner guten Note.«
»Stimmt, ich habe auch gar nicht damit gerechnet.«
»Stimmt, ich habe auch voll auf das Universum gesetzt.«

Wirf den anderen mit einem Kompliment aus der Bahn.

Zum Beispiel: »Du bist so ein Vollidiot.«
»Ich finde, du hast wirklich eine sehr gute Beobachtungsgabe.«
»Ich wünsche mir auch immer, so clever zu sein wie du.«

Oder: »Du siehst so scheiße aus.«
»Du hingegen würdest den ersten Platz in einem Schönheitswettbewerb machen.«
»Ich finde auch, dass du da mehr Glück gehabt hast.«

Gib dem anderen Konter.

Zum Beispiel: »Man, du bist schon wieder total rot geworden.«
»Ja, ich hab's leider noch nicht raus, wie ich lila werde.«

Oder: »Tolle Zähne, gibt's die auch in gerade?«
»Toller Body, gibt's den auch mit Muskeln?«
»Nee, waren ausverkauft. Hab aber noch eine Packung Intelligenz bekommen. Du wohl nicht mehr, oder?«

Stelle eine Rückfrage.

Zum Beispiel: »Bei dir läuft es wohl auch gerade nicht rund.«
»Und wie läuft es bei dir?«

Oder: »Hast wohl die Intelligenz von einem Meerschweinchen?«
»Und du die einer Kröte?«

Setze Standardsprüche ein.

Zum Beispiel: *»Das hast du gut beobachtet oder erkannt.«*
»Das habe ich schon ganz oft gehört.«
»Ach wirklich?«
»Ich glaube, dass hast du dir eingebildet.«
»Da muss ich echt mal drüber nachdenken.«
»Danke für den Hinweis. Ist mir gar nicht aufgefallen.«

Damit du ein bisschen üben kannst, schreib einmal alle Kommentare, Sprüche oder Beleidigungen auf, die du schon einmal gehört hast und die du gerne in Zukunft schlagfertig beantworten würdest. Suche in einem weiteren Schritt nach schlagfertigen Antwortmöglichkeiten. Schreibe sie auf und merke dir die Sprüche, die du sehr gerne üben möchtest. Du kannst die Kommentare, Sprüche oder Beleidigungen auch auf kleine Zettel oder Karteikarten schreiben und die schlagfertigen Antworten auf die Rückseite. Damit lässt es sich prima üben.

Kommentar, Spruch, Beleidigung	**Ideen für schlagfertige Reaktionen**
……………………………… ………………………………	……………………………… ……………………………… ……………………………… ………………………………
……………………………… ………………………………	……………………………… ……………………………… ……………………………… ………………………………
……………………………… ………………………………	……………………………… ……………………………… ……………………………… ………………………………
……………………………… ………………………………	……………………………… ……………………………… ……………………………… ………………………………
……………………………… ………………………………	……………………………… ……………………………… ……………………………… ………………………………

Viele Kinder und Jugendliche reagieren in Situationen, in denen sie sich provoziert oder angegriffen, nicht verstanden oder unbeachtet fühlen, impulsiv und aggressiv. Sie nehmen sich nicht die Zeit, über eine passende Reaktion nachzudenken. Ein geduldiger Umgang mit unangenehmen Gefühlen kann jedoch sehr wertvoll sein, weil hierdurch viel effektivere Lösungen gefunden werden können und das Risiko für einen weiteren Schaden sinkt.

Folgende Tipps können dir beim Geduldstraining helfen:

- Wenn du Gefahr läufst, die Geduld zu verlieren, suche dir einen ruhigen Ort, um erstmal über deine Strategie nachzudenken.
- Überlege, welche Person in der Situation auch betroffen ist und mit der du die Situation später besprechen willst.
- Überlege, wann und wo du die Situation noch einmal besprechen kannst.
- Überlege, was dich ungeduldig gemacht hat und wie du das erklären kannst, ohne Vorwürfe zu machen (z. B. »Ich hatte das Gefühl, ständig unterbrochen zu werden. Ich würde gerne in Ruhe meine Meinung sagen.« Und nicht »Du hast mich nicht ausreden lassen.«)
- Bleibe bei dem Thema, das dich stört. Vermische die Situation nicht mit anderen Situationen, in denen du dich ebenfalls angegriffen, provoziert, nicht verstanden oder unbeachtet gefühlt hast.
- Höre der anderen Person bei der Erklärung ihrer Sichtweise oder Handlungen zu.
- Sage der anderen Person, wie du ihre Worte oder Handlungen verstehst.
- Denke über die Worte und Handlungen der anderen Person nach und überlege, was eine gute Lösung werden könnte.

Überlege gemeinsam mit deiner Therapeutin oder deinem Therapeuten, welche der Tipps du in den folgenden Beispielsituationen ausprobieren und wie du sie umsetzen würdest:

Beispielsituation	Meine Strategien, um die Geduld nicht zu verlieren.
Du erzählst deinem Freund von einer Situation, in der du dich geärgert hast. Er unterbricht dauernd.	……………………………………………… ……………………………………………… ……………………………………………… ………………………………………………
Du willst deiner Mutter das gute Ergebnis deiner Mathearbeit zeigen. Sie telefoniert gerade und flüstert dir zum widerholten Mal »Jetzt nicht« zu.	……………………………………………… ……………………………………………… ……………………………………………… ………………………………………………
Ihr sitzt beim Abendessen. Du bist schon fertig und willst aufstehen. Deine Eltern essen noch und unterhalten sich angeregt über langweilige Erwachsenenthemen.	……………………………………………… ……………………………………………… ……………………………………………… ………………………………………………
Du wartest auf deine Freundin. Sie schreibt dir eine Nachricht, dass sie sich um 5 Minuten verspätet. Inzwischen wartest du aber schon 20 Minuten.	……………………………………………… ……………………………………………… ……………………………………………… ………………………………………………
Du hast dich um einen Praktikumsplatz beworben. Dir wurde eine Rückmeldung bis Montag zugesagt, inzwischen ist es schon Donnerstag und du hast noch nichts gehört.	……………………………………………… ……………………………………………… ……………………………………………… ………………………………………………

Manchmal muss man Tatsachen akzeptieren. Das fällt einigen Kindern und Jugendlichen oft schwer und sie reagieren dann aggressiv. Die Situation wird durch das aggressive Verhalten oft noch schwieriger, weil noch weitere Probleme hinzukommen.
Hier ein paar Beispiele für Situationen, die für Kinder und Jugendliche oft schwer zu akzeptieren sind:

- eine Klasse wiederholen
- auf der Ersatzbank sitzen
- eine Regel akzeptieren, die man unsinnig findet
- die Trennung der Eltern
- von einem Freund oder einer Freundin im Stich gelassen werden
- einen Wunsch nicht erfüllt zu bekommen
- nicht eingeladen werden
- für etwas bestraft werden, an dem man nicht alleine schuld ist
- wenn jemand ein Versprechen nicht einhält
- wenn jemand sagt, sich an etwas nicht erinnern zu können
- von jemandem ignoriert werden
- ein Spiel unglücklich verlieren
- etwas nicht sofort hinbekommen

Welche Situationen in deinem Leben waren für dich schwer zu akzeptieren? Wähle eine Situation aus, die für dich besonders schwer war. Überlege, welche Gedanken und Gefühle du in dieser Situation hattest. Wie bist du mit der Situation umgegangen? Wie hast du dich verhalten?

Beschreibe die Situation kurz:

....

....

Meine Gefühle in dieser Situation:

....

....

Meine Gedanken in dieser Situation:

....

....

Mein Verhalten in der Situation:

....

....

Überlege, welche Gedanken, Gefühle und Verhaltensweisen dir dabei geholfen haben, die Situation zu akzeptieren. Welche Gedanken, Gefühle und Verhaltensweisen haben es dir schwergemacht, mit der Situation umzugehen?

Diese Gedanken, Gefühle und Verhaltensweisen waren hilfreich:

....

....

Diese Gedanken, Gefühle und Verhaltensweisen waren nicht hilfreich:

....

....

Manchmal kannst du die Situation vielleicht ein bisschen beeinflussen, manchmal hast du jedoch keine Einflussmöglichkeit und dann gilt es, die Situation zu akzeptieren. Hier ein paar Tipps, damit das leichter fällt:

- Versuche herauszufinden, was du beeinflussen kannst und was nicht.
- Verschwende keine Energie auf Dinge, die du nicht mehr verändern kannst. Konzentriere dich auf das, was du momentan oder in Zukunft beeinflussen kannst.
- Denke daran, dass du nur dein eigenes Verhalten ändern kannst, nicht das Verhalten der anderen. Ändere dein Verhalten, um die Situation für dich zu verbessern.
- Wenn du keinen Einfluss mehr auf eine Situation hast, versuche negative Gedanken zu unterbrechen. Durch positive Gedanken kannst du deine Gefühle besser unter Kontrolle bringen.

Meine eigenen Ideen:

....

....

....

....

....

....

....

....

Achtsamkeit

Im Alltag passieren viele Dinge so schnell, dass es schwerfällt, alles gleichzeitig wahrzunehmen. Dann kommt es vor, dass Kinder und Jugendliche keine Ruhe finden, um auf die eigenen Gefühle, Bedürfnisse und Gedanken zu achten. Manchmal reagieren sie automatisch, ohne zu merken, dass ihre Reaktion eine Situation verschlimmert und mit negativen Folgen verbunden ist. Das passiert, weil sie …

- unaufmerksam sind
- mehrere Sachen gleichzeitig tun (aber nichts davon richtig)
- wichtige Details übersehen
- das, was in ihnen vorgeht oder andere nicht mehr wahrnehmen, schnell und oft negativ bewerten und beurteilen
- sich provoziert fühlen und sich sofort verteidigen
- Situationen immer gleich bewerten, ohne dass sie auf das Besondere der jetzigen Situation achten
- spontan und impulsiv handeln, ohne die Folgen zu bedenken.

Geht es dir genauso? Es gibt Strategien, die du üben kannst und die dir dabei helfen, Situationen achtsam wahrzunehmen. Durch diese Strategien kannst du deine »Achtsamkeit« verbessern und dich auf die Abläufe in einer bestimmten Situation konzentrieren.

Ein erster Schritt ist, dass du achtsam für den gegenwärtigen Augenblick wirst (das Hier und Jetzt). Dabei geht es überhaupt nicht darum, die Situation zu bewerten oder zu kommentieren, sondern erstmal darauf zu achten, was du über deine Sinne wahrnimmst, was in deinem Körper passiert, welche Gefühle du empfindest, welche Gedanken da sind.

Untersuchungen zeigen, dass achtsame Kinder und Jugendliche

- Situationen genauer wahrnehmen, ohne sie sofort zu bewerten oder zu reagieren
- sich besser beruhigen können
- geduldiger mit sich selbst sind
- gelassener (cooler) und innerlich stärker sind
- ihre eigenen Bedürfnisse besser wahrnehmen
- mit negativen Gefühlen besser umgehen können
- sich besser akzeptieren können
- nicht so schnell aufbrausen
- mehr Freude trotz schwieriger Situationen erleben

Wenn sich diese Liste für dich gut anhört, dann empfehlen wir, dich in Achtsamkeit zu üben. Auf dem Übungsblatt *Achtsamkeitsübungen* haben wir ein paar Übungen aufgeschrieben, die du gemeinsam mit deiner Therapeutin oder deinem Therapeuten einmal ausprobieren kannst. Vielleicht kennt deine Therapeutin oder dein Therapeut auch andere Übungen, die sie oder er dir ebenfalls beibringen kann. Oft ist es nämlich leichter, mit Übungen zu trainieren, die einem persönlich gut gefallen und besonders gut zu einem passen. Gut ist, dass du viele der Übungen überall trainieren kannst. Probiere es doch mal aus!

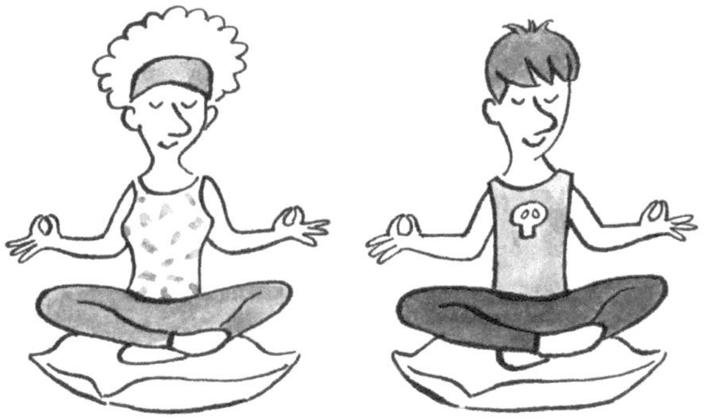

Achtsame Körperhaltung

Schließe deine Augen. Lenke deine Aufmerksamkeit auf das bewusste Erleben deines Körpers im aktuellen Augenblick.

Wenn du gerade sitzt, lenke deine Aufmerksamkeit auf deinen Körper. Nimm deine Füße wahr. Wo stehen sie? Wie stehen sie? Tragen sie Gewicht?

Wandere mit deiner Aufmerksamkeit zu deinen Beinen. Wie stehen sie nebeneinander? Oder liegt eines auf dem anderen?

Wandere mit deiner Aufmerksamkeit zu deinem Po. Wie sitzt du? Wie ist dein Gewicht verteilt?

Wandere mit deiner Aufmerksamkeit zu deinem Rücken. Wie ist seine Haltung? Berührt er eine Rückenlehne? Oder ist er nach vorne gebeugt?

Wandere mit deiner Aufmerksamkeit zu deinen Schultern. Sind sie entspannt? Sind sie nach oben gezogen? Oder fallen sie nach vorne?

Wandere mit deiner Aufmerksamkeit zu deinen Armen. Wo liegen sie? Was berühren sie?

Nun lenke deine Aufmerksamkeit noch einmal von deinen Füßen, über die Beine zu deinem Po, über den Rücken in die Schultern und Arme. Sitzt du bequem oder hast du das Bedürfnis, etwas zu verändern? Wenn es noch nicht bequem ist, verändere deine Position von Füßen, Beinen, Po, Rücken, Schultern oder Armen, damit du es bequemer hast.

Du kannst diese Übung auch ausprobieren, wenn du liegst, stehst oder gehst. Auch kannst du bei Bewegungsabläufen aufmerksam beobachten, was mit und in deinem Körper passiert.

Achtsam atmen

Setze oder lege dich bequem hin und schließe deine Augen. Lenke deine Aufmerksamkeit auf das bewusste Erleben deines Atmens im aktuellen Augenblick.

Nimm deinen Atem wahr. Beobachte, wie er fließt, ohne ihn zu beeinflussen. Fließt er schnell oder langsam? Fließt er tief in den Bauch oder ist er flach?

Atme nun durch die Nase tief ein und beobachte, wie die Luft in deinen Körper fließt. Achte darauf, wie sich dein Bauch verändert. Wie er sich hebt und seine Bauchdecke spannt.

Atme durch den Mund aus und achte darauf, wie sich dein Bauch verändert. Wie er sich senkt und die Bauchdecke entspannt.

Lege deine Hände auf den Bauch und spüre die Bewegungen beim Ein- und Ausatmen.

Nun lenke deine Aufmerksamkeit auf die Luft. Spüre die Kälte der Luft, die du einatmest, und spüre die Wärme der Luft, die du ausatmest.

Wenn dir während der Übung Gedanken in den Sinn kommen, lasse sie vorbeiziehen, wie kleine Wolken am Himmel. Sie dürfen kommen. Und sie dürfen wieder weiterziehen.

Du kannst diese Übung auch variieren und ausprobieren, was passiert, wenn du langsamer atmest, indem du mehr Luft in dich hineinströmen und wieder rausfließen lässt.

Übung achtsam hören

Setze oder lege dich bequem hin und schließe Deine Augen. Lenke Deine Aufmerksamkeit auf die Geräusche, die dich umgeben.

Lenke deine Aufmerksamkeit auf laute und leise Geräusche, auf Geräusche, die in der Ferne sind und solche, die nah bei dir oder in dir zu hören sind, auf Geräusche, die regelmäßig zu hören sind und solche, die dich nur für einen Moment besuchen kommen.

Wenn dir während der Übung Gedanken in den Sinn kommen, lasse sie vorbeiziehen, wie kleine Wolken am Himmel. Sie dürfen kommen. Und sie dürfen wieder weiterziehen. Und lenke deine Aufmerksamkeit wieder auf die Geräusche, die dich umgeben.

Achtsam sehen

Setze oder lege dich bequem hin. Lenke deine Aufmerksamkeit auf das, was du siehst. Was nimmt dein Auge wahr? Das können unbewegte Gegenstände, Dinge, die sich bewegen, in Räumen oder in der Natur, Formen oder Farben sein.

Lenke deinen Blick auf einen bestimmten Ausschnitt (z. B. nach vorne) und verweile dort für einen Moment, um das Bild durch achtsames Sehen in dich aufzunehmen.

Wenn dir während der Übung Gedanken in den Sinn kommen, lasse sie vorbeiziehen, wie kleine Wolken am Himmel. Sie dürfen kommen. Und sie dürfen wieder weiterziehen. Und lenke deine Aufmerksamkeit wieder auf das, was du siehst.

Achtsam fühlen

Setze oder lege dich bequem hin. Lenke deine Aufmerksamkeit auf das, was du fühlst. Schließe hierfür deine Augen. Lenke deine Aufmerksamkeit auf eine Hand oder einen Fuß, den du achtsam wahrnehmen willst. Berühre die Hand mit deiner anderen Hand und streiche über sie. Wie fühlt sie sich an? Ist sie warm oder kalt, entspannt oder angespannt, weich oder rissig? Gibt es Stellen, an denen du mehr oder weniger fühlst? Gibt es Stellen, die empfindlich sind oder kitzelig sind?

Wenn dir während der Übung Gedanken in den Sinn kommen, lass sie vorbeiziehen, wie kleine Wolken am Himmel. Sie dürfen kommen. Und sie dürfen wieder weiterziehen. Und lenke deine Aufmerksamkeit wieder auf das, was du fühlst.

Du kannst natürlich all diese Übungen auch verändern und für dich passend machen. Am besten ist, dass du Achtsamkeitsübungen zu Beginn in einfachen Situationen übst. Am besten ist es, wenn du entspannt und ausgeruht bist. Wenn es dir manchmal schwerfällt, sei geduldig mit dir und bewerte dich nicht. Bleibe dran und übe weiter.

Viel Spaß beim Üben!

Wenn du nun schon ein paar Achtsamkeitsübungen ausprobiert hast, lohnt sich vielleicht noch einmal ein Blick in die Vergangenheit.

Überlege, in welchen Situationen du dich schon mal aggressiv verhalten hast, weil du nicht achtsam warst, also schnell und impulsiv reagiert hast, ohne auf die Details der Situation zu achten!

....

....

....

Stell dir vor, du hättest in dem Moment eine Pause-Taste gedrückt und die Situation erstmal achtsam wahrgenommen. Was hätte sich verändert, wenn du die Situation nicht sofort bewertet hättest?

....

....

....

Überlege, in welchen Situationen es dir helfen könnte, achtsam zu sein? Das können Situationen mit einem bestimmten Menschen sein. Oder in einer bestimmten Umgebung (z. B. im Straßenverkehr oder auf dem Schulhof).

....

....

....

Überlege, welche Achtsamkeitsübungen sich in solchen Situationen besonders gut umsetzen lassen und hilfreich sein können.

....

....

....

Viel Spaß beim Üben!

3.5 Soziale Kompetenzen

Kinder und Jugendliche, die aggressive Verhaltensweisen zeigen, haben oft Probleme, ihre Wünsche, Bedürfnisse und Erwartungen angemessen auszudrücken. Auch greifen sie häufig auf unangemessene Strategien der Problemlösung zurück oder nehmen sich nicht die Zeit, über eine geeignete Lösung nachzudenken. Nicht selten führen die dysfunktionalen Kommunikations- und Handlungsmuster zu einer Verstärkung zwischenmenschlicher Probleme und bestehender Konflikte. In der Folge erfahren Kinder und Jugendliche mit aggressiven Verhaltensweisen Zurückweisung und Ablehnung, was wiederum ihr eigenes Misstrauen und die Wahrnehmung verstärkt, dass andere ihnen gegenüber feindselig eingestellt sind. Ein weiterer wichtiger Baustein in der psychotherapeutischen Behandlung von aggressiven Kindern und Jugendlichen ist daher der Aufbau sozialer Kompetenzen. Durch den Aufbau einer sozial angemessenen Durchsetzungsfähigkeit sowie Fähigkeiten zur Anpassung erlernen die Kinder alternative und sozial angemessene Strategien für Kommunikations- und Interaktionssituationen, in denen es oft zu Konflikten kommt.

Die Arbeitsblätter in diesem Abschnitt sollen Anregungen zum Aufbau angemessener Verhaltensweisen und zur Vermittlung von Grundkompetenzen im Umgang mit problematischen Alltagssituationen geben. Um die Situationen zu trainieren, empfehlen wir, zusätzlich zu den Arbeitsblättern konkrete Lösungsmöglichkeiten anhand von Rollenspielen einzuüben. So besteht auch die Möglichkeit, die praktische Umsetzung anhand von Videoaufzeichnungen gemeinsam zu analysieren und ggf. zu verbessern. Der Transfer in den Alltag ist natürlich auch durch eine Erweiterung des Settings möglich, z. B. durch ein Training im Gruppensetting, die Integration von Personen aus dem Alltag (z. B. durch die Teilnahme der Geschwister im Rahmen einzelner Sitzungen), die Aufklärung und Information von Erziehern oder Lehrern über bestimmte, in der Therapie erarbeitete Strategien, damit diese eine entsprechende Umsetzung auch im Alltag beobachten, unterstützen und ein Feedback geben können.

Die Arbeitsblätter in diesem Abschnitt dienen der Orientierung. Je nach Alter und individuellen Ressourcen des Kindes oder Jugendlichen sollten bei Bedarf weitere Teilschritte formuliert werden. Wir haben in den nachfolgenden Arbeitsblättern Anregungen für Kompetenzbereiche zusammengestellt, die wir als besonders zentral in der Behandlung von Kindern und Jugendlichen mit aggressiven Verhaltensweisen erachten. Hierbei haben wir uns unter anderem auch an einem bestehenden Training für die Behandlung aggressiven Verhaltens orientiert (Glick & Goldstein, 1987).

Für die praktische Umsetzung möchten wir darauf verweisen, dass ein entsprechender Kompetenzaufbau oft mit viel Übung und der Notwendigkeit von Wiederholungen verbunden ist. Dies sollte zeitlich entsprechend berücksichtigt und mit dem Kind oder Jugendlichen sowie den Eltern und weiteren Bezugspersonen kommuniziert werden. Für die Generalisierung sozialer Kompetenzen in den Alltag empfiehlt sich darüber hinaus der Einbezug von Eltern oder weiteren Bezugspersonen, durch die eine Verhaltensbeobachtung, gegebenenfalls auch Unterstützung bei der Umsetzung neu erworbener Strategien sowie ein regelmäßiges Feedback im sozialen Alltag erfolgen kann.

Arbeitsmaterialien

AB 63	Aktiv zuhören
AB 64	Sich angemessen entschuldigen
AB 65	Sich angemessen beschweren
AB 66	Umgang mit Beschuldigungen
AB 67	Sich aus Schlägereien raushalten
AB 68	Umgang mit dem Ärger anderer
AB 69	Umgang mit Zurückweisung
AB 70	Umgang mit Gruppendruck
AB 71	Anleitungskarten für Rollenspiele
AB 72	Überraschungsbote
AB 73	Risikosituationen vermeiden

Aktiv zuhören

Oft kommt es zu Konflikten, weil man dem anderen nicht richtig zuhört. Aktives Zuhören lässt sich aber trainieren! Wenn man richtig zuhört, können Missverständnisse reduziert und Probleme besser gelöst werden, kann man mit anderen besser mitfühlen und durch Rückmeldungen lernen.

Bitte lies dir folgende Tipps durch, die einen guten Zuhörer auszeichnen:

- Stell oder setze dich gegenüber deinem Gesprächspartner so hin, dass du ihn gut sehen und hören kannst. So zeigst du, dass du dich für das, was er sagen möchte, interessierst.
- Zeige mit deiner Körpersprache, dass du offen bist für das, was er zu sagen hat. Nimm zum Beispiel eine aufrechte und offene Haltung ein und wende dich ihm mit deinem Körper zu. Zeige keine Ablehnung, indem du beispielsweise deine Arme verschränkst.
- Halte den Blickkontakt und schau deinen Gesprächspartner freundlich an. Lächle, wenn es gerade zum Inhalt des Gesagten passt.
- Nicke bestätigend.
- Unterbrich deinen Gesprächspartner nicht. Sein Redefluss wird sonst unterbrochen und es könnte sein, dass er vergisst, was er sagen will.
- Warte auf eine Pause oder bis dein Gesprächspartner fertig ist, um selbst etwas zu sagen.
- Stelle Fragen zum Inhalt. So zeigst du dein Interesse und deinen Wunsch, auch wirklich alles verstehen zu wollen.
- Lenke dich während des Gesprächs nicht mit anderen Dingen ab (z. B. Handy, Stift oder Ähnliches).

Nun übe dich im guten Zuhören. Unterhalte dich mit deiner Therapeutin oder deinem Therapeuten. Am besten ist es, wenn ihr euer Gespräch auf Video aufnehmt. So kannst du selbst überprüfen, ob du dich an alle Regeln gehalten hast und ob du an den Reaktionen deiner Therapeutin oder deines Therapeuten erkennen kannst, ob du ein guter aktiver Zuhörer warst.

Übe auch im Alltag, den Menschen in deinem Umfeld aktiv zuzuhören. Hierzu hast du täglich die Gelegenheit, denn schließlich spricht man im Alltag mit vielen Menschen. Du kannst einerseits beobachten, wie du bei deinem Gesprächspartner als aktiver Zuhörer ankommst. Zum anderen kannst du beobachten, wer dir gut zuhören kann, und prüfen, welche Eigenschaften dieser Gesprächspartner gut beherrscht. Auf diese Art kannst du besonders gut merken, mit welchen Zuhörstrategien du auch wahrscheinlich gute Gefühle auslösen kannst.

Teile deine Erfahrungen mit deiner Therapeutin oder deinem Therapeuten und überprüfe, ob auch sie oder er ein guter Zuhörer ist ☺!

Viel Spaß beim Üben!

Hast du dich schon einmal bei jemandem entschuldigt und derjenige hat dich ignoriert? Oder hast du dich schon einmal bei jemandem entschuldigt und derjenige wollte die Entschuldigung nicht annehmen? Wurdest du von jemandem schon einmal überredet oder gezwungen, dich zu entschuldigen, ohne dass du das eigentlich wolltest?

Sich zu entschuldigen kostet manchmal viel Überwindung und Anstrengung. Und es kann enttäuschend sein, wenn andere diese Überwindung und Anstrengung nicht ausreichend beachten. Leider sind die Einflussmöglichkeiten auf andere immer begrenzt. Es gibt aber einige Strategien, die du beachten kannst, um in Zukunft erfolgreicher mit deinen Entschuldigungen anzukommen. Wir haben dir diese hier mal aufgeschrieben.

Um zu prüfen, ob diese Tipps für dich auch umsetzbar sind, ist es leichter, wenn du dir eine Beispielsituation, in der eine Entschuldigung angebracht ist, überlegst. Gibt es aktuell in deinem Leben noch etwas, für das du dich entschuldigen kannst? Oder kannst du dich gut an eine Situation in der Vergangenheit erinnern, in der du dich entschuldigt hast?

Meine Beispielsituation:

....

....

....

Besprich mit deiner Therapeutin oder deinem Therapeuten folgende Punkte:

- Überlege, wofür du dich entschuldigen möchtest.
- Überlege, bei wem du dich entschuldigen möchtest.
- Überlege einen guten Zeitpunkt für deine Entschuldigung (sofort, kurze Zeit später, zu einem bestimmten Zeitpunkt).
- Überlege einen guten Ort für deine Entschuldigung.
- Überlege die beste Art und Weise, dich zu entschuldigen (Gespräch, Telefonat, Nachricht, Brief, Geste, Geschenk).
- Übe, dich zu entschuldigen, und berücksichtige die oben aufgeführten Punkte.

Wenn dir für das Üben keine eigene Situation einfällt, kannst du folgende Beispiele verwenden:

- Entschuldige dich dafür, dass du zu spät zur Therapiestunde gekommen bist.
- Entschuldige dich bei deiner Mutter, dass du sie angemeckert hast, als du den Fernseher ausmachen solltest.
- Entschuldige dich bei einem Freund oder einer Freundin, dass du über sie gelacht hast.
- Entschuldige dich bei der Lehrerin, dass du frech zu ihr warst.
- Entschuldige dich bei deiner Schwester oder deinem Bruder für eine falsche Beschuldigung, etwas von dir genommen zu haben.

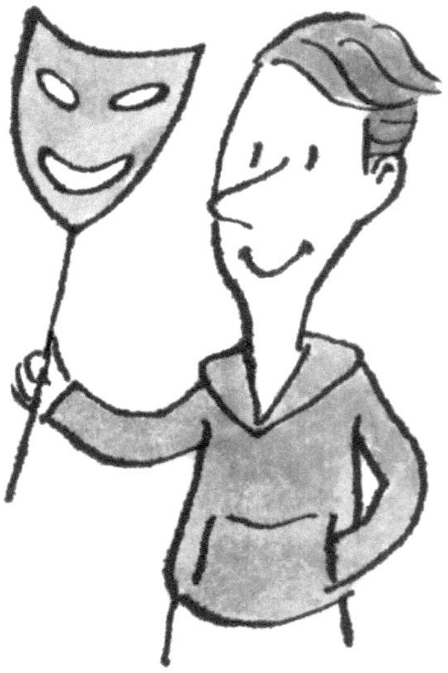

Überlege gemeinsam mit deiner Therapeutin oder deinem Therapeuten eine Situation, in der es für wichtig sein könnte, dass du dich entschuldigst. Gehe dann die einzelnen Schritte durch.

Situation:

....

....

Wofür möchte ich mich entschuldigen?

....

Bei wem möchte ich mich entschuldigen?

....

Was ist der beste Zeitpunkt für meine Entschuldigung?

....

....

Was ist der beste Ort für meine Entschuldigung?

....

....

Was ist die beste Art für meine Entschuldigung?

....

....

Übe mit deiner Therapeutin oder deinem Therapeuten und bewerte, wie es gelaufen ist.

Sich angemessen beschweren

Hast du dich schon einmal ungerecht behandelt gefühlt oder warst du schon einmal mit etwas nicht einverstanden? Hast du dich schon einmal beschwert und derjenige hat dir nicht zugehört und deine Beschwerde nicht ernst genommen? Sich zu beschweren kostet manchmal viel Überwindung und Anstrengung. Und es kann enttäuschend sein, wenn andere nicht zuhören und der eigenen Beschwerde keine ausreichende Beachtung schenken. Leider sind die Einflussmöglichkeiten auf andere immer begrenzt. Es gibt aber einige Strategien, die du beachten kannst, um dich in Zukunft erfolgreicher zu beschweren. Wir haben dir diese Tipps hier mal aufgeschrieben.

Um zu prüfen, ob diese Tipps für dich auch umsetzbar sind, ist es leichter, wenn du dir eine Beispielsituation überlegst, in der es angebracht ist, sich zu beschweren. Gibt es aktuell in deinem Leben noch etwas, über das du dich beschweren willst? Oder kannst du dich gut an eine Situation in der Vergangenheit erinnern, in der du dich beschwert hast?

Meine Beispielsituation:

....

....

....

Besprich mit deiner Therapeutin oder deinem Therapeuten folgende Punkte:
- Überlege, worüber du dich beschweren möchtest.
- Überlege, bei wem du dich beschweren möchtest.
- Überlege einen guten Zeitpunkt für deine Beschwerde (sofort, kurze Zeit später, zu einem bestimmten Zeitpunkt).
- Überlege einen guten Ort für deine Beschwerde.
- Überlege die beste Art und Weise, dich zu beschweren (Gespräch, Telefonat, Nachricht, Brief).
- Übe, dich zu beschweren, und berücksichtige die oben aufgeführten Punkte.

Wenn dir für das Üben keine eigene Situation einfällt, kannst du folgende Beispiele verwenden:
- Beschwere dich darüber, dass deine Freundin oder dein Freund für dieselbe Leistung eine bessere Note bekommen hat.
- Beschwere dich bei deiner Mutter, dass sie dir noch kein Taschengeld gegeben hat.
- Beschwere dich bei deiner Schwester oder deinem Bruder, dass er etwas von dir genommen hat, ohne zu fragen.
- Beschwere dich bei deinem Vater, dass er in dein Zimmer gekommen ist, ohne anzuklopfen.
- Beschwere dich bei deiner Therapeutin oder deinem Therapeuten, dass sie oder er die Stunde überzogen hat.

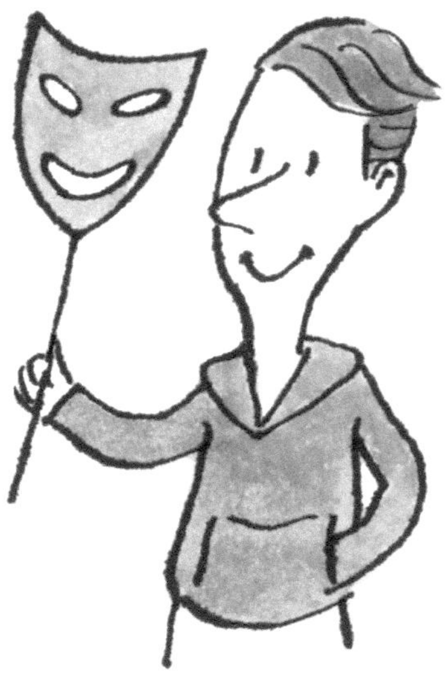

Überlege gemeinsam mit deiner Therapeutin oder deinem Therapeuten eine Situation, in der es für wichtig sein könnte, dass du dich beschwerst. Gehe dann die einzelnen Schritte durch.

Situation:

....

....

Worüber möchte ich mich beschweren?

....

Bei wem möchte ich mich beschweren?

....

Was ist der beste Zeitpunkt für meine Beschwerde?

....

....

Was ist der beste Ort für meine Beschwerde?

....

....

Was ist die beste Art für meine Beschwerde?

....

....

Übe mit deiner Therapeutin oder deinem Therapeuten und bewerte, wie es gelaufen ist.

Wurdest du schon einmal zu Unrecht beschuldigt oder bezichtigt, etwas getan zu haben? Oft kommt es vor, dass Kinder und Jugendliche in so einer Situation alles abstreiten was ihnen vorgeworfen wird, und aggressiv reagieren. Leider erreichen sie durch dieses Verhalten keine Aufklärung der Situation, sondern sie bekommen aufgrund ihres aggressiven Verhaltens noch mehr Ärger. Um diesen Ärger zu vermeiden, ist es wichtig zu überlegen, welcher Umgang mit einer Beschuldigung oder einem Vorwurf passend ist. Wir haben dir hierzu ein paar Ideen zusammengestellt.

Um zu prüfen, wie du mit einer Beschuldigung umgehen willst, ist es leichter, wenn du dich an eine Beispielsituation erinnerst, in der du beschuldigt wurdest oder dir etwas unterstellt wurde. Kannst du dich an eine Situation erinnern? Stell dir vor, diese Situation passiert genau jetzt noch einmal. Was passiert? Erzähle deiner Therapeutin oder deinem Therapeuten, was dir vorgeworfen wird.

Meine Beispielsituation:

....

....

....

Überlege, warum die Person gerade dich beschuldigt?

....

....

....

Versuche, die Ruhe zu bewahren.

Überlege einen guten Umgang mit der Beschuldigung.
- Kannst du sie akzeptieren oder verzeihen?
- Willst du eine Erklärung abgeben (mündlich oder schriftlich)?
- Willst du die Beschuldigung abstreiten oder von dir weisen?
- Willst du eine Korrektur oder Entschuldigung einfordern?
- Hast du noch eigene Ideen des Umgangs?

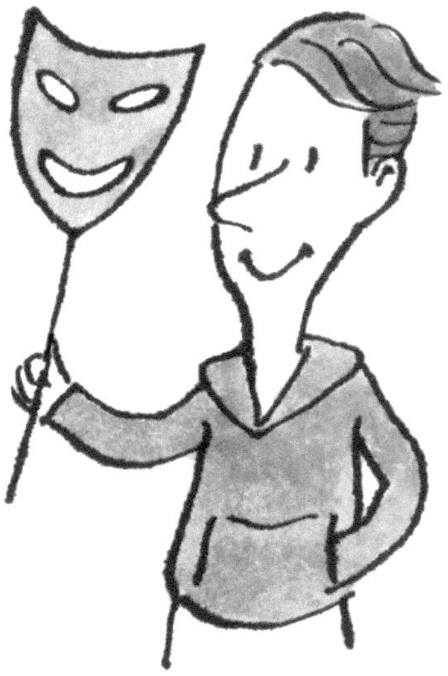

Entscheide dich für die Lösung, die du für die Situation am besten findest.
Überlege, wie du deine Lösung umsetzen würdest.

Überlege, wie du mit folgenden Beschuldigungen umgehen würdest:

- Du wirst beschuldigt, die Hausaufgaben nicht gemacht zu haben, obwohl du die WhatsApp-Info nicht erhalten hast.
- Du wirst beschuldigt, deinen Bruder nicht vom Kindergarten abgeholt zu haben, obwohl dein Vater gesagt hat, dass er das übernimmt.
- Du wirst beschuldigt, eine Nachmacherin zu sein, weil du dieselben Schuhe wie deine Freundin gekauft hast.
- Du wirst beschuldigt, gemeinsam mit deiner Clique eine Frau durch Pfiffe belästigt zu haben.
- Du wirst beschuldigt, keinen gültigen Fahrschein zu haben, obwohl du ein gültiges Ticket für einen ausgefallenen Zug besitzt.
- Du wirst beschuldigt, etwas kaputt gemacht zu haben, obwohl du mit deinem Schweigen nur deinen Freund decken willst.
- Du wirst beschuldigt zu spät zu deinem Termin gekommen zu sein. Du konntest aber nichts dafür, weil deine U-Bahn nicht rechtzeitig abgefahren ist.

Überlege gemeinsam mit deiner Therapeutin oder deinem Therapeuten, welcher Umgang für die jeweilige Situation wohl am passendsten ist. Gehe die einzelnen Schritte durch und übe sie im Rollenspiel.

Was ist die Situation?

....

....

Was genau wird mir vorgeworfen?

....

Warum werde ich beschuldigt?

....

Welche Strategie kann ich anwenden, um ruhig zu bleiben?

....

....

Wie kann ich am besten mit der Beschuldigung umgehen?

....

....

Sich aus Schlägereien raushalten

Bist du schon einmal in eine körperliche Auseinandersetzung oder Schlägerei geraten, obwohl du das gar nicht wolltest? Hast du schon einmal versucht, dich aus einer Schlägerei rauszuhalten und es ist dir nicht gelungen? Hast du deine Beteiligung an einer Schlägerei schon einmal bereut?

Oft kommt es vor, dass Kinder oder Jugendliche in körperliche Auseinandersetzungen geraten und danach sehr unangenehme Konsequenzen in Kauf nehmen müssen. Viele bedauern dann sehr, sich auf die Schlägerei eingelassen zu haben. Um den Ärger zukünftig zu vermeiden, gibt es Tipps, die dabei helfen können, zukünftig nicht mehr in Schlägereien zu geraten. Wir haben dir hierzu ein paar Tipps zusammengestellt:

- Stoppe dich selbst, wenn du merkst, dass du kurz vor einer Schlägerei bist. Stell dir vor, du drückst die PAUSE-Taste.
- Überlege, was der Auslöser dafür ist, dass du einsteigst.
- Überlege dir, welcher Ärger dich wahrscheinlich erwartet. Lohnt es sich?
- Überlege, was dir für deine Zukunft wichtig ist.
- Überlege, ob es andere Möglichkeiten gibt, mit der Situation umzugehen. Kannst du die Auseinandersetzung mit Worten führen? Kannst du die Situation verlassen? Kannst du Hilfe suchen? Hast du Leitsätze, mit denen du dich an deine Vorsätze erinnern kannst (z. B. »Nichts und niemand hat die Macht, mich aus der Ruhe zu bringen«)?
- Überlege, wie du ohne weiteren Ärger aus der Situation rauskommst.

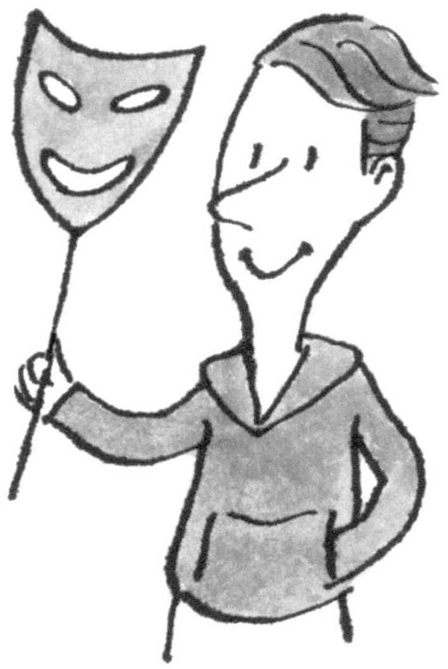

Um zu prüfen, wie du eine körperliche Auseinandersetzung vermeiden kannst, ist es leichter, wenn du dich an eine Beispielsituation erinnerst, in der es zu einer Schlägerei kam. Kannst du dich an eine Situation erinnern? Was ist passiert? Beschreibe die Situation deiner Therapeutin oder deinem Therapeuten.

Meine Beispielsituation:

....

....

Wie hättest du dich stoppen können?

....

....

Warum wolltest du dich auf die Schlägerei einlassen?

....

....

Mit welchem Ärger musstest du rechnen?

....

....

Welche Ziele für deine Zukunft hattest du und hast du in dem Moment aus den Augen verloren?

....

....

Was hättest du tun können, um die Schlägerei zu verhindern?

....

....

Besprich offen und ehrlich mit deiner Therapeutin oder deinem Therapeuten, was dir wahrscheinlich schwerfallen würde, damit ihr gemeinsam auch noch weitere Strategien für dich überlegen, ausprobieren und besprechen könnt.

AB 68 Umgang mit dem Ärger anderer

K J

Sicher warst du schon mal in einer der Situation, in der sich jemanden über etwas oder dich geärgert hat und deshalb wütend war. Manchen Kindern und Jugendlichen fällt es dann schwer, ruhig und gelassen zu bleiben. Sie werden dann auch sofort wütend und reagieren aggressiv. Obwohl sie zunächst ruhig waren, bekommen sie dann noch mehr Probleme. Um das zu vermeiden ist es gut, Strategien zu lernen, die einem helfen, damit umzugehen wenn jemand anderes verärgert ist.

Beispiel

Liam und Marek spielen Karten. Liam verliert das Spiel, er wird wütend und beschuldigt Marek beim Kartenausteilen getrickst zu haben. Marek versucht ruhig zu bleiben, fühlt sich aber zu Unrecht beschuldigt und bezeichnet Liam als schlechten Verlierer. Die beiden geraten in eine Auseinandersetzung. Der hinzukommenden Lehrer droht beide vom bevorstehenden Schulausflug auszuschließen. Marek regt sich wahnsinnig auf, weil der Streit aus seiner Sicht nur wegen Liams Ärger begonnen hat. Schließlich beleidigt er den Lehrer und wird als Einziger vom Schulausflug ausgeschlossen.

Was hätte Marek tun können, ohne selbst wütend zu werden und eine Strafe zu kassieren?

Wir haben hierzu auch ein paar Tipps zusammengestellt. Lies sie dir mal durch und überlege gemeinsam mit deiner Therapeutin oder deinem Therapeuten, was sich verändert hätte, wenn Marek diese Tipps berücksichtigt hätte:

(1) Höre der verärgerten Person erstmal in Ruhe zu und versuche zu verstehen, warum sich die Person gerade ärgert.

(2) Überlege, wie du am besten mit der Person umgehen kannst:
- Zeige ihr Verständnis.
- Versuche, sie zu beruhigen (mit Worten, Berührungen).
- Stimme ihr zu und zeige ihr, dass du auf ihrer Seite stehst.
- Gib ihr die Rückmeldung, dass der Ärger unberechtigt, übertrieben oder nicht hilfreich ist.
- Schlag der Person vor, sich erstmal zurückzuziehen.

(3) Setze Strategien der Selbstberuhigung ein:
- Erinnere dich daran, dass du nichts mit dem Streit oder Ärger zu tun hast.
- Atme tief durch, bleibe ruhig und gelassen.
- Zieh dich zurück, wenn du merkst, dass du die verärgerte Person gerade nicht erreichst.

(4) Entscheide dich für die Strategie, durch die du selbst eigenen Ärger abwenden kannst.

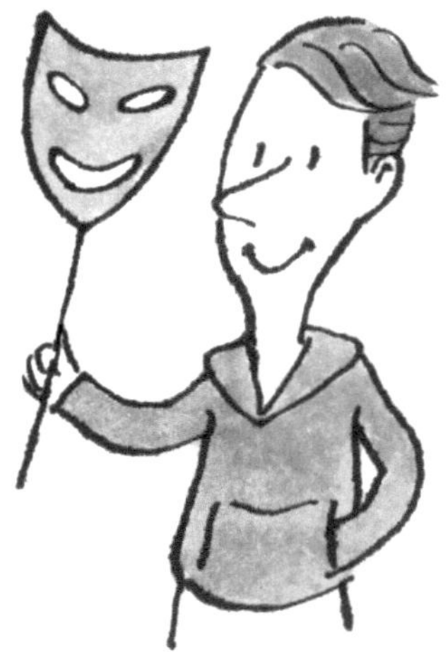

Überlege mal, in welchen Situationen es dir schwerfällt, ruhig zu bleiben, obwohl der Ärger eigentlich bei einem anderen beginnt. Beschreibe die Situation und welche Strategie du gerne trainieren willst.

Wenn sich .... ärgert, werde ich auch oft wütend. Diese Strategie möchte ich trainieren, um mich aus dem Ärger von anderen rauszuhalten:

....

Viel Glück beim Üben!

Umgang mit Zurückweisung

Beispiel

Marie kündigt in der Pause an, dass sie auf der Klassenfahrt gerne mit Sarah, Liv und Mina in ein Zimmer gehen will. Liv erwidert sofort: »Das geht nicht, weil wir den Platz schon für Zoe reserviert haben.« Marie reagiert ärgerlich und beginnt, schlecht über Sarah, Liv und Mina zu reden.

Zurückweisungen durch andere sind für niemanden schön. Manche Kinder oder Jugendliche tun sich schwer, Zurückweisungen zu akzeptieren und reagieren aggressiv. Auch fällt es ihnen schwer, ihre Unzufriedenheit oder Enttäuschung über eine erlebte Zurückweisung auszudrücken. Durch ihre aggressiven Verhaltensreaktionen entstehen oft zusätzliche Probleme und die Wahrscheinlichkeit, von anderen in Zukunft erneut zurückgewiesen zu werden erhöht sich.

Bist du schon einmal zurückgewiesen worden oder durftest bei etwas nicht mitmachen? Wenn ja, erzähle deiner Therapeutin oder deinem Therapeuten von einer Situation, an die du dich gut erinnerst und in der du aggressiv reagiert hast. Durch wen wurdest du zurückgewiesen? Was war dein Anliegen? Wie wurdest du zurückgewiesen (was hat die andere Person getan)?

....

....

Wie hast du reagiert?

....

....

Um in Zukunft auf Zurückweisungen nicht aggressiv zu reagieren und sich zusätzlichen Ärger einzufangen, kannst du folgende Dinge ausprobieren:

- Überlege, was die Gründe für die Zurückweisung sind. Vielleicht kannst du sie verstehen.
- Überlege, was die Zurückweisung für dich bedeutet und ob du sie akzeptieren kannst.
- Überlege, ob du noch einen Versuch machen möchtest, dein Anliegen vorzubringen. Wenn ja, überlege hierfür einen geeigneten Ort und eine passende Art und Weise, in der du das tun kannst, ohne erneut zurückgewiesen zu werden.
- Überlege, ob du dich für deine eigene Reaktion auf die Zurückweisung entschuldigen möchtest (z. B. wenn du patzig oder aggressiv reagiert hast), um zusätzliche Probleme abzuwenden.

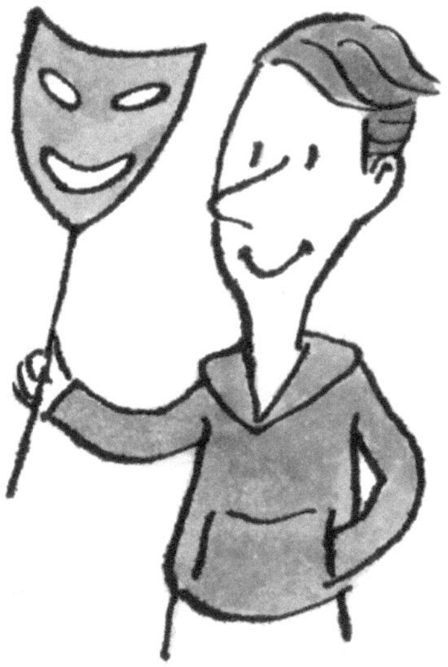

Kannst du dir vorstellen, dass deine Beispielsituation anders verlaufen wäre, wenn du über einige der oben genannten Punkte nachgedacht hättest?

Umgang mit Gruppendruck

Manche Kinder oder Jugendliche werden von anderen dazu gebracht, etwas zu machen, was sie eigentlich nicht wollen. Aber sie haben in diesem Moment nicht das Gefühl, etwas anderes tun zu können. Zum Beispiel wenn sie überrumpelt und direkt zu etwas aufgefordert werden. Manchmal merken sie es aber auch länger nicht, weil sie einfach mit anderen mitmachen, ohne darüber nachzudenken, was sie da eigentlich gerade tun. In einer Gruppe kann es leicht vorkommen, dass andere einen dazu bringen, dass man etwas Verbotenes tut, eine Regel bricht, jemanden beleidigen, bedroht oder schlägt.

Beispiel

Die Clique ist im Naturschutzgebiet unterwegs und chillt am See. Leo, Sascha und Adrian wollen ein Lagerfeuer zu machen. Nino ist hin- und hergerissen. Er hat vorhin noch das Verbotsschild gesehen und will sich keinen Ärger einfangen. Die anderen drängen ihn, kein Spielverderber und Schisser zu sein. Zögernd und mit mulmigem Gefühl im Bauch reicht er Leo sein Feuerzeug. Sie werden erwischt. Bei der Befragung durch die Polizei geben Leo, Sascha und Adrian an, dass das Feuer mit Ninos Feuerzeug angezündet wurde.

Warst du schon mal in einer Situation, in der du etwas gemacht hast, weil andere dich dazu verleitet haben?

....

....

....

Was meinst du, warum ist es so schwer, mit Gruppendruck umzugehen?

☐ Es ist nicht einfach, gegen mehrere anzukommen.
☐ Man befürchtet, ausgegrenzt zu werden.
☐ Man hat gemeinsam Spaß und will kein Spielverderber sein.
☐ In der Gruppe fühlt man sich stark.
☐ Man befürchtet, selbst zum Opfer zu werden wenn man nicht mitmacht.
☐ Man glaubt, als Mitglied einer Gruppe weniger oder keinen Ärger zu bekommen.
☐ Man fühlt sich in der Gruppe nicht verantwortlich.

Du willst in Zukunft aussteigen und dich gegen den Gruppendruck wehren? Dann könnten dir folgende Tipps helfen:

- ► Mach dir klar, was die Gruppe von dir will.
- ► Überlege, was das Ziel der Gruppe ist und was deine Ziele sind.
- ► Überlege, ob du etwas tun willst, was gegen deine Ziele spricht.
- ► Überlege, ob du diese Sache auch alleine machen würdest. Nein? Dann tu es nicht!
- ► Sage den anderen, dass du nicht mitmachst.
- ► Wenn die anderen deine Entscheidung nicht akzeptieren, überlege, ob das die richtigen Freunde sind.

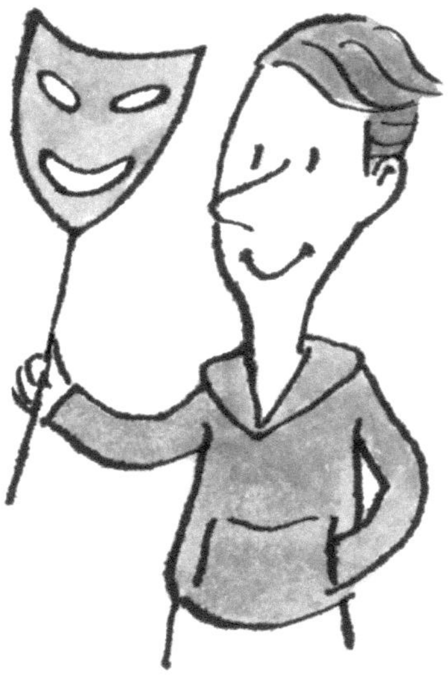

Mit den nachfolgenden Anleitungskarten wollen wir Ihnen den Einstieg zur Thematisierung spezifischer sozialer Kompetenzen im Rahmen von Rollenspielen erleichtern. Wir haben Ihnen hierzu jeweils ein Kärtchen mit Überlegungen zur Vorbesprechung und Vorbereitungen auf ein Rollenspiel und ein Kärtchen mit Beispielen für die Durchführung von Rollenspiele mit Kindern und Jugendlichen zusammengestellt.

Wir empfehlen, die Durchführung der Rollenspiele vorher sorgsam zu besprechen und die mit der Durchführung verbundenen Ziele herauszuarbeiten. Unsicheren oder wenig geübten Kindern oder Jugendlichen kann der Einstieg durch eine therapeutische Modellvorgabe erleichtert werden. Eine Videoaufnahme der Rollenspiele erleichtert die gemeinsame Auswertung und fördert die Fertigkeiten der Selbstbeobachtung.

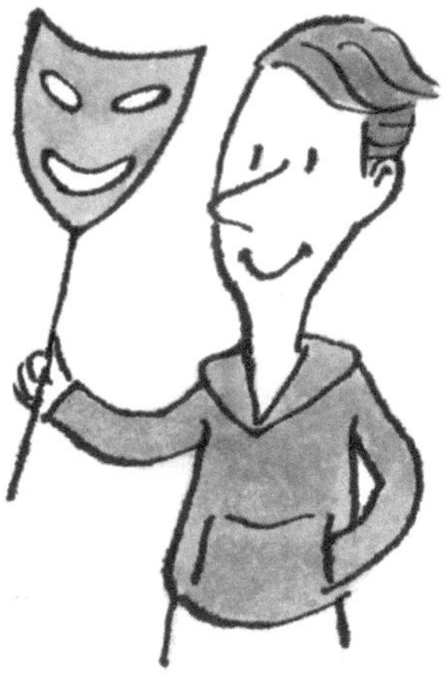

Soziale Kompetenz –
Sich angemessen entschuldigen
Überlegungen zur Vorbereitung des Rollenspiels

- Wer muss sich bei wem entschuldigen?
- Was ist ein guter Zeitpunkt für eine Entschuldigung?
- Was ist eine passende Form (persönlich, Telefonat, Nachricht, Brief o. Ä.)?
- Was wäre eine angemessene Formulierung?
- Gibt es noch andere Gesten, die gezeigt werden können, um sich zu entschuldigen (Geschenk, Wiedergutmachung)?
- …

Soziale Kompetenz –
Sich angemessen entschuldigen
Beispiele für ein Rollenspiel

Die Mutter stellt den Fernseher einfach aus. Lulu bekommt einen Wutanfall. Sie schreit und schmeißt mit ihren Schuhen. Dabei geht eine Vase kaputt.

Lukas foult beim Fußball und verletzt Amir so schwer, dass Amir nicht weiterspielen kann.

Sarah beschuldigt Tarek vor anderen, sie als Schlampe bezeichnet zu haben. Erst später stellt sich heraus, dass Tarek damit nichts zu tun hat.

Mio wird von Claudio beleidigt. Er verliert die Fassung und boxt Claudio in den Bauch.

Soziale Kompetenz –
Sich angemessen beschweren
Überlegungen zur Vorbereitung des Rollenspiels

- Worüber möchte sich das Kind oder der Jugendliche beschweren?
- Beim wem sollte sich das Kind oder der Jugendliche beschweren?
- Was wäre ein guter Zeitpunkt für die Beschwerde (sofort, kurze Zeit später, zu einem bestimmten Zeitpunkt)?
- Wo sollte sich das Kind oder der Jugendliche beschweren?
- Was wäre eine gute Art und Formulierung, sich zu beschweren?
- …

Soziale Kompetenz –
Sich angemessen beschweren
Beispiele für ein Rollenspiel

Die Mutter verspricht Lina, nach der Therapie ein Eis essen zu gehen. Nach der Stunde sagt sie, dass keine Zeit mehr ist, und verschiebt ihr Versprechen auf die nächste Woche.

Lars geht in den Hort. Es ärgert ihn, dass seine Eltern ihn immer als letztes abholen. Er hat schon oft mitbekommen, dass sich auch die Erzieher darüber ärgern.

Merle wird 18. Sie freut sich auf ihre Geburtstagsparty. Leider wollen ihre Eltern anwesend sein, um zu kontrollieren, was auf der Party passiert.

Simon kauft sich Kopfhörer. Auf der Straße bemerkt er, dass der zu wenig Wechselgeld rausbekommen hat.

Soziale Kompetenz –
Umgang mit Beschuldigungen
Überlegungen zur Vorbereitung des Rollenspiels

- Überlege, ob du in der Beispielsituation die Beschuldigung akzeptieren oder verzeihen kannst?
- Überlege, ob du eine Erklärung abgeben möchtest. Wenn ja, mündlich oder schriftlich?
- Willst du die Beschuldigung abstreiten oder von dir weisen? Wenn ja, wie?
- Willst du eine Korrektur oder Entschuldigung einfordern?
- …

Soziale Kompetenz –
Umgang mit Beschuldigungen
Beispiele für ein Rollenspiel

Nele wird von Helene beschuldigt, das Pinselglas absichtlich umgeworfen und ihr Bild zerstört zu haben.

Nino wird von seiner Mutter beschuldigt, die Schlüssel versteckt zu haben, dabei hat die Mutter sie selbst verlegt.

Steffi wird von Annabell beschuldigt, ihr absichtlich nichts von der bevorstehenden Arbeit erzählt zu haben, um besser vorbereitet zu sein. Steffi hat es aber einfach nur vergessen.

Martin ist sauer, weil Tanja nicht zu ihrer Verabredung erschienen ist. Er wirft ihr vor, feige zu sein. Tanja hatte aber einen Fahrradunfall.

Soziale Kompetenz – aus Schlägereien raushalten Überlegungen zur Vorbereitung des Rollenspiels

- Stoppe dich selbst, wenn du merkst, dass du kurz vor einer Schlägerei bist.
- Welche Gedanken könnten dir helfen, um dich aus der Schlägerei erfolgreich rauszuhalten?
- Wie kannst du dich verhalten, um dich aus der Schlägerei erfolgreich rauszuhalten (umdrehen, weggehen, ruhig deine Gesprächsbereitschaft signalisieren …)?
- Gibt es noch andere Dinge, die du tun kannst, um weiteren Ärger mit »Schlägereigefahr« zu vermeiden?
- …

Soziale Kompetenz – aus Schlägereien raushalten Beispiele für ein Rollenspiel

Die Mädchen spielen Fangen. Juna stellt Alina ein Bein, um sie zu stoppen. Alina stellt sich drohend vor Juna und kündigt an: »Treten kann ich auch!«

Liam und Milan wollen beide mit dem Roller fahren. Liam reißt den Roller an sich und fährt weg. Milan rennt hinterher, hebt die Faust und schreit: »Jetzt kannst du was erleben.«

Zahide und Zafrina streiten sich lautstark auf der Straße. Zafrina kocht vor Wut und beschimpft Zahide mit »Schlampe«. Zahide gibt ihr eine Backpfeife.

Levi schneidet mit dem Fahrrad eine Gruppe von Jugendlichen. Einem fällt dabei der Rucksack runter. Sofort rennt er Levi nach und stößt ihn durch einen Schlag auf die Schulter vom Rad.

Soziale Kompetenz – Umgang mit dem Ärger anderer Überlegungen zur Vorbereitung des Rollenspiels

- Höre der verärgerten Person zu.
- Warum ärgert sich die Person?
- Welcher Umgang mit der Person eignet sich in dieser Situation? Verständnis zeigen, beruhigen (mit Worten oder Berührungen), zustimmen und Beistand signalisieren, rückmelden, dass der Ärger unberechtigt, übertrieben oder nicht hilfreich ist, Rückzug vorschlagen?
- Welche Strategien eignen sich, um sich nicht selbst zu ärgern (Selbstberuhigung, z. B. »Ich bleib ruhig und gelassen«, »Dieser Ärger gehört nicht zu mir«, durchatmen, zurückziehen)
- …

Soziale Kompetenz – Umgang mit dem Ärger anderer Beispiele für ein Rollenspiel

Selma, Mara und Aylin spielen ein Spiel. Selma ist am Verlieren. Sie wirft das Spielbrett um und schimpft: »Das ist ungerecht, ich spiel nie wieder mit euch.«

Simon ärgert sich, weil Affan kurz vor Spielende noch ein Tor schießt. Mit viel Kraft schießt er den Ball weg, flucht, beleidigt Affan und verlässt das Feld.

Juna beschwert sich über Mila, die über Instagram Fotos von ihr gepostet hat. Sie kocht vor Wut und beschimpft Mila aufs Übelste.

Bilal und Tarik sitzen in der Bahn und hören über den Lautsprecher Musik. Ein älterer Mann beschwert sich und droht ihnen.

Soziale Kompetenz –
Umgang mit Zurückweisungen
Überlegungen zur Vorbereitung des Rollenspiels

- Was sind die Gründe für die Zurückweisung?
- Kann die Zurückweisung akzeptiert werden?
- Wie kann auf die Zurückweisung reagiert werden?
- Wie kann das Unverständnis oder die Enttäuschung formuliert werden?
- Was ist ein geeigneter Zeitpunkt für die Reaktion?
- Was ist eine geeignete Art der Reaktion (persönlich, Brief, mit Unterstützung …)?
- …

Soziale Kompetenz –
Umgang mit Zurückweisungen
Beispiele für ein Rollenspiel

Lars und Lukas melden sich beide, als die Lehrerin zwei Karten fürs Fußballstadion abzugeben hat. Lars bekommt die Karten, Lukas geht leer aus.

Lena hört, dass Sophie heute bei Ann übernachtet. Sie fragt, ob sie auch dort übernachten darf. Ann lehnt ab und sagt, es sei zu wenig Platz, obwohl das nicht stimmt.

Ahmad hat ein Auge auf Merle geworfen. Schon länger chattet er mit ihr. Als er Merle fragt, ob sie sich mal treffen wollen, lehnt diese mit den Worten »Nein danke« ab.

Vier Freundinnen haben einen Festivalbesuch geplant. Ein Mädchen fällt wegen Krankheit aus. Sina schlägt vor, einzuspringen. Die anderen erwidern: »Nee lass mal, das passt nicht so.«

Soziale Kompetenz –
Umgang mit Gruppendruck
Überlegungen zur Vorbereitung des Rollenspiels

- Was erwarten die anderen von dem Kind?
- Was ist das Ziel der anderen?
- Widerspricht das Verhalten den eigentlichen Zielen des Kindes oder Jugendlichen?
- Sollte das Kind oder der oder die Jugendliche etwas tun, was gegen die eigene Ziele spricht?
- Würde das Kind oder der oder die Jugendliche dasselbe tun, wenn es oder er oder sie alleine wäre?
- Wie könnte das Kind oder der oder die Jugendliche sagen, dass es oder er oder sie nicht mitmachen will?
- …

Soziale Kompetenz –
Umgang mit Gruppendruck
Beispiele für ein Rollenspiel

Die anderen gehen nach der Pause nicht zum Unterricht. Oskar will eigentlich nicht mitmachen, aber auch nicht als Streber abgestempelt werden.

Idara und Inka haben Süßigkeitenverbot. Idara klaut heimlich Schokolade aus der Schublade, verbietet Inka, es den Eltern zu sagen, und droht mit Ärger, wenn sie es doch tut.

Die Clique will Imo überreden, mit um die Häuser zu ziehen und zu Sprayen. Imo hatte bereits Ärger mit der Polizei und will eigentlich nicht mit.

Jenne bekommt mit, wie die anderen beschließen, Ilkim auszuschließen. Sie findet das unfair, will aber von den anderen auch nicht ausgeschlossen werden.

Überraschungsbote

Manchmal verändert sich das Bild, das andere Menschen von einem haben, wenn man etwas tut, womit sie so gar nicht rechnen. Wenn du den Eindruck hast, dass andere immer von dir genervt oder angestrengt sind, kann es sie möglicherweise ein bisschen wachrütteln, wenn du etwas tust, was so gar nicht in ihr Bild passt. Vielleicht hast du Lust, einmal einen der Tipps auszuprobieren und die Reaktion der anderen zu beobachten. Du kannst dir natürlich auch etwas Eigenes ausdenken. Berichte deiner Therapeutin oder deinem Therapeuten von den Erfahrungen, die du gemacht hast.

Überraschungstipps

Schenke jemandem ein Lächeln, der nicht damit rechnet.	Biete einer Person aus deinem Umfeld deine Hilfe an.	Schreib deiner Mutter oder deinem Vater ein Dankeschön auf einen Zettel und leg diesen an eine gut einsehbare Stelle.
Mach jemandem ein ehrlich gemeintes Kompliment.	Erledige etwas, was du normalerweise nicht tust (decke den Tisch, räum die Spülmaschine aus, bring den Müll raus …)	Gib jemanden den Vortritt.
Schreibe jemanden, der nicht damit rechnet, eine Nachricht und wünsche einen guten Morgen oder eine gute Nacht.	Pflücke eine Blume und bringe sie jemandem.	Halte jemandem die Tür auf.
…………………………………… …………………………………… ……………………………………	…………………………………… …………………………………… ……………………………………	…………………………………… …………………………………… ……………………………………

Wie hat dir deine Rolle als Überraschungsbote gefallen?
Welche Reaktionen hast du erhalten?
Welche Erfahrung nimmst du für dich mit?

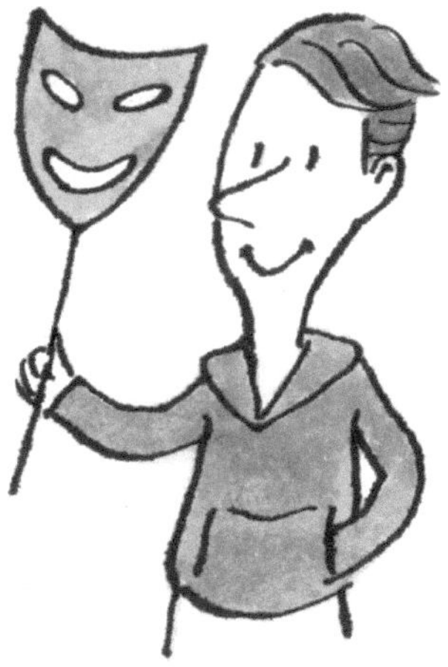

Risikosituationen vermeiden

Es gibt bestimmt Situationen und Zeiten, in denen es dir besonders oder immer wieder schwerfällt, ruhig zu bleiben und dich nicht aggressiv zu verhalten. Zum Beispiel, wenn du mit einer bestimmten Person zusammen bist, jemand über dich lacht, du provoziert wirst oder wenn du gerade einen anstrengenden Tag hinter dir hast. Diese Situationen nennt man Risikosituationen. Damit es dir in Zukunft leichter fällt, die Kontrolle über dein Handeln zu behalten, ist es hilfreich, wenn du dir überlegest, welche Risikosituationen du kennst. So kannst du versuchen, diese Situationen in Zukunft zu umgehen oder dich darauf vorzubereiten.

Beschreibe für unterschiedliche Lebensbereiche deine Risikosituationen. Es wird sicher Situationen geben, die du vermeiden kannst. Bei anderen Situationen wird das schwer möglich sein. Für diese Situationen kannst du dir eine geeignete Strategie überlegen. Überlege, was für deine Risikosituationen passend ist.

Zu Hause (z. B. mit den Eltern, den Geschwistern). Beschreibe deine Risikosituation:

....

....

Wie kannst du versuchen, die Situation zu vermeiden, oder was kannst du stattdessen tun?

....

....

In der Schule (z. B. mit einem bestimmten Lehrer oder Mitschüler). Beschreibe deine Risikosituation:

....

....

Wie kannst du versuchen, die Situation zu vermeiden, oder was kannst du stattdessen tun?

....

....

Im Sportverein (z. B. mit dem Trainer, einem bestimmten Mitspieler). Beschreibe deine Risikosituation:

....

....

Wie kannst du versuchen, die Situation zu vermeiden, oder was kannst du stattdessen tun?

....

....

Mit Freunden (z. B. bei Verabredungen, beim Weggehen). Beschreibe eine Risikosituation:

....

....

Wie kannst du versuchen, die Situation zu vermeiden, oder was kannst du stattdessen tun?

....

....

3.6 Therapieabschluss und Rückfallprophylaxe

Der Abschluss einer psychotherapeutischen Behandlung bietet noch einmal die Möglichkeit, gemeinsam den therapeutischen Prozess zu reflektieren und an die Gründe, die zur Vorstellung geführt haben sowie die formulierten Therapieziele zu erinnern. Auch gilt es, die Entwicklung über den Verlauf zu reflektieren und zu überprüfen, welche Fortschritte und Ziele erreicht wurden. Zur Stärkung des Selbstwertgefühls, des Selbstwirksamkeitserlebens und Vertrauens in die eigenen Fähigkeiten sollten erreichte Teilziele und Ziele besondere Beachtung finden. Hierbei geht es auch um die Herausarbeitung besonders hilfreicher Interventionen und die Würdigung erworbener Kompetenzen, die zu einer angemessenen Bewältigung beigetragen haben.

Insbesondere im Rahmen einer ambulanten psychotherapeutischen Behandlung lässt sich das Therapieende vorausschauend planen. Da sich die Zusammenarbeit nicht selten über einen längeren Zeitraum erstreckt und das Ende auch mit der Beendigung einer mitunter intensiven Zusammenarbeit und wichtigen Erfahrungen auf der Beziehungsebene stattgefunden hat, sollte ausreichend Zeit eingeplant werden, um den Abschied zu gestalten.

Schließlich gilt es auch, zukünftige Herausforderungen, potenziell schwierige Situationen oder eventuelle Krisenmomente zu antizipieren, das Kind oder den Jugendlichen für Frühwarnzeichen zu sensibilisieren und präventiv Möglichkeiten des Umgangs mit Krisen zu besprechen.

Arbeitsmaterialien

AB 74 Therapiebilanz
AB 75 Top 3 meiner Erfolge
AB 76 Brief an mich selbst
AB 77 Brief des Lobes
AB 78 Vorbeugung von Krisenzeiten
AB 79 Notfallplan für Krisen

Du bist in der Abschlussphase deiner Therapie. Zeit für einen Rückblick! Bitte überlege noch einmal, warum du dich bei deiner Therapeutin oder deinem Therapeuten vorgestellt hast oder warum deine Eltern oder andere Personen die Therapie vorgeschlagen haben.

Schreibe in Stichworten auf, was die Gründe bzw. die Schwierigkeiten waren, erinnere dich an die Entwicklung und Veränderung dieser Gründe und überlege, ob die Probleme weniger geworden – oder sogar verschwunden sind:

Grund der Vorstellung	**Entwicklung und Veränderung**	**Einschätzung des Erreichten** **gar nicht gebessert** **total gebessert**
....	....	☐ … ☐ … ☐ … ☐ … ☐
....	....	☐ … ☐ … ☐ … ☐ … ☐
....	....	☐ … ☐ … ☐ … ☐ … ☐
....	....	☐ … ☐ … ☐ … ☐ … ☐
....	....	☐ … ☐ … ☐ … ☐ … ☐
....	....	☐ … ☐ … ☐ … ☐ … ☐
....	....	☐ … ☐ … ☐ … ☐ … ☐

Bist du zufrieden mit der Entwicklung? Dann sprich dir selbst gerne einmal ein Kompliment aus!

Heute hast du die Möglichkeit zu überlegen, auf welche Erfolge du besonders stolz bist. Sicher haben sich in der Zeit seit Therapiebeginn viele Veränderungen ergeben. Überlege einmal, auf welche Erfolge du besonders stolz bist oder an welchen für dich positiven Veränderungen du besonders gearbeitet hast.

Top 3 meiner Erfolge

1

....
....
....
....
....
....
....
....
....
....
....
....
....

2

....
....
....
....
....
....
....
....
....
....

3

....
....
....
....
....
....
....
....

AB 76 Brief an mich selbst

Du hast während der Therapie sicher mit deiner Therapeutin oder deinem Therapeuten besprochen, dass es hilfreich sein kann, sich immer wieder an bisherige Erfolge und bewältigte Krisen zu erinnern. Auch ist es hilfreich, die eigenen Stärken und Begabungen im Blick zu behalten.

Wir wünschen dir, dass du besonders in schwierigen Momenten einen liebevollen Blick auf dich selbst behältst und nie vergisst, dich selbst zu ermutigen.

Damit du merkst, wie schön das sein kann, bekommst du hier die Aufgabe, dir selbst einen Brief zu schreiben. Schreibe dir, wie stolz du auf dich bist, was du an dir besonders magst und welche Wünsche du dir mitgeben möchtest. Adressiere einen Briefumschlag an dich und notiere ein Datum, an dem du diesen Brief von deiner Therapeutin oder deinem Therapeuten zugesendet bekommen möchtest. Vielleicht willst du dich an einem wichtigen Jahrestag einmal selbst beschenken?

Liebe Therapeutin, lieber Therapeut,
Sie haben schon mitbekommen, dass bei diesem Arbeitsblatt auch Ihre Mitarbeit gefragt ist. Überlegen Sie gut, wie Sie daran denken können, dass der geschriebene Brief auch zu dem Wunschdatum bei Ihrer Patientin oder Ihrem Patienten ankommt. Vielleicht machen Sie sich einen Vermerk in den Kalender oder lassen Sie sich elektronisch erinnern?

Datum:

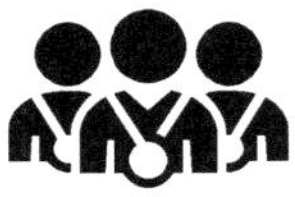

Brief des Lobes

Sie wissen um die Bedeutung von Lob und Anerkennung. Am Ende der Therapie haben Sie noch einmal die Möglichkeit, das Kind oder den Jugendlichen für seine Mitarbeit, die erreichten Verhaltensänderungen und positiven Entwicklungsschritte gebührend zu feiern. Dies kann in einer besonderen Abschiedsstunde zelebriert werden, jedoch ist es für Kinder und Jugendliche besonders schön, wenn Sie die Anerkennung individualisiert zur Erinnerung auch in schriftlicher Form mitnehmen können.

- Nehmen Sie sich die Zeit und verfassen Sie einen Brief an das Kind oder den Jugendlichen. Formulieren Sie wertschätzend und anerkennend alles, was an Mitarbeit und Veränderungen zu beobachten war und zu einer Verbesserung beigetragen hat. Sie können auch noch einmal an vorhandene Ressourcen oder wirksame Strategien erinnern und vielleicht haben Sie auch Lust, dem Kind Wünsche für seine Zukunft mit auf den Weg zu geben und sich für die Zusammenarbeit zu bedanken?
- Je nach Fall können Sie den Brief dem Kind oder Jugendlichen abschließend mitgeben, ihn während der Abschlussstunde oder aber auch in Gegenwart der Eltern als besondere Wertschätzung vorlesen.

Wir wünschen Ihnen viel Freude beim Formulieren!

Vorbeugung von Krisenzeiten

K J

Damit du dich zukünftig von Krisen möglichst fernhalten kannst, ist es sinnvoll, sich noch einmal an die Strategien zu erinnern, die du im Rahmen der Therapie erfolgreich ausprobiert und gelernt hast und die dir dabei helfen können.

Besonders hilfreiche Strategien, um Krisen aus dem Weg zu gehen:

....

....

....

....

....

....

....

....

....

....

....

....

....

....

....

....

....

Niemand ist perfekt! Auch die gelassensten Menschen geraten ab und an mal in eine Krise. Dafür solltest du dir vielleicht noch das Arbeitsblatt *Notfallplan für Krisen* anschauen und deinen persönlichen Krisenplan formulieren.

Notfallplan für Krisen

Du steckst in einer Krise? Dann lies dir die folgenden Tipps durch und überlege, was dir in dieser Situation weiterhelfen kann:

- Überlege in Ruhe und handele nicht übereilt.
- Versuche, die Gründe zu verstehen, die zu der Krise geführt haben.
- Überlege, ob du eine ähnliche Krise schon einmal bewältigt hast und was dir dabei geholfen hat (z. B. die eigene Perspektive erklären, die andere Perspektive verstehen, das eigene Anliegen formulieren, Kompromisse vorschlagen, sich entschuldigen …).
- Überlege, ob eine der Strategien, die du im Umgang mit belastenden Gefühlen gelernt hast, hilfreich sein kann (z. B. sich ablenken, Achtsamkeitsübungen, Sport …).
- Überlege, wer in Krisenzeiten möglicherweise ein guter Ansprechpartner ist (z. B. Eltern, Vertrauenslehrer, Freundin oder Freund …).
- Überlege, ob du vielleicht einen Rat von einer Fachfrau oder einem Fachmann gebrauchen könntest (z. B. deine ehemalige Therapeutin oder dein ehemaliger Therapeut, jemand, der in einer Beratungsstelle arbeitet …).

Erinnerung:
Diese Strategien kann ich in Krisen anwenden!

....
....
....
....
....

Erinnerung:
Diese Menschen in meinem Umfeld kann ich um Rat oder Unterstützung bitten!

....
....
....
....
....

Erinnerung:
Diese Fachleute kann ich um Rat oder Unterstützung bitten!

....
....
....
....
....

4 Elternarbeit

Im Rahmen der Therapie von Kindern und Jugendlichen, die aggressives Verhalten zeigen, kommt der Arbeit mit den Eltern oder primären Bezugspersonen besondere Bedeutung zu. (Zugunsten der Lesbarkeit sprechen wir nachfolgend nur von Eltern.) Wissenschaftliche Befunde legen nahe, dass besonders bei der Therapie von jüngeren Kindern elternzentrierte und eltern-kind-zentrierte Ansätze besonders wirksam sind (Epstein et al., 2015).

Am Anfang der Zusammenarbeit mit den Eltern geht es um den Aufbau eines Störungsverständnisses. Die Vermittlung von Informationen über Risikofaktoren und Mechanismen, die bei der Entstehung und Aufrechterhaltung aggressiver Verhaltensweisen von Bedeutung sind, steht zu Beginn der Elternarbeit somit im Mittelpunkt.

Weiterhin geht es um die Erarbeitung eines individuellen Störungsmodells durch die Integration relevanter Informationen aus der diagnostischen und anamnestischen Erhebung. Hieraus können notwendige Veränderungen, die für einen Aufbau sozial kompetenter Verhaltensweisen und eine Reduktion des aggressiven Verhaltens notwendig sind, abgeleitet werden.

Im Weiteren gilt es, bei den Eltern die Bereitschaft zur aktiven Mitarbeit und die Veränderung eigener Verhaltensweisen im Umgang mit dem Kind zu fördern. Unter Berücksichtigung und Aktivierung der individuellen Ressourcen sollte eine Verbesserung der Eltern-Kind-Beziehung, z. B. durch die Fokussierung auf sozial erwünschte und kompetente Verhaltensweisen des Kindes, die Etablierung klarer Regeln für typische Konfliktsituationen oder die Anleitung zur Emotionsregulation, angestrebt werden. Der Umgang mit unterschiedlichen Formen aggressiven Verhaltens sollte klar besprochen, angeleitet und etabliert werden. Um stressreichen Zeiten vorzubeugen und aggressivem Verhalten von Kindern und Jugendlichen mit einer größeren Belastbarkeit zu begegnen, sollte auch in der Zusammenarbeit mit den Eltern die Anleitung und Beachtung von Möglichkeiten zur Selbstfürsorge nicht vernachlässigt werden.

4.1 Problemverständnis

Die gemeinsame Erarbeitung eines Problemverständnisses sollte am Anfang der Therapie eines Kindes oder Jugendlichen stehen. Hierzu können Eltern maßgeblich beitragen. Ziel in dieser Phase ist es zunächst, die aktuell bestehenden Probleme und mögliche Ursachen, die bei der Entstehung und Aufrechterhaltung von Bedeutung scheinen, zu eruieren. Auf diese Weise können Hypothesen für notwendige Maßnahmen der Veränderung, die zu einer Reduktion aggressiver Verhaltensweisen von Kindern und Jugendlichen erforderlich sind, abgeleitet werden.

Die Erarbeitung eines Problemverständnisses mit Eltern erfordert ein hohes Maß therapeutischer Kompetenz. Die therapeutische Herausforderung besteht in der Notwendigkeit, alle relevanten Aspekte sorgsam zu explorieren. Neben der Exploration von Ressourcen, der Identifikation von individuellen Schwierigkeiten und Kompetenzdefiziten sowie der Erörterung problematischer Erfahrungen aus der Lerngeschichte des Kindes, geht es dabei auch um die Thematisierung persönlicher Aspekte auf der Elternebene. Diese beziehen sich vor allem auch auf problematische Einflüsse, die durch einen ungünstigen erzieherischen Umgang, zur Entstehung und Aufrechterhaltung aggressiver Verhaltensweisen beitragen. Insbesondere der Umgang mit Eltern, deren Grundhaltung z. B. durch Ambivalenz, Misstrauen, Schuldgefühle, negative Erfahrungen im Umgang mit professionellen Hilfen, reduzierte Selbstwirksamkeitserfahrung oder ein geringes Vertrauen in die eigenen Kompetenzen geprägt ist, erfordert ein hohes Maß an Wertschätzung, Empathie, Zuwendung, Verständnis, Kongruenz und Transparenz.

Neben der Identifikation von Ursachen und Wirkmechanismen geht es bei der Erarbeitung eines Problemverständnisses um die kompetente Vermittlung von theoretischen Erklärungsmodellen und wissenschaftlich fundierten Informationen zu notwendigen Maßnahmen, die erforderlich sind, um eine Reduktion aggressiver Verhaltensweisen von Kindern und Jugendlichen zu erzielen. Eine umfassende Behandlungsaufklärung beinhaltet die Informationsvermittlung zu der konkreten Art der Behandlung, die zu erwartenden Auswirkungen und potenziellen Nebenwirkungen oder Risiken der Maßnahmen. Auf therapeutischer Seite erfordert dies eine umfassende Fachkenntnis über die Behandlung aggressiver Verhaltensweisen von Kindern und Jugendlichen sowie die notwendige Kompetenz, die Inhalte entsprechend dem individuellen Bildungsstand der Eltern anzupassen, sodass eine informierte Einwilligung sichergestellt ist.

Arbeitsmaterialien

AB 80 Entstehung und Aufrechterhaltung von Aggression
AB 81 Ursachen und Einflussfaktoren von Aggression
AB 82 Der Einfluss von Konsequenzen auf aggressives Verhalten
AB 83 Verstärkung erwünschten Verhaltens
AB 84 Mein Einfluss als Modell
AB 85 Wichtige Lebensereignisse meines Kindes

Liebe Eltern,

die Ursachen für aggressives Verhalten von Kindern und Jugendlichen können vielfältig sein. Oft ist es ein Zusammenspiel unterschiedlicher Faktoren (z. B. biologisch oder genetische Risikofaktoren, ungünstige Modelle in der Lerngeschichte, individuelle Risiken wie z. B. ungünstige Temperamentsfaktoren, ungünstige soziale Erfahrungen oder Einflüsse).
In der Folge dieses individuellen Zusammenspiels kann es vorkommen, dass

- Kinder oder Jugendliche Schwierigkeiten haben, neutrale oder uneindeutige Reize angemessen zu verstehen (z. B. Eine Gruppe beschäftigt sich gemeinsam. Ihr Kind kommt hinzu und wird nicht gefragt, ob es mitmachen will);
- Kinder oder Jugendliche neutrale oder uneindeutige Reize als feindselig und ablehnend interpretieren (z. B. »Die anderen grenzen mich aus«);
- Kinder oder Jugendliche sich nicht die Zeit nehmen, in Ruhe über eine geeignete Reaktion nachzudenken (z. B. durch vorschnelles, impulsives Handeln);
- Kinder und Jugendliche auf aggressive Verhaltensweisen zurückgreifen (z. B. durch verbale oder körperliche Aggression, Beschuldigung, Beleidigung usw.).

In der Folge kommt es dazu, dass Kinder und Jugendliche tatsächlich oft die Erfahrung machen, abgelehnt oder zurückgewiesen zu werden. Hierdurch verstärkt sich ihre negative Erwartungshaltung und der Kreislauf wird fortgesetzt.

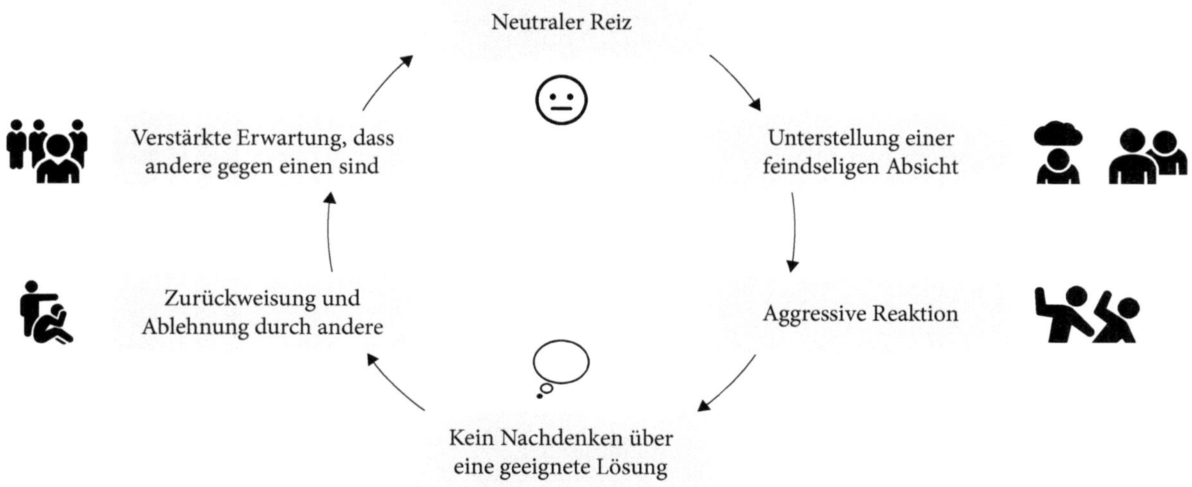

Bitte überlegen Sie einmal, in welchem Bereich Sie die Schwierigkeiten Ihres Kindes wiedererkennen.

....

....

....

....

....

....

....

....

....

Wie sind Sie bislang mit den Schwierigkeiten umgegangen? Was hat geholfen, was war nicht erfolgreich?
Erfolgreiche Strategien:

....

....

....

....

Erfolgslose Strategien:

....

....

....

....

Auch wenn Sie möglicherweise einige Schwierigkeiten wiedererkennen oder sehen können, dass sich auch bei Ihrem Kind schon ein ungünstiger Kreislauf verfestigt hat, sollten Sie nicht aufgeben. Im Rahmen der Therapie kann mit Ihrem Kind daran gearbeitet werden, dass es lernt, Reize angemessen zu interpretieren. Strategien zur Impulskontrolle, Selbstregulation und für die Erweiterung sozialer Kompetenzen können zudem vermittelt werden. Der Erfolg dieser Arbeit wird jedoch in entscheidendem Maße durch Ihre Mitarbeit gefördert. Als Bezugsperson haben Ihr Interesse und Ihre Anerkennung einen großen Einfluss auf die Verhaltensänderung Ihres Kindes. Ihr Zuspruch, Ihre Anleitung und Ihre konsequente Einhaltung von Regeln und Umsetzung von Konsequenzen sind dabei von zentraler Bedeutung.

Liebe Eltern!

Zeigen Kinder und Jugendliche aggressives Verhalten, kann dies unterschiedliche Gründe haben. Die Auseinandersetzung mit den Ursachen, die bei der Entstehung beteiligt waren und an der Aufrechterhaltung mitwirken, hilft bei der Erkenntnis, wer und was sich ändern muss, damit zukünftig weniger aggressives Verhalten gezeigt wird.

In der Literatur wird immer wieder darauf verwiesen, dass aggressives Verhalten von Kindern und Jugendlichen in der Regel durch unterschiedliche Faktoren verursacht und beeinflusst werden kann. Meist handelt es sich um ein Wechselspiel mehrerer Ursachen. Beispielhaft können folgende Ursachen eine Rolle spielen:

Biologische Faktoren: z. B. Auffälligkeiten in der Schwangerschaft (körperlicher, psychischer Stress oder gesundheitliche Probleme der Mutter, toxische Einflüsse durch Nikotin, Alkohol oder andere Substanzen) und genetische Einflüsse, die aggressives Verhalten begünstigen (häufige Impulskontrollstörung in der Familiengeschichte)

Intrapsychische Faktoren des Kindes: z. B. mangelnde Impulskontrolle, schwieriges Temperament (z. B. hohe Irritierbarkeit, Regulationsprobleme, Anpassungsprobleme in neuen Situationen), verzerrte sozial-kognitive Wahrnehmung, Mangel an Problemlösestrategien, reduzierte Empathiefähigkeit (Fähigkeit, die Gefühle anderer zu erkennen und nachzuempfinden), niedrige Frustrationstoleranz

Ungünstige Erziehungsfaktoren: z. B. uneinige Erziehung, inkonsequente Erziehung, emotional kalter Umgang in der Erziehung, unterdrückende Erziehung, zu wenig Normvermittlung und Grenzsetzung in der Erziehung, Abwesenheit eines Elternteils

Familiäre Belastungen: z. B. chronische Beziehungskrisen, Trennungs- oder Scheidungskonflikte, Alleinerziehung, Patchwork-Konstellation, psychische Belastung primärer Bezugspersonen

Belastende Beziehungserfahrungen: z. B. Ablehnung, Misshandlung, Missbrauch, Verstoßung

Entwicklungsprobleme: z. B. Entwicklungskrisen normativer und nicht normativer Entwicklungsaufgaben, schulische Misserfolge, Ablehnung durch andere Kinder und Jugendliche, Identitätsprobleme, ungünstiger Einfluss durch Gleichaltrige

Schulische Probleme: z. B. inkonsequenter Umgang durch Pädagogen, Ablehnung, Kränkung, Bloßstellung, fehlende Grenzsetzung, autoritärer und restriktiver Unterrichtsstil, Mangel an Ritualen, Mangel an angemessener Förderung, Leistungsüberforderung, Leistungsunterforderung

Gewaltmodelle: z. B. durch Eltern, Geschwister, Klassenkameraden, Freunde, andere Personen aus dem sozialen Umfeld (z. B. im Sportverein)

Mediale Gewalteinflüsse: z. B. Konsum von Horror- oder Gewaltfilmen, gewaltverherrlichende Internetvideos, gewaltverherrlichende Spiele

Psychosoziale Belastung: z. B. Armut, niedriges Bildungsumfeld, Arbeitslosigkeit, beengte Wohnverhältnisse, sozial belastetes Umfeld, mangelnde soziale Unterstützung

Überlegen Sie, welche individuellen Ursachen bei der Entstehung und Aufrechterhaltung aggressiver Verhaltensweisen Ihres Kindes eine Rolle spielen. Schreiben Sie die Faktoren auf:

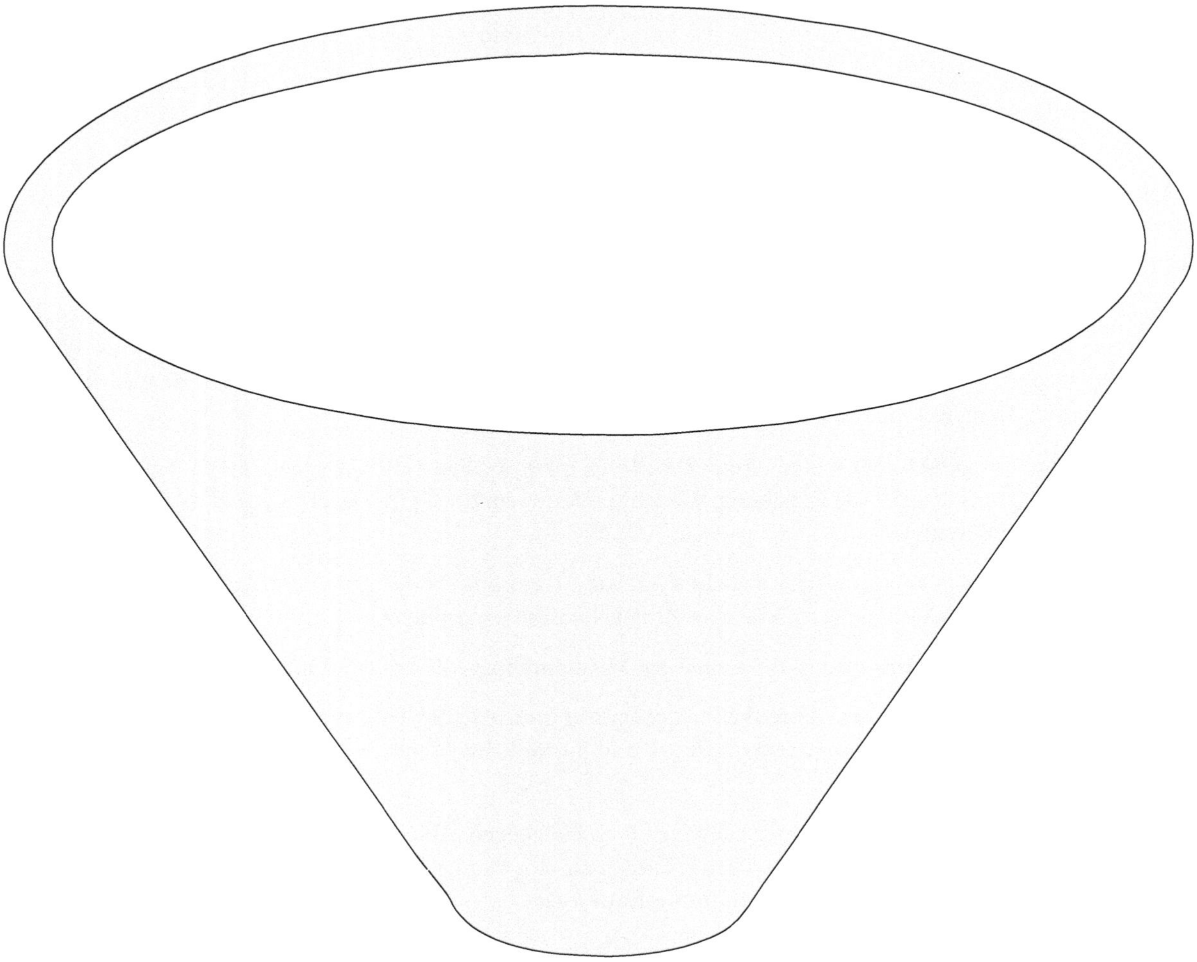

Aggressives Verhalten

Liebe Eltern,

Ihnen ist vielleicht bekannt, dass menschliches Verhalten durch die Art der nachfolgenden Konsequenzen beeinflusst wird. Auch bei aggressiven Verhaltensweisen von Kindern und Jugendlichen ist es so, dass die Wahrscheinlichkeit, mit der diese in Zukunft wieder auftreten, in entscheidendem Maße von den Konsequenzen abhängen.

Beispiel

Max reagiert aggressiv, beschimpft und beleidigt die Mutter, weil er den PC ausmachen soll. Die Mutter schimpft mit Max.

Möglicherweise fragen Sie sich, warum Max in solchen Situationen immer wieder aggressiv reagiert, wenn die Mutter doch schimpft. Schimpfen ist doch keine angenehme Konsequenz!?

Wenn man jedoch genauer hinsieht, dann gibt es eine Reihe von Konsequenzen, die Max durch sein Verhalten erfährt und für ihn zumindest *kurzfristig* durchaus *von Vorteil* sein können:

- Max zieht mit seinem Verhalten die Aufmerksamkeit der Mutter auf sich.
- Max erreicht, dass bei der Mutter heftige Emotionen ausgelöst werden. Möglicherweise erlebt er hierdurch ein Gefühl der Macht oder der Selbstwirksamkeit, weil er die Emotionen der Mutter steuert.
- Max findet durch sein aggressives Verhalten einen Weg, sich unangenehmen Gefühlen Luft zu machen, Erregung und Anspannung abzubauen.

Langfristig ergeben sich durchaus *mehr Nachteile*:

- Die Beziehung zwischen Max und seiner Mutter verschlechtert sich. Max erhält kaum positives Feedback und wenig liebevolle Zuwendung. Die Mutter wird durch das aggressive Verhalten frustriert und entmutigt.
- Die Entwicklung angemessener Sozialkompetenzen, z. B. Regelakzeptanz, Erarbeitung von Kompromissen und altersgemäßer Emotionsregulationsstrategien, bleibt aus.

Leider ist es so, dass die kurzfristigen Konsequenzen oft wirksamer sind und zu einer Aufrechterhaltung des aggressiven Verhaltens beitragen.

Lerntheoretisch wird die Wahrscheinlichkeit für aggressives Verhalten oft durch zwei Mechanismen *erhöht*:

Aggressives Verhalten wird positiv verstärkt. → **Angenehme Konsequenz folgt** (z.B. Aufmerksamkeit, Beachtung, Machterleben). → Die Wahrscheinlichkeit, dass wieder aggressives Verhalten gezeigt wird, steigt.

Aggressives Verhalten wird negativ verstärkt. → **Unangenehme Konsequenz fällt weg** (z.B. Anspannungsreduktion, Unterbrechung einer unbeliebten Tätigkeit). → Die Wahrscheinlichkeit, dass wieder aggressives Verhalten gezeigt wird, steigt.

Bitte überlegen Sie einmal, welche Konsequenzen möglicherweise wirksam sind, um die Wahrscheinlichkeit, dass aggressives Verhalten gezeigt wird, zu senken?

Der Einfluss von Konsequenzen auf aggressives Verhalten

Lerntheoretisch wird die Wahrscheinlichkeit für aggressives Verhalten durch zwei Mechanismen *gesenkt*:

Aggressives Verhalten wird direkt bestraft. → **Bestrafende Konsequenz erfolgt** (z.B. Kind wird festgehalten, wenn es schlägt). → Die Wahrscheinlichkeit, dass wieder aggressives Verhalten gezeigt wird, sinkt.

Aggressives Verhalten wird indirekt bestraft. → **Eine angenehme Konsequenz wird beendet** (z.B. Ignorieren, PC-Verbot bei schlechten Noten). → Die Wahrscheinlichkeit, dass wieder aggressives Verhalten gezeigt wird, sinkt.

Vielleicht fällt es Ihnen schwer herauszufinden, welche Konsequenzen tatsächlich bestrafend für Ihr Kind sind. Das kann daran liegen, dass Ihr Kind im Ernstfall tatsächlich sehr genügsam ist und auf vieles verzichten kann oder dass Konsequenzen, die Sie als sehr unangenehm erachten, vom Kind gar nicht als unangenehm erlebt werden.

Bitte überlegen Sie einmal, in welchen Situationen Ihr Kind oft aggressives Verhalten gezeigt hat und in denen es Ihnen schwerfällt, geeignete Konsequenzen zu finden. Notieren Sie diese in der Tabelle.

Überlegen Sie gemeinsam mit der Therapeutin oder dem Therapeuten Ihres Kindes, welche bestrafende Konsequenz wahrscheinlich dazu beiträgt, dass das aggressive Verhalten sinkt.

Situation	**Bestrafende Konsequenz**

Verstärkung erwünschten Verhaltens

E

Liebe Eltern!

Ein gezielter Einsatz angenehmer, positiver Konsequenzen kann hervorragend eingesetzt werden, um die Wahrscheinlichkeit, dass erwünschte Verhaltensweisen zukünftig mehr gezeigt werden zu erhöhen.

Beispiel

- Max macht auf Aufforderung der Mutter sofort den PC aus. Die Mutter lobt ihn und bedankt sich.
- Max räumt unaufgefordert sein Zimmer auf. Die Mutter erlaubt ihm 15 Minuten länger fernzuschauen.
- Max hilft seiner Mutter beim Einkaufen und darf sich zur Belohnung eine Süßigkeit aussuchen.
- Max bekommt ein Sternchen, wenn er die Hausaufgaben ruhig und vollständig erledigt. Bei fünf Sternchen geht sein Vater mit ihm eine Stunde Fußball spielen.

Bitte überlegen Sie, mit welchen angenehmen, positiven Konsequenzen Sie erwünschte Verhaltensweisen Ihres Kindes verstärken könnten. Sie können hierfür selbstverständlich Ihr Kind auch befragen.

Überlegen Sie gemeinsam mit der Therapeutin oder dem Therapeuten Ihres Kindes, welche Konsequenzen sich für welches Verhalten eignen könnten.

Erwünschtes Verhalten	**Positiv verstärkende Konsequenzen**
....	....
....	....
....	....
....	....
....	....

Liebe Eltern!

Ob sozial erwünschte und kompetente Verhaltensweisen oder sozial unerwünschte, mitunter aggressive Verhaltensweisen – Kinder und Jugendliche lernen viel über die Beobachtung von Modellen in ihrer Umgebung. Um die Zusammenhänge bei der Entstehung der aggressiven Verhaltensweisen Ihres Kindes besser verstehen zu können, bitten wir Sie um eine Einschätzung zu Ihren Eigenschaften als Modell für Ihr Kind.

Bitte erinnern Sie sich daran, dass diese Informationen im Rahmen der Therapie Ihres Kindes sehr vertraulich behandelt werden, jedoch für das Störungsverständnis und die Behandlungsplanung einen sehr wichtigen Betrag leisten.

Reagieren Sie im Umgang mit Ihrem Kind oder anderen impulsiv und emotional?

☐ 1 nie	☐ 2	☐ 3	☐ 4 immer

Reagieren Sie im Umgang mit Ihrem Kind oder anderen verbal aggressiv?

☐ 1 nie	☐ 2	☐ 3	☐ 4 immer

Reagieren Sie im Umgang mit Ihrem Kind oder anderen körperlich aggressiv?

☐ 1 nie	☐ 2	☐ 3	☐ 4 immer

Wie häufig kommt es vor, dass Sie mit Ihrem Kind oder anderen in Streit geraten?

☐ 1 nie	☐ 2	☐ 3	☐ 4 immer

Wie werden Konflikte in Ihrer Familie gelöst?

....

....

Wie reagieren Sie persönlich auf Enttäuschungen?

....

....

Wie reagieren Sie persönlich auf ungerechte Behandlung?

....

....

Wie reagieren Sie persönlich auf Frustration?

....

....

Wie reagieren Sie persönlich auf negative Rückmeldungen?

....

....

Wie reagieren Sie persönlich auf Zurückweisungen?

....

....

Wie reagieren Sie persönlich bei dem Gefühl der Überforderung?

....

....

Wie gehen Sie persönlich mit Stress um?

....

....

Wie reagieren Sie, wenn Ihr Kind Grenzen testet oder Freiheiten einfordert?

....

....

Wie reagieren Sie, wenn Ihr Kind aggressiv wird?

....

....

Wenn Sie sich selbst eine Note im Sozialverhalten (Reflexions- und Konfliktfähigkeit, Vereinbarungen treffen und Einhalten von Regeln, Fairness, Hilfsbereitschaft, Achtung des Kindes oder anderer, Übernahme von Verantwortung und Gestaltung des Gemeinschaftslebens) geben müssten, wie würden Sie sich benoten?

	sehr gut					**mangelhaft**
Selbsteinschätzung meines Sozialverhaltens im Umgang mit meinem Kind	1	2	3	4	5	6
Selbsteinschätzung meines Sozialverhaltens im Umgang mit anderen	1	2	3	4	5	6

Vielen Dank für Ihre Offenheit!

Wichtige Lebensereignisse meines Kindes

Liebe Eltern!

Kinder und Jugendliche werden durch individuelle Lebensereignisse geprägt. Vor allem belastende Ereignisse können bei der Entwicklung von aggressiven Verhaltensweisen eine wichtige Rolle spielen.

Das können beispielsweise Probleme bei der Bewältigung normativer Lebensereignisse sein. Hierunter werden relativ voraussehbare Ereignisse in der Entwicklung verstanden, z. B. Geburt, Eintritt in den Kindergarten, Einschulung, Umschulung in eine weiterführende Schule usw.

Es können aber auch Probleme bei der Bewältigung nicht normativer Lebensereignisse sein. Hierunter werden relativ unvorhersehbare Ereignisse in der Entwicklung verstanden, z. B. Unfälle, Krisen zwischen den Eltern, Krankheiten, Trennung/Scheidung, Arbeitslosigkeit oder finanzielle Probleme der Familie usw.

Bitte überlegen Sie, welche Ereignisse im Leben Ihres Kindes, belastend und mit Problemen bei der Bewältigung verbunden waren.

Lebensjahr	Für mein Kind belastende und mit Problemen verbundene Lebensereignisse
1.	………………………………
2.	………………………………
3.	………………………………
4.	………………………………
5.	………………………………
6.	………………………………

Lebensjahr	Für mein Kind belastende und mit Problemen verbundene Lebensereignisse
7.	....
8.	....
9.	....
10.	....
11.	....
12.	....
13.	....
14.	....
15.	....

Lebensjahr	Für mein Kind belastende und mit Problemen verbundene Lebensereignisse
16.	....
17.	....
18.	....

4.2 Veränderungsmotivation und Therapieziele

Veränderungsmotivation

Auch wenn es in der Regel gute Gründe für die Vorstellung eines Kindes oder Jugendlichen bei einer Therapeutin oder einem Therapeuten gab und bei vielen Eltern aufgrund der aggressiven Verhaltensweisen ihres Kindes ein hoher Leidensdruck besteht, kann nicht zwangsläufig davon ausgegangen werden, dass bei den Eltern selbst eine hohe Veränderungsmotivation besteht. Mitunter besteht die Vorstellung, dass die aggressiven Verhaltensweisen des Kindes oder des Jugendlichen allein durch die therapeutische Arbeit mit diesem zu beseitigen sind.

Die in der psychotherapeutischen Arbeit mit Kindern und Jugendlichen in der Regel erforderliche Mitarbeit der Eltern, die sich in der Notwendigkeit von Veränderungen ungünstiger Bedingungen im Lern- und Erziehungsumfeld und dem Bedarf ergänzender Anleitung und Unterstützung alternativer Verhaltensweisen im Lebensalltag begründet, muss mitunter erst durch den Aufbau einer Bereitschaft und den Willen zu einer eigenen Veränderung bei Eltern aufgebaut werden.

Eine große therapeutische Herausforderung für Kinder- und Jugendlichenpsychotherapeutinnen und -therapeuten besteht darin, dass der Behandlungsauftrag seitens der Eltern oder Bezugspersonen zunächst nur für das Kind und nicht für die Eltern besteht. Um die elterliche Bereitschaft zur Mitarbeit und Veränderung dennoch zu fördern, gilt es, die Eltern in ihrer Autonomie wertzuschätzen, Ambivalenzen aufzugreifen, diese ernst zu nehmen und zu berücksichtigen sowie die Motive für eigene Veränderungen zu stärken. Dabei ist auch zu beachten, dass die angestrebten Veränderungen für die Eltern vor dem Hintergrund ihrer individuellen Situation und persönlichen Ressourcen umsetzbar sind und diese für ihre Mitarbeit und Bemühungen durch die Therapeutin oder den Therapeuten des Kindes positive Rückmeldungen und wertschätzende Würdigung erfahren.

Therapieziele

Ebenso wie in der therapeutischen Arbeit mit dem Kind oder Jugendlichen ist es für die Zusammenarbeit mit den Eltern von großer Bedeutung, Therapieziele zu formulieren. Durch die konkrete Erarbeitung von Zielen wird es möglich, den Fokus auf relevante Probleme und die Planung darauf abgestimmter Interventionen zur Problembewältigung zu legen. Auch können in der Therapie angestrebte Prozesse bedarfsorientiert und effizient strukturiert werden und eine klare Formulierung von Zielen trägt zu einer transparenten Verständigung für die Art der Zusammenarbeit bei.

Im therapeutischen Prozess kann eine Überprüfung von individualisierten Teilzielen helfen, den Prozess zu evaluieren und gegebenenfalls den Bedarf für weitere Interventionen im Sinne einer adaptiven Therapieplanung aufzuzeigen.

Eltern sollten sowohl in die Formulierung der Ziele ihres Kindes einbezogen als auch motiviert werden, für die Veränderung ihres eigenen Verhaltens im Umgang mit dem Problemverhalten ihres Kindes möglichst konkrete Ziele zu formulieren. Dabei gilt es selbstverständlich, die Ziele an die individuellen Ressourcen und Rahmenbedingungen anzupassen.

Arbeitsmaterialien

INFO 8	Zirkuläre Fragen zur Entwicklung einer anderen Perspektive
INFO 9	Hypothetische Fragen
AB 86	Wunder
INFO 10	Skalierungsfragen
INFO 11	Paradoxe Fragen
AB 87	Der ideale Chef
AB 88	Zielformulierung
AB 89	Ziele – Wichtigkeit und eigene Kompetenzen der Unterstützung
AB 90	Ziele – Inanspruchnahme weiterer Hilfen

INFO 8 Zirkuläre Fragen zur Entwicklung einer anderen Perspektive

T

Manchmal hilft es, den Blick auf die gesamte Familie zu lenken. Zeigen Kinder und Jugendliche aggressive Verhaltensweisen, werden alle Personen beeinflusst. Um die Zusammenhänge besser verstehen zu können, kann es hilfreich sein, die unterschiedlichen Sichtweisen und Perspektiven zu berücksichtigen.

Die Methode des zirkulären Fragens beschreibt ein Vorgehen, bei dem Gefühle und Reaktionen eines Familienmitglieds nicht direkt von der betroffenen Person selbst, sondern von einer dritten Person beschrieben werden. Der Einsatz zirkulärer Fragen kann helfen, die Perspektive zu wechseln oder sich mit der Einstellung und den Verhaltensweisen der anderen Familienmitglieder auseinanderzusetzen. Denkmuster können aufgebrochen, neue Sichtweisen entwickelt und Veränderungen angestoßen werden.

Laden Sie im Rahmen von Familiensitzungen oder Elterngesprächen alle Familienmitglieder ein, die Perspektive zu wechseln und sich mit der Sichtweise, Gefühls- und Gedankenwelt eines anderen Familienmitglieds zu beschäftigen und Mutmaßungen über Antworten und Handlungsweisen aus der Perspektive dieses Mitglieds anzustellen.

Beispiele für zirkuläre Fragen

- Wenn Sie über das aggressive Verhalten Ihres Kindes und die in diesem Zusammenhang bestehenden Probleme sprechen: Wie fühlt sich Ihre Frau oder Ihr Mann wohl, wenn Sie so über Ihr Kind sprechen?
- Wie fühlt sich Ihre Frau oder Ihr Mann, wenn Sie mit Ihrem Kind oder Ihren Kindern streiten?
- Wie fühlt sich Ihre Frau oder Ihr Mann, wenn Sie sich bei anderen Personen über Ihr Kind beklagen?
- Wie geht es Ihrer Frau oder Ihrem Mann, wenn Sie sich zurückziehen?
- Wie fühlt sich Ihr Kind, wenn Sie positiv über die Geschwister oder andere Kinder sprechen?
- Wie wirken Diskussionen, die Sie mit Ihrer Frau oder Ihrem Mann führen, wohl auf Ihr Kind oder Ihre Kinder?
- Was denkt Ihre Mutter oder Ihr Vater, wenn sie oder er Sie mit Ihrem Kind oder Ihren Kindern sieht?

Zur Veranschaulichung können Sie die unterschiedlichen Perspektiven und Zusammenhänge am Flipchart erarbeiten (s. Grafik) oder mittels Stuhlübungen veranschaulichen.

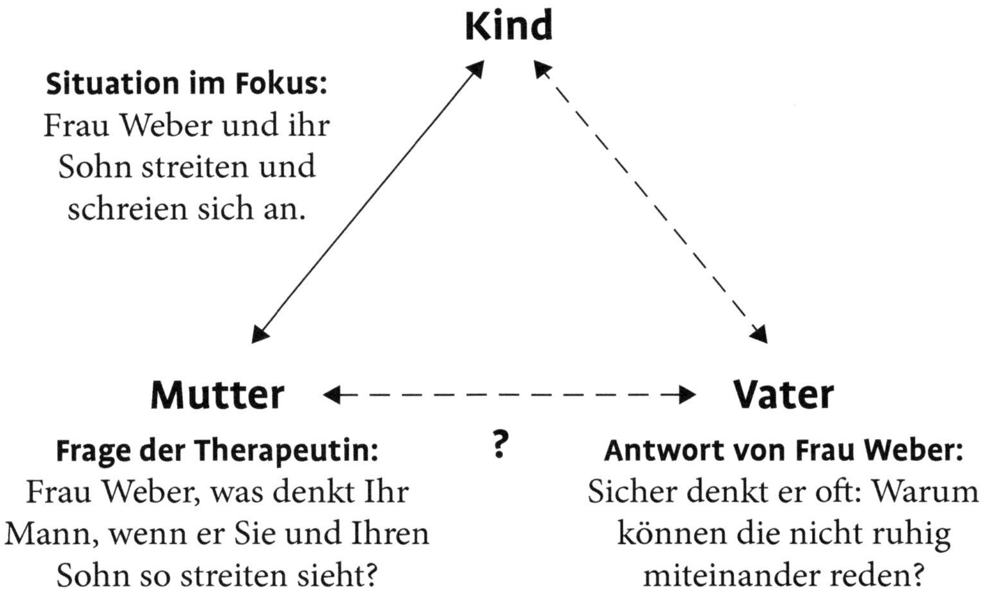

INFO 9 Hypothetische Fragen

T

Oft sind Abläufe in Familien und der Umgang mit Problemen sehr eingefahren und es fällt den Beteiligten schwer, Veränderungsideen zu entwickeln oder an Veränderungsmöglichkeiten zu glauben. Mithilfe hypothetischer Fragen können beispielsweise der bisherige Umgang mit einem Problem reflektiert – und neue, kreative Lösungsmöglichkeiten und Wünsche angestoßen werden.

Beispiele für hypothetische Fragen an Eltern

- Angenommen, Sie beginnen den Tag in Ihrer Familie ab morgen anders als sonst. Was würden Sie tun?
- Angenommen, Sie würden in der Hausaufgabensituation nicht mehr laut werden. Was würde passieren?
- Angenommen, Sie würden nie wieder auf Ihr Kind eingehen, wenn es in diesem fordernden Ton mit Ihnen spricht. Was würde passieren?
- Angenommen, Sie würden Ihren Unmut durch einen Streik zum Ausdruck bringen. Wie würde das aussehen? Was würde passieren?
- Angenommen, es wäre existenziell, dass Sie mit Ihrem Kind in dieser Situation optimal umgehen, was wäre Ihr Beitrag?
- Angenommen, Ihr Kind ist zehn Jahre älter und wohnt nicht mehr bei Ihnen. An was wird es sich erinnern?
- Angenommen, wir sitzen in zwei Jahren zusammen und die aufgestellten Therapieziele sind erreicht, woran werden Sie sich erinnern?
- Angenommen, das Problem wäre nicht mehr da. Was hätten Sie wahrscheinlich getan?
- Angenommen, Sie sitzen in 20 Jahren mit Ihrer Tochter oder Ihrem Sohn zusammen und unterhalten sich über Ihre Beziehung zueinander. Mit welchen Worten über Sie würde Ihr Kind Sie glücklich machen?

Beispiele für Verschlimmerungsfragen

- Angenommen, wir wollten das Problem noch verstärken, was müssten Sie oder Ihr Kind konkret tun?
- Was müssten Sie tun, damit Ihr Kind nicht mehr bei Ihnen wohnen will?
- Was müsste ich als Therapeutin oder Therapeut tun, damit Sie nicht mehr mit mir sprechen?

Beispiele für hypothetische Fragen an Kinder oder Jugendliche

- Angenommen, du würdest dich auf einmal nicht mehr über deinen Klassenkameraden aufregen. Was hätte sich dann verändert?
- Angenommen, du könntest am Wochenende machen, was du willst. Was würdest du tun?
- Angenommen, deine Mutter oder dein Vater hätten das Gefühl sie könnten den eigenen Augen und Ohren nicht mehr trauen und würden denken, dass sie ein anderes Kind vor sich haben. Was hättest du dann verändert?
- Was müsste deine Mutter oder dein Vater tun, um die Situation noch mehr zu verschlimmern? Was könntest du tun, um das Problem zu verschlimmern?
- Angenommen, das Problem existiert in sechs Monaten nicht mehr. Welche Folgen hätte das?

Der Einsatz hypothetischer Fragen ist für die Arbeit Kindern, Jugendlichen und Bezugspersonen denkbar. Ausgewählte Fragen eignen sich auch in Familiengesprächen. Hierdurch können Veränderungsmöglichkeiten unter Berücksichtigung unterschiedlicher Perspektiven und Bedürfnisse sowie die Entwicklung von Kompromissen angeregt werden.

Liebe Eltern,
vielleicht haben Sie schon einmal von der Wunderfrage gehört? Ursprünglich wurde sie vom Psychologen Steve de Shazer entwickelt. Inzwischen wird sie in ähnlich formulierter Weise oft genutzt, um sich eigener Ziele oder Wünsche bewusst zu werden oder Veränderungsideen anzustoßen.

Stellen Sie sich zunächst vor, ein Wunder tritt ein und Ihr Kind zeigt kein aggressives Verhalten mehr. Bitte nehmen Sie sich ein bisschen Zeit und bemühen Sie Ihre Vorstellungskräfte bei der Beantwortung der Fragen.
Was wäre, wenn Ihr Kind von heute auf morgen kein aggressives Verhalten mehr zeigen würde?

....

....

Woran würden Sie merken, dass Ihr Kind kein aggressives Verhalten mehr zeigt?

....

....

Wie würde sich das Verhältnis zu Ihrem Kind ändern?

....

....

Oder ein anderes Wunder tritt ein. Stellen Sie sich vor, Ihnen gelingt es, bei aggressivem Verhalten Ihres Kindes ruhig zu bleiben. Bitte nehmen Sie sich ein bisschen Zeit und bemühen Sie Ihre Vorstellungskräfte bei der Beantwortung der Fragen.
Was wäre, wenn Sie von heute auf morgen ruhig bleiben würden?

....

....

Woran würde Ihr Kind merken, dass das Wunder eingetreten ist?

....

....

Welchen Einfluss hätte das eingetretene Wunder auf Ihr Kind?

....

....

Vielen Dank für Ihre Offenheit!

Skalierungsfragen

T

Skalierungsfragen können vielfältig eingesetzt werden, um unterschiedliche Gewichtungen, Veränderungen und Fortschritte aus der subjektiven Perspektive unterschiedlicher Familienmitglieder zu veranschaulichen.

Beispiele für Skalierungsfragen

- Wie beurteilen die Familienmitglieder ihre Bereitschaft zur Mitarbeit an Veränderungen auf einer Skala von 1 (z. B. gar nicht motiviert) und 10 (hoch motiviert)?
- Wie störend ist das Problem für Sie im Alltag auf einer Skala von 1 (stört mich gar nicht) bis 10 (stört mich massiv)?
- Wie zufrieden sind Sie mit dieser Entscheidung auf einer Skala von 1 (sehr unzufrieden) bis 10 (sehr zufrieden)?
- Wie kam es zu der Verringerung des Problems von 7 auf 4 unter Berücksichtigung der aufgestellten Skala von 0 (Problem ist nicht mehr vorhanden) bis 10 (Problem ist sehr ausgeprägt)?
- Was müsste passieren, damit sich Ihre Stimmung von 4 auf 6 verbessert (anhand einer Skala von 1 = sehr schlechte Stimmung auf 10 = sehr gute Stimmung)?
- Wie konnte es zu einer Verstärkung der Konflikte von 5 auf 8 kommen (anhand einer Skala von 1 = gar keine Konflikte, 10 = extrem viele Konflikte)?

Wir empfehlen, die Skalierung mit den Kindern, Jugendlichen und Eltern je nach Kategorie gemeinsam zu definieren, zum Beispiel:

☐	☐	☐	☐	☐	☐	☐	☐	☐	☐
1	2	3	4	5	6	7	8	9	10
sehr unzufrieden									sehr zufrieden

☐	☐	☐	☐	☐	☐	☐	☐	☐	☐	☐
–5	–4	–3	–2	–1	0	1	2	3	4	5
sehr verschlechtert										sehr verbessert

Um Veränderungen und Fortschritte zu überprüfen, empfehlen wir für zentrale Fragen die kontinuierliche Protokollierung der Skalierungseinschätzungen.

INFO 11 Paradoxe Fragen

T

Oft erleben Eltern, deren Kinder aggressive Verhaltensweisen zeigen, ihre Situation als sehr schwierig und aussichtslos. Sie beschreiben sich als hilflos und unfähig, neue Lösungswege zu gehen. Aufgrund kräftezehrender Interaktionen und großer Erschöpfung scheint die Zuversicht, die Situation verändern zu können, mitunter begrenzt und es fehlt der Blick für vorhandene Ressourcen. Manchmal helfen Überzeichnungen der Situation durch paradoxe Fragen, um durch Gegenreaktionen Ideen für neue Lösungswege anzustoßen. Der Einsatz paradoxer Interventionen führt in der Regel zu Irritationen. Um nicht missverstanden zu werden, kann es mitunter sinnvoll sein, die paradoxe Frage anzukündigen (z. B. »Ich würde Ihnen gerne eine Frage stellen, mit der Sie wahrscheinlich so nicht rechnen«).

Beispiele für paradoxe Fragen an Eltern

- Was darf sich in Ihrer Familie auf keinen Fall ändern und muss unbedingt so bleiben?
- Was müsste Ihre Tochter oder Ihr Sohn tun, damit Sie sie oder ihn endgültig rausschmeißen?
- Was müsste passieren, damit Sie endgültig ausziehen?
- Was müsste passieren, damit Sie endgültig zusammenbrechen?
- Wie könnten Sie es schaffen, sich noch mehr über Ihr Kind aufzuregen?
- Was könnte Ihr Kind tun, um die Situation zu verschlimmern?
- Was könnten Sie tun, um die Situation zu verschlimmern?
- Wie könnten Sie tun, um noch schlechter zu schlafen?
- Was müsste passieren, damit Sie sich noch schneller aufregen?
- Was müsste die Therapeutin tun, damit Sie nicht mehr mit ihr sprechen?

Beispiele für paradoxe Fragen an Kinder oder Jugendliche

- Was könntest du noch anstellen, um endgültig von der Schule zu fliegen?
- Was müsstest du tun, um keinen einzigen Freund zu haben?
- Wie kannst du erreichen, dass dein Vater oder deine Mutter nicht mehr mit dir sprechen?
- Was könnten deine Eltern tun, um deine Situation noch mehr zu verschlimmern?
- Wie kannst du es schaffen, dich noch mehr mit anderen Kindern zu streiten?

Der ideale Chef

Liebe Eltern,

stellen Sie sich vor, Sie haben einen Chef. Er ist freundlich und wertschätzend im Umgang mit Ihnen, erkennt Ihre Leistung an und lobt Sie dafür. Er bringt Ihnen Vertrauen entgegen und fördert Sie darin, eigenverantwortlich Aufgaben zu übernehmen. Benötigen Sie Unterstützung, hält er sie bereit oder sucht gemeinsam mit Ihnen nach einer Lösung. Er formuliert seine Erwartungen transparent. Freiheit und Regeln haben gleichermaßen Platz. Seine Regeln sind für Sie nachvollziehbar und umsetzbar. Er ist ein gutes Vorbild, er handelt entschlossen, zuverlässig, trifft klare Entscheidungen, hält Zusagen ein. Er fragt Sie um Rat und lässt Sie mitgestalten. Entscheidungen, die er trifft, erläutert er transparent, sodass diese für Sie nachvollziehbar sind. Für eigene Fehler entschuldigt er sich. Fehler, die Ihnen unterlaufen, bespricht er mit Ihnen in ruhiger Atmosphäre. Kritik äußert er sachlich, situationsspezifisch und er kann verzeihen. Er formuliert dabei auch, was er sich zukünftig wünscht. Ihr Chef arbeitet mit Ihnen im Team, ist fair, behandelt seine Mitarbeiter gleich, er kooperiert und ist für Veränderungen offen. Er zeigt großes Einfühlungsvermögen und Verständnis, hat ein offenes Ohr und ist loyal. Er geht mit Ihren persönlichen Informationen vertraulich um. Er fördert Sie in Ihren Fähigkeiten und motiviert Sie, neue Wege auszuprobieren. Er verbreitet ein Klima, bei dem bei aller Arbeit Humor und Freude einen festen Platz haben.

Bitte überlegen Sie:

- Mit welchen Gefühlen würden Sie diesem Chef wohl begegnen?
- Wie motiviert würden Sie für diesen Chef arbeiten, wie hoch wäre Ihre Loyalität gegenüber dem Unternehmen?
- Würden Sie auch mal eine Extraarbeit übernehmen?

Stellen Sie sich nun vor, Sie sind der Chef Ihres Kindes. Lesen Sie noch einmal die oben beschriebene Darstellung des idealen Chefs durch und markieren Sie selbstkritisch, hinsichtlich welcher Eigenschaften Sie ein Coaching gebrauchen könnten.

An welchen Zielen möchten Sie arbeiten?

....

....

....

....

....

....

Viel Spaß beim Üben!

Zur Fortsetzung für diese Übung empfehlen wir die Durchführung der Elternübung *Geheime Hausaufgabe 1*, ggf. auch die Elternübung *Geheime Hausaufgabe 2*.

Liebe Eltern!

Genau wie beim Erlernen einer Sportart, eines Musikinstruments oder in der Schule ist es im Rahmen der psychotherapeutischen Behandlung eines Kindes oder Jugendlichen wichtig, Ziele zu formulieren, die man erreichen möchte.

Welche Veränderungen wünschen Sie sich für Situationen, in denen Ihr Kind aggressive Verhaltensweisen zeigt? Bitte denken Sie bei der Formulierung an Situationen,

- in denen es häufig zu Konflikten kommt,
- aufgrund derer Sie schon oft negative Rückmeldungen über Ihr Kind von anderen erhalten haben,
- die Ihnen große Sorgen bereiten,
- die bei Ihnen im Umgang mit Ihrem Kind zu großer Rat- und Hilflosigkeit führen.

Notieren Sie relevante Ziele aus Ihrer Sicht:

....

....

....

....

....

....

....

....

....

....

....

Auf den folgenden Seiten finden Sie die Anleitung für die Formulierung einer Zielerreichungsskala und deren Überprüfung anhand eines Fallbeispiels.

Um eine eigene Zielerreichungsskala für Ihr individuelles Ziel mit Ihrem Kind zu formulieren, finden Sie dann auf einer weiteren Seite eine entsprechende Vorlage. Selbstverständlich können Sie dieses auch für die Formulierung eines eigenen Ziels verwenden.

Wir wünschen Ihnen viel Spaß beim genauen Analysieren und präzisen Formulieren von (Teil-)Zielen und dann natürlich noch mehr Spaß beim Auswerten der hoffentlich positiven Veränderungen.

Fallbeispiel

Die Familie schildert folgendes Problem: Linus reagiert täglich aggressiv, wird verbal ausfallend, schmeißt mit Gegenständen und knallt die Tür, wenn er in seiner Medienzeit begrenzt und aufgefordert wird, seine Tätigkeit zu beenden.

Im Rahmen einer Zielerreichungsskala werden mit der Familie Teilziele formuliert, um die Veränderungen messbar zu machen:

(1) Zunächst wird der Sollwert 0, das heißt ein realistisch erreichbares und erwartbares Ziel formuliert.
(2) Im Weiteren werden sowohl ein Ziel, das etwas mehr über dem Sollwert liegt (+1), und ein Ziel, das etwas unter dem Sollwert liegt (–1), formuliert.
(3) In einem letzten Schritt werden sowohl ein Ziel, das deutlich über dem Sollwert liegt (+2), und ein Ziel, das deutlich unter dem Sollwert liegt (–2), formuliert.

Beispiel für die Formulierung einer Zielerreichungsskala

Zielerreichungsniveau		Zielformulierung
+2	Ziel, deutlich über dem Sollwert	Linus beendet seinen Medienkonsum nach der vereinbarten Zeit eigenständig, ohne daran erinnert zu werden.
+1	Ziel, etwas über dem Sollwert	Linus akzeptiert Begrenzungen der Medienzeit selbstverständlich und ohne Unmutsbekundungen.
0	Sollwert (realistisches und zu erwartendes Ziel)	Linus kommt ohne Schimpfwörter und Beleidigungen gegenüber anderen aus und schmeißt nicht mehr mit Gegenständen, wenn er in seiner Medienzeit begrenzt wird. Er zeigt seinen Unmut kurz (z. B. mürrisches Gesicht, Ignorieren)
–1	Ziel, etwas unter dem Sollwert	Linus wird zwar noch verbal ausfallend gegenüber anderen, knallt aber nicht mehr die Tür und schmeißt nicht mehr mit Gegenständen, wenn er in seiner Medienzeit begrenzt wird.
–2	Ziel, deutlich unter dem Sollwert	Linus wird verbal ausfallend gegenüber anderen, knallt die Tür, schmeißt aber nicht mehr mit Gegenständen, wenn er in der Medienzeit begrenzt wird.

Um die Veränderungen über den Verlauf zu messen und einen Fortschritt überprüfen zu können, erfolgt die Protokollierung für jeden Tag.

Beispiel für die Protokollierung der Zielerreichung im Verlauf

13. KW	Mo	Di	Mi	Do	Fr	Sa	So
+2							
+1							
0			X	X			
–1		X			X		X
–2	X					X	

14. KW	Mo	Di	Mi	Do	Fr	Sa	So
+2							
+1			X	X			
0		X					X
–1	X					X	
–2					X		

15. KW	Mo	Di	Mi	Do	Fr	Sa	So
+2							
+1			X	X			
0	X	X			X		X
–1						X	
–2							

Unsere Zielerreichungsskala

Beschreibung der Problemsituation:

....

....

....

Formulierung der Ziele

Zielerreichungsniveau		**Zielformulierung**
+2	Ziel, deutlich über dem Sollwert	
+1	Ziel, etwas über dem Sollwert	
0	Sollwert (realistisches und zu erwartendes Endziel)	
–1	Ziel, etwas unter dem Sollwert	
–2	Ziel, deutlich unter dem Sollwert	

Wochenprotokoll zur Überprüfung der Ziele

...... KW	**Mo**	**Di**	**Mi**	**Do**	**Fr**	**Sa**	**So**
+2							
+1							
0							
–1							
–2							

Ziele – Wichtigkeit und eigene Kompetenzen der Unterstützung

E

Liebe Eltern!

Sie haben bereits mitbekommen, dass eine Verhaltensänderung Ihres Kindes maßgeblich durch Sie beeinflusst werden kann. Durch Ihre Mithilfe und Ihr Engagement, Ihr Kind anzuleiten, Fortschritte zu würdigen und vereinbarte Konsequenzen umzusetzen, erhöht sich die Wahrscheinlichkeit, dass Ihr Kind seine Ziele erreicht. Auf diesem Arbeitsblatt bitten wir Sie, Ihre eigene Bereitschaft an der Erreichung der einzelnen Ziele mitzuarbeiten, zu überprüfen.

Vielleicht haben Sie bereits gemeinsam mit Ihrem Kind und der Therapeutin oder dem Therapeuten Ihres Kindes Ziele formuliert? Wenn das so ist, können Sie Ihre Bereitschaft, daran mitzuwirken, hier überprüfen. Wenn Sie noch keine Ziele formuliert haben, können Sie dies an dieser Stelle tun.

Bitte formulieren Sie das Therapieziel und schätzen Sie ein, wie wichtig Ihnen das Erreichen des Ziels ist, wie hoch Sie die Schwierigkeit einschätzen, dass das Ziel erreicht werden kann, und wie hoch Sie Ihre eigenen Kompetenzen einschätzen, Ihr Kind beim Erreichen des Ziels zu unterstützen:

Therapieziel: …………………………………………………… ……………………………………………………					
Wie wichtig ist Ihnen das Ziel?					
0	2	4	6	8	10
nicht wichtig					sehr wichtig
Wie schwer wird es, das Ziel zu erreichen?					
0	2	4	6	8	10
nicht schwer					sehr schwer
Wie schätzen Sie Ihre Kompetenzen zur Unterstützung ein?					
0	2	4	6	8	10
nicht hoch					sehr hoch

Bitte überlegen Sie abschließend, wer oder was ergänzend zu der Zusammenarbeit mit der Therapeutin oder dem Therapeuten Ihres Kindes hilfreich wäre, damit Ihr Kind das Ziel erreicht. Wer oder was könnte Ihr Kind und Sie bei der Erreichung unterstützen oder Sie in Ihren Kompetenzen stärken?

……………………………………………………………………………………

……………………………………………………………………………………

……………………………………………………………………………………

Vielen Dank für Ihre Offenheit!

Liebe Eltern!

Die Erziehung eines Kindes kann Eltern vor besondere Herausforderungen stellen und kräftezehrend sein. Manchmal reichen die eigenen Ressourcen nicht aus, um sich den damit verbundenen Schwierigkeiten zu stellen, ohne auszubrennen.

Wenn auch Sie schon einmal an einen solchen Punkt gekommen sind oder aktuell das Gefühl haben, nicht alleine genug Kraft für die notwendigen Veränderungen aufbringen zu können, bitten wir Sie, sich einmal Gedanken darüber zu machen, welche weiteren Hilfen für Sie, ergänzend zu der eingeleiteten psychotherapeutischen Behandlung Ihres Kindes, hilfreich sein könnten.

Wer könnte helfen?	**Mögliche Ziele (Beispiele)**	**Könnte mir/uns das helfen?**		
		ja	**nein**	**vielleicht**
Familie	Austausch			
	Unterstützung im Alltag			
Freunde	Austausch			
	Unterstützung im Alltag			
Erzieher oder Lehrer meines Kindes	Austausch über Probleme			
	Erarbeitung von Strategien im Umgang			
	Beratung			
Ärzte	Beratung			
	medikamentöse Behandlung			
	teilstationäre Behandlung			
	vollstationäre Behandlung			
Jugendamt	Beratung zu möglichen Hilfen zur Erziehung			
	Erziehungsberatung			
	Erziehungsbeistand			
	Familienhilfe			
	Tagesgruppe			
	stationäre Hilfen			
Beratungsstelle	spezifische Beratung zum Umgang mit Gewalt			
	Drogenberatung			
	Internet- und Mediensucht			
Anti-Aggressions-training	Vorbeugung eigener Aggression			
	Reduktion eigener Aggression			

Wer könnte helfen?	Mögliche Ziele (Beispiele)	Könnte mir/uns das helfen? ja	nein	vielleicht
Therapeutische Unterstützung	diagnostische Abklärung eigener Belastungen			
	psychotherapeutische Behandlung			
Elternmediation	Beratung bei Konflikten, Trennung, Scheidung			
Paarberatung	Beratung und Unterstützung bei Paarkonflikten			
Paartherapie	Behandlung paarrelevanter Störungen			

Bitte überlegen Sie dann, wenn Sie unter den oben aufgeführten Beispielen mögliche Hilfen als hilfreich (ja) oder vielleicht hilfreich angekreuzt haben, warum Sie diese bislang noch nicht in Anspruch genommen haben? Welche Sorgen oder Befürchtungen haben Sie bislang abgehalten?

....

....

....

....

Wer oder was könnte Ihnen die Inanspruchnahme weiterer Hilfen erleichtern?

....

....

....

....

Besprechen Sie mit der Therapeutin oder dem Therapeuten Ihres Kindes konkret, ob gegenwärtig der richtige Zeitpunkt für die Einleitung weiterer Hilfen ist. Überlegen Sie gemeinsam, welche Schritte notwendig sind, um weitere Hilfe zu bekommen.

Überlegen Sie konkrete Erwartungen und Ziele, die Sie durch die Inanspruchnahme einer weiteren Hilfe anstreben, und formulieren Sie diese zur Vorbereitung:

Erwartungen und Ziele, die ich mit der Suche nach Hilfe verbinde:

....

....

....

....

....

Setzen Sie sich ein Zeitfenster für den nächsten Schritt (z. B. Kontaktaufnahme oder Terminvereinbarung innerhalb der nächsten Woche):

....

....

....

Berichten Sie der Therapeutin oder dem Therapeuten Ihres Kindes von Ihren Aktivitäten zur Inanspruchnahme weiterer Hilfen. Werten Sie das Ergebnis gemeinsam aus und besprechen Sie den nächsten Schritt.

Mein nächster Schritt:

....

....

Nutzen Sie Elterngespräche mit der Therapeutin oder dem Therapeuten Ihres Kindes, um die Empfehlungen und den Nutzen durch die weiteren Hilfen auszuwerten.

Viel Mut und schöne Erfahrung für die Inanspruchnahme weiterer Hilfen!

4.3 Ressourcenaktivierung und Selbstfürsorge

Die Aktivierung von Ressourcen und Berücksichtigung von Strategien der Selbstfürsorge sollte in der Arbeit mit Eltern, deren Kind aggressive Verhaltensweisen zeigt, unbedingt Berücksichtigung finden. Die folgenden Arbeitsmaterialien sollen helfen,

- die Aufmerksamkeit auf vorhandene Fähigkeiten und Kompetenzen zu lenken, um das Selbstwirksamkeitserleben von Eltern zu erhöhen;
- Ressourcen im Umfeld zu identifizieren und dazu anzuregen, ein Helfernetz zu installieren, sodass eine Verhaltensänderung in unterschiedlichen Lebensbereichen begleitet und Anstrengungen auf mehrere Schultern verteilt werden können;
- Interaktionsmuster zu verändern, um einen positiven, motivierenden, anleitenden und liebevollen Umgang mit dem Kind zu fördern;
- Eltern in einer für sie stabilisierenden Selbstfürsorge anzuleiten, um auch für den Umgang mit belastenden Situationen wieder über ausreichend Energie zu verfügen;
- bei Eltern Möglichkeiten der Emotionsregulation zu thematisieren, damit sie die Kompetenzen im Umgang mit eigenen belastenden Emotionen erweitern und sich in ihrem erzieherischen Umgang als wirksam, kontrolliert und kompetent erleben.

Arbeitsmaterialien

INFO 12	Ressourcenorientierte Fragen
AB 91	Kalender für schöne Momente
AB 92	Kompliment an mich selbst
AB 93	Ressourcen meines Kindes
AB 94	Auszeit für Eltern
AB 95	Soziales Netz der Unterstützung
ÜBUNG 2	Achtsamkeitsübungen für Eltern
AB 96	Selbstregulation für Eltern
ÜBUNG 3	Geheime Hausaufgabe 1
ÜBUNG 4	Geheime Hausaufgabe 2

INFO 12 Ressourcenorientierte Fragen

T

Eltern, deren Kinder aggressive Verhaltensweisen zeigen, haben oft das Gefühl, dass mehr schief als gut läuft und problematische Zeiten überwiegen. Umso erstrebenswerter ist es, den Fokus auf die vorhandenen Ressourcen zu lenken. Lösungsorientierte Fragen können dabei helfen, sich an Strategien und Möglichkeiten zu erinnern, die bereits ausprobiert wurden, und welche Ressourcen entdeckt und weiterentwickelt werden können.

Beispiele für ressourcenorientierte Fragen an Eltern

- In welchen Momenten machen Sie sich keine Sorgen oder welche Zeiten laufen ohne Probleme? Im Vergleich zu den schwierigen Momenten oder Zeiten, was ist dann anders?
- Was muss passieren, damit die guten Phasen länger anhalten?
- Wie vermeiden Sie in guten Momenten, dass Ihr Kind nicht aggressiv reagiert?
- Was ist notwendig, damit ein störungsfreier Ablauf garantiert ist?
- Wer könnte Sie unterstützen?
- Welche Ihrer Fähigkeiten ist besonders wertvoll für einen wirkungsvollen Umgang mit Situationen, in denen Ihr Kind aggressiv reagiert?
- Wie schaffen Sie es, dass die Situation nicht noch schlimmer wird?
- Welche vergleichbaren Situationen haben Sie in der Vergangenheit schon erfolgreich bewältigt? Welche Ihrer Kompetenzen war hierbei besonders hilfreich?

Beispiele für ressourcenorientierte Fragen an Kinder und Jugendliche

- Was tust du, damit es mit deiner Freundin oder deinem Freund nicht zum Streit kommt?
- Wie schaffst du es, dass sich nicht alle Lehrer über dich beschweren?
- Wie schaffst du es, bei den Hausaufgaben manchmal nicht auszuflippen? Was machst du in diesen Zeiten anders als in den Zeiten, wo es bei den Hausaufgaben eskaliert?
- Was tust du dafür, dass deine Mutter oder dein Vater freundlich mit dir redet?
- Was tust du dafür, dass andere gerne Zeit mit dir verbringen oder dich einladen?
- Was gefällt dir an dir oder auf welche Eigenschaft bist du besonders stolz?
- Wann hast du Ärger verspürt und es geschafft, nicht aggressiv zu reagieren? Wie hast du das gemacht?

AB 91 Kalender für schöne Momente

Liebe Eltern!

Verhalten sich Kinder und Jugendliche häufig aggressiv und kommt es immer wieder zu Konflikten, löst dies in ihrem Umfeld oftmals Erschöpfung, Resignation oder eigene Aggression aus. Geht der Blick für die Momente verloren, in denen sich das Kind oder der Jugendliche sozial angemessen verhält, verstärkt sich die Wahrnehmung des Kindes oder Jugendlichen, immer nur kritisiert oder angegriffen zu werden.

Für die Stärkung eines positiven Selbstbildes ist es umso wichtiger, dass Kinder und Jugendliche regelmäßig positives Feedback zu ihrem eigenen Verhalten erhalten. Neben dem persönlichen Lob und positiven Feedback kann es motivierend sein, wenn in einem Kalender schöne Situationen festgehalten werden. Beispiel:

25. Montag	Louis hat sich ruhig zurückgezogen, als ich ihn gebeten habe, mein Gespräch mit der Lehrerin nicht zu unterbrechen, obwohl er mir was zeigen wollte.
26. Dienstag	Louis hat heute von sich aus seine Süßigkeiten mit seiner Schwester geteilt.
27. Mittwoch	Louis hat sich für seine Kleckerei am Mittagstisch entschuldigt, ist in die Küche gegangen und hat den Tisch alleine wieder sauber gemacht.
28. Donnerstag	Louis musste heute beim Spiel seiner Mannschaft oft auf der Ersatzbank sitzen. Er hat das mit Teamgeist genommen und die anderen angefeuert.
29. Freitag	Heute habe ich Louis beschuldigt, seinen Sportbeutel verloren zu haben. Ich war unfreundlich, aber er blieb ruhig und hat den Turnbeutel aus dem Ranzen geholt.
30. Samstag	Louis hat mitbekommen, wie ein anderes Kind ausgeschlossen wurde, und sich daraufhin mit ihm beschäftigt.
31. Sonntag	Louis war heute beim Familienfest ein absolutes Vorzeigekind. Er war höflich und freundlich und hat mich sehr stolz gemacht.

Anmerkung: Nicht immer sind Kinder oder Jugendliche offen für Lob. Sie können mit Ihrem Kind aber vereinbaren, dass Sie den Kalender an einen zugänglichen Ort legen, sodass er oder sie auch selbst nachlesen kann, was Ihnen alles positiv auffällt.
Insbesondere bei jüngeren Kindern kann der Kalendereintrag auch durch ein Smiley-System ergänzt werden:

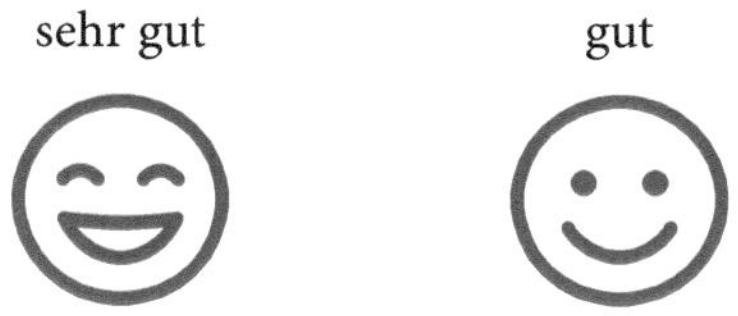

Wir empfehlen jedoch, immer konkret festzuhalten, in welcher Situation Sie erfreut waren, da das Kind so spezifisch merken kann, durch welches Verhalten es positiv auffällt.

Außerdem läuft ja nicht alles an einem Tag gleich gut oder schlecht. Durch konkrete Schilderungen können Verallgemeinerungen reduziert und positive Situationen hervorgerufen werden.

Viel Spaß mit dem neuen Blick auf Ihr Kind!

Datum	Gesten, Verhaltensweisen oder andere Zeichen meines Kindes auf die ich stolz bin
	....
	....
	....
	....
	....
	....
	....

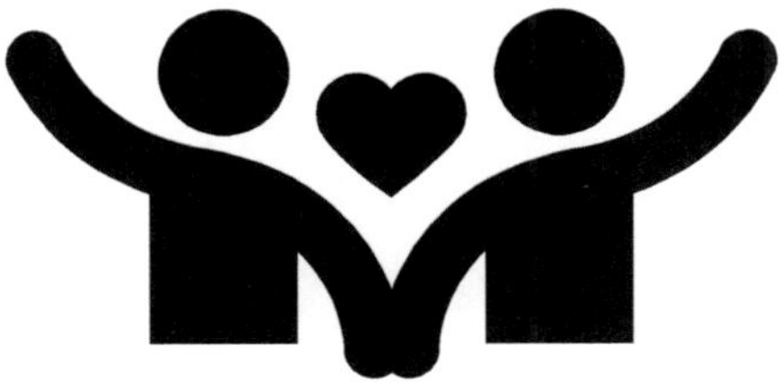

AB 92 Kompliment an mich selbst

E

Liebe Eltern!

Auch wenn Sie der Umgang mit den aggressiven Verhaltensweisen Ihres Kindes vor besondere Herausforderungen stellt, tragen Sie mit Ihren Kompetenzen dazu bei, dass schwierige Situationen entschärft oder beendet werden. Mit diesem Arbeitsblatt wollen wir Sie dazu ermutigen, dass Sie sich selbst Komplimente für kompetentes Erziehungsverhalten machen.

Überlegen Sie einmal, wann Sie stolz auf Ihre Reaktion oder Ihren Umgang mit problematischem Verhalten Ihres Kindes waren. Was haben Sie getan, gedacht oder gefühlt? Formulieren Sie eine positive Rückmeldung oder ein Kompliment an sich selbst.

Beispiel

Liebe Marie, heute hast du ganz wunderbar die Ruhe bewahrt, als Nicolas ausgeflippt ist, weil er seine Turnschuhe nicht sofort gefunden hat. Du hast in ruhigem Ton mit ihm gesprochen, ihn in Ruhe toben lassen und ihm in bestimmten, freundlichen Ton gefragt, ob er sich erinnern kann, wann er sie das letzte Mal gesehen hat.

Vielleicht haben Sie Lust, sich abends ein paar Minuten Zeit zu nehmen, um ein Kompliment des Tages an sich zu formulieren. Sie können sich hierfür zum Beispiel ein kleines Tagebuch neben das Bett legen.

Wenn Sie mit einem Partner oder einer Partnerin zusammenleben, können Sie sich auch gegenseitig ein Kompliment des Tages aussprechen oder formulieren.

Seien Sie nicht frustriert, wenn Ihnen diese Übung nicht immer gelingt. Die Therapeutin oder Therapeut Ihres Kindes wird Sie sicher dabei unterstützen, Ihre Kompetenzen zu entdecken und auszubauen.

Probieren Sie es einmal aus!
Mein Kompliment des Tages an mich selbst:

....

....

....

....

....

....

Datum: ....

Ressourcen meines Kindes

Liebe Eltern!

Dieses Arbeitsblatt soll Ihnen helfen, sich über positive Eigenschaften Ihres Kindes bewusst zu werden. Unterstreichen Sie in der Farbe ☐ zehn Eigenschaften, die ganz sicher zu Ihrem Kind gehören, und in der Farbe ☐ Eigenschaften, von denen Sie sich wünschen, dass Ihr Kind sie entwickelt.

abenteuerlustig, achtsam, aktiv, anpassungsbereit, anpassungsfähig, aufgeschlossen, aufmerksam, aufmunternd, ausdauernd, attraktiv

bedacht, begabt, begeisterungsfähig, bescheiden

charmant, clever

dankend, diplomatisch, diszipliniert

echt, ehrgeizig, ehrlich, eigenständig, einfallsreich, einfühlsam, einsichtig, empfindsam, energievoll, engagiert, entgegenkommend, erfinderisch

fair, familiär, fantasiereich, feinfühlig, fokussiert, folgsam, freudvoll, freundlich, friedfertig, fröhlich, flexibel, friedliebend

gastfreundlich, geduldig, gefühlvoll, gehorsam, gelassen, genau, gepflegt, geschickt, gesprächig, gewissenhaft, glücklich, großzügig, gerecht

harmoniebedürftig, harmonisch, herzlich, hilfsbereit, höflich, humorvoll

ideenreich, intelligent, interessiert

jugendlich

kinderlieb, kommunikationsfreudig, kompromissbereit, kontaktfreudig, kontaktsuchend, konzentriert, kritikfähig, kreativ, kooperativ

lebendig, lebenslustig, leistungsbereit, leistungsstark, lernbereit, lernfähig, lernwillig, liebenswürdig, lustig, liebevoll

mitfühlend, motiviert, mutig

nachgiebig, Nähe suchend, naturverbunden, nett, neugierig

offen, optimistisch, ordentlich, organisiert

pfiffig, pflichtbewusst, planend, praktisch, problembewusst

realistisch, reflektiert, respektvoll

sachlich, schlagfertig, schuldbewusst, selbstbeherrscht, selbstsicher, selbstständig, sensibel, sorgfältig, spontan, sportlich, stressresistent, sozial

taktvoll, teamfähig, tierlieb, tolerant, treu

unbefangen, unbekümmert, unternehmerisch, unkompliziert

verantwortungsbewusst, verantwortungsvoll, verlässlich, vernünftig, verlässlich, verschwiegen, verträglich, versöhnlich, vertrauenswürdig, verständnisvoll, verzeihend

warmherzig, weltoffen, wertschätzend, witzig, wissbegierig

zuvorkommend, zielbewusst, zuverlässig, zärtlich

eigene Ergänzungen: ....

Liebe Eltern,

vielleicht sind Sie schon mal mit dem Flugzeug geflogen? Dann haben Sie miterlebt, dass den Fluggästen zu Beginn eines Fluges durch das Personal Sicherheitshinweise demonstriert werden. Für den Fall eines Druckabfalls in der Kabine werden die Passagiere gebeten, Sauerstoffmasken anzulegen. Eltern werden gebeten, dies zunächst bei sich zu tun, bevor sie ihren mitreisenden Kindern dabei helfen.

Viele Eltern würden in einer Gefahrensituation wahrscheinlich intuitiv den Impuls haben, zunächst ihrem Kind zu mehr Sicherheit zu verhelfen und erst dann sich selbst. Warum ist es jedoch wichtig, die Reihenfolge der Sicherheitsanweisungen zu befolgen?

....

....

....

....

Die oben aufgeführte Metapher soll Ihnen verdeutlichen, dass es im Alltag von Eltern wichtig ist, auf sich selbst zu achten, um genug Energie für die erzieherischen Herausforderungen zu haben. Nehmen Sie sich fünf Minuten Zeit und überlegen Sie, was Sie in der letzten Woche konkret für sich getan haben, um Ihren persönlichen Eltern-Akku wieder aufzuladen. Wie viel Zeit haben Sie sich geschenkt?

Wochenprotokoll der mir selbst geschenkten Zeit

Aktivität	**Dauer in Minuten**
....	....
....	....
....	....
....	....
....	....
....	....
....	....
....	....
....	....
....	....
....	....
....	....

Wie ist es Ihnen bei der Bearbeitung der Aufgabe ergangen?

sehr gut (++)	gut (+)	durchwachsen (.)	schlecht (–)	sehr schlecht (––)

Wie zufrieden sind Sie selbst mit dem Einsatz, den Sie für sich selbst erbracht haben?

nicht (––)	wenig (–)	mittelmäßig (.)	ziemlich (+)	sehr (++)

Welche Veränderungen würden Sie sich wünschen? Schreiben Sie dies möglichst konkret auf. Sie könnten überlegen, wie kleine und große Auszeitmöglichkeiten für Sie zur Erholung beitragen würden.

Meine Wunschliste für eigene Auszeiten:

....

....

....

....

....

....

Wer sollte von Ihrer Wunschliste erfahren, um Sie bei der Realisierung zu unterstützen?

....

....

....

....

....

....

....

....

In dieser Liste finden Sie Aktivitäten und Tätigkeiten, die Ihnen möglicherweise eine Anregung für eigene Auszeiten bietet:

- eine Tasse Tee oder Kaffee trinken, ohne etwas anderes dabei zu tun
- langsam Schokolade essen
- Fünf Minuten Nichtstun (hinsetzen und Augen schließen)
- den Tag für mich beginnen, bevor alle anderen erwachen
- mich mit Ruhe pflegen
- in den Garten oder die Natur gehen
- Musik hören
- lesen
- Yoga machen
- mir etwas gönnen (Lieblingszeitschrift)
- Film sehen
- Kopfhörer aufziehen
- Sport treiben
- in die Wanne legen
- telefonieren
- Mittagsruhe einführen
- früh ins Bett gehen
- im Kalender Zeit für mich blocken
- schöne Dinge planen und festlegen
- Kurs besuchen, der mir Spaß macht
- mit Freund oder Freundin verabreden
- bummeln
- Aufgaben teilen oder verteilen

Meine eigenen Ideen:

....

....

....

....

....

....

....

....

....

Entscheiden Sie sich bewusst für eigene Auszeiten. Was ist für Sie unter Berücksichtigung Ihrer persönlichen Lebensbedingungen individuell möglich? Was könnte Ihr Vorsatz werden?

Für die nächste Woche nehme ich mir vor, folgende Auszeiten in meinen Alltag einzubauen:

....

....

Tragen Sie im Wochenprotokoll ein, an welchen Tagen Sie sich welche Auszeiten gegönnt haben und wie wohltuend Sie sie erlebt haben.

Wochenprotokoll

	Meine Beschäftigung während der Auszeit	**Hilfreich?**		
		✔	–	✘
Montag				
Dienstag				
Mittwoch				
Donnerstag				
Freitag				
Samstag				
Sonntag				

Meine TOP-3 Auszeiten dieser Woche

(1) ....

(2) ....

(3) ....

AB 95 Soziales Netz der Unterstützung

E

Liebe Eltern!

Der Umgang mit Kindern und Jugendlichen, die aggressive Verhaltensweisen zeigen, erfordert Geduld, Kraft und Ausdauer. Mit dem Wissen um die Bedeutung eines tragfähigen sozialen Netzes bitten wir Sie, sich auf diesem Arbeitsblatt mit Ihrer persönlichen Situation zu beschäftigen. Ziel ist es, sich entweder der vorhandenen sozialen Ressourcen bewusst zu werden oder damit auseinanderzusetzen, in welchen Bereichen eine Erweiterung der sozialen Ressourcen wünschenswert wäre, um Entlastung zu schaffen.

Bitte beschriften Sie jedes Kuchenstück mit einer für Sie relevanten Überschrift (z. B. Partnerschaft, Familie, Freunde, Bekannte, Arbeitskollegen, Nachbarn, Eltern anderer Kinder, Pädagogen aus Kindergarten, Schule, Hort, Helfer, andere). In der Mitte stehen Sie. Tragen Sie dann die Namen der für Sie relevanten Personen ein und überlegen Sie, wer Ihnen nahe steht (nahe der Mitte) und wer gelegentlich oder selten für Sie (eher in den äußeren Kreis oder ganz außen) da ist.

Soziales Ressourcennetzwerk

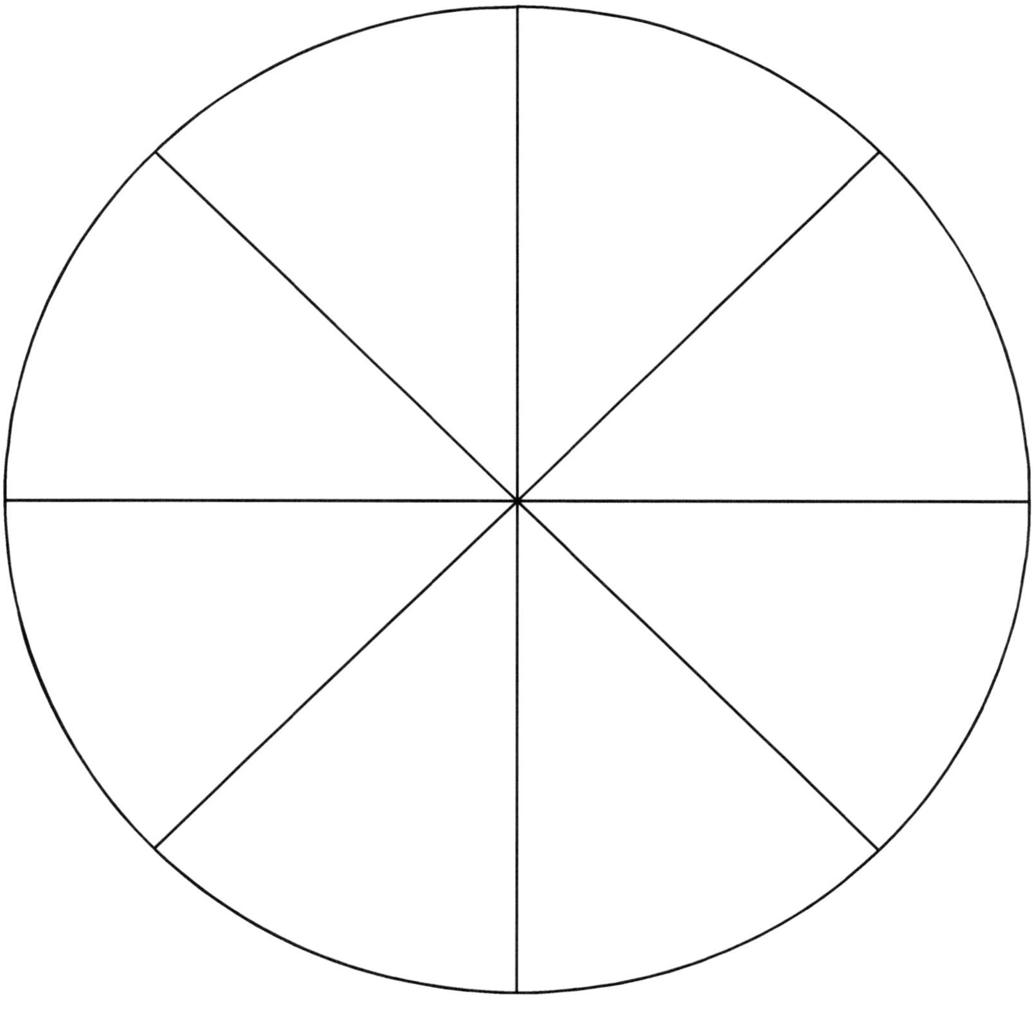

Welche Veränderungen oder Erweiterungen wünschen Sie sich?

Liebe Eltern,

Das Konzept der Achtsamkeit beschreibt die bewusste Lenkung der eigenen Aufmerksamkeit auf den aktuellen Moment (das Hier und Jetzt). Auf diese Weise lernen Sie Ihre mit dem Moment einhergehenden Körperempfindungen, Gedanken, Gefühle und Stimmungen achtsam wahrzunehmen. Egal ob der Moment als angenehm oder unangenehm wahrgenommen wird. Es geht zunächst um eine wertungsfreie innere Beobachtung.

In stressigen Momenten hilft eine achtsame Wahrnehmung dabei, Ruhe, Akzeptanz und Klarheit zu schaffen, gewohnheitsmäßige Reaktionsweisen zu erkennen und neue kreative, wohltuende Handlungsweisen anzuwenden.

Auf diesem Arbeitsblatt haben wir Ihnen einige Achtsamkeitsübungen zusammengestellt. Nehmen Sie sich ein bisschen Zeit und probieren Sie die Übungen aus. Im Anschluss beantworten Sie folgende Fragen.

- Wie hat Ihnen die Übung gefallen?
- Wie schwer ist Ihnen die Durchführung gefallen?
- Wollen Sie diese in Ihren Alltag integrieren?

Achtsames Atmen

Nehmen Sie sich Zeit und lenken Sie Ihre Aufmerksamkeit auf Ihre Atmung. Schließen Sie Ihre Augen und legen Sie Ihre Hände auf Ihren Bauch. Atmen Sie tief durch die Nase ein. Nehmen Sie den Moment bewusst wahr. Atmen Sie durch den Mund aus. Nehmen Sie den Moment bewusst wahr. Variieren Sie Ihre Ein- und Ausatmung und nehmen Sie bewusst wahr, was sich verändert. Stellen Sie sich vor, Sie atmen einen wohltuenden, energiebringenden und beruhigenden Duft ein. Stellen Sie sich vor, Sie atmen Belastungen, Sorgen und Erschöpfung aus. Nehmen Sie wahr, was sich hierdurch verändert.

Achtsame Entschleunigung

Nehmen Sie sich Zeit und lenken Sie Ihre Aufmerksamkeit auf die Tätigkeit, die Sie gerade ausüben. Nehmen Sie sich hierfür nun doppelt so viel Zeit, wie Sie eigentlich dafür eingeplant hatten. Nehmen Sie bewusst wahr, was sich hierdurch verändert. Führen Sie diese Übung auch bei einer gemeinsamen Tätigkeit mit Ihrem Kind durch und nehmen Sie bewusst wahr, was sich hierdurch verändert.

Achtsame Tätigkeit

Überlegen Sie, in welchen Situationen Sie häufig mehrere Tätigkeiten gleichzeitig ausüben (z. B. telefonieren und aufräumen; kochen und mit Ihrem Kind sprechen). Nehmen Sie sich Zeit und lenken Sie Ihre Aufmerksamkeit auf nur eine dieser Tätigkeiten. Achten Sie darauf, dass Sie im Moment bewusst nur eine Tätigkeit ausüben. Nehmen Sie wahr, was sich hierdurch verändert.

Achtsames Gehen

Nehmen Sie sich die Zeit und lenken Sie Ihre Aufmerksamkeit auf Ihr Gehen. Achten Sie bewusst auf jeden Schritt. Nehmen Sie die Bewegungen Ihres Körpers, das Abrollen Ihres Fußes, den Boden der Sie trägt und den Rhythmus Ihrer Schritte bewusst wahr. Verändern Sie das Tempo oder Verlagern Sie Ihr Gewicht und nehmen Sie wahr, was sich hierdurch verändert.
Variation: Sie können diese Übung auch barfuß ausprobieren!

Achtsames Hören

Nehmen Sie sich die Zeit und lenken Sie Ihre Aufmerksamkeit auf die Geräusche des Moments. Schließen Sie die Augen. Achten Sie bewusst auf das, was Sie hören. Zählen Sie die Anzahl der Geräusche, die Sie in dem Moment achtsam wahrnehmen. Nehmen Sie wahr, was sich hierdurch verändert.

Achtsamer Start in den Tag

Nehmen Sie sich nach dem Klingeln Ihres Weckers bewusst Zeit für den Start in den Tag. Öffnen Sie bewusst die Augen und atmen Sie tief ein und aus. Setzen Sie sich auf den Bettrand und atmen Sie tief ein und aus. Lassen Sie die Gedanken kommen und weiterziehen. Spüren Sie bewusst in Ihren Körper. Nehmen Sie Ihre Stimmung wahr. Recken und Strecken Sie sich und starten Sie mit dem Aufstehen bewusst in den Tag. Nehmen Sie wahr, was sich hierdurch verändert.

Achtsame Wahrnehmung von Gedanken

Nehmen Sie sich die Zeit und atmen Sie tief durch. Nehmen Sie achtsam wahr, welche Gedanken Ihnen gerade durch den Kopf gehen. Versuchen Sie, die Gedanken nicht zu beeinflussen, sondern akzeptieren Sie, dass sie da sind. Lassen Sie Ihre Gedanken kommen und gehen. Verurteilen Sie nicht den Inhalt Ihrer Gedanken. Nehmen Sie wahr, was sich hierdurch verändert.

Achtsame Wahrnehmung in der Natur

Nehmen Sie sich die Zeit und gehen Sie in die Natur. Achten Sie aufmerksam auf Geräusche. Fühlen Sie aufmerksam alles, was Sie spüren. Beobachten Sie aufmerksam alles, was Sie sehen. Nehmen Sie wahr, was sich hierdurch verändert.

Achtsam ins Bett gehen

Nehmen Sie sich die Zeit, schließen Sie die Augen und bleiben Sie noch einen Moment aufmerksam. Fühlen Sie Ihren Körper. Nehmen Sie Ihr Atmen wahr. Achten Sie auf die Gedanken, die Ihnen durch den Kopf gehen und lassen Sie die Gedanken weiterziehen. Wünschen Sie sich eine gute Nacht. Nehmen Sie wahr, was sich hierdurch verändert.

Achtsamer Blick in die Ferne

Nehmen Sie sich die Zeit und richten Sie Ihren Blick in die Ferne. Schweifen Sie umher und nehmen Sie wahr, wie sich Ihr Blick weitet. Nehmen Sie wahr, was sich hierdurch verändert.

Achtsamer Umgang mit Gefühlen

Nehmen Sie sich die Zeit und nehmen Sie wahr, was Sie gerade fühlen. Richten Sie Ihre Aufmerksamkeit auf das erste wahrgenommene Gefühl. Versuchen Sie, das Gefühl nicht zu beeinflussen, sondern akzeptieren Sie, dass es da ist. Bleiben Sie einen Moment bei dem Gefühl und nehmen Sie wahr, was sich hierdurch verändert.

Viel Spaß mit den Erfahrungen, die Sie machen, wenn Sie Achtsamkeit praktizieren!

Liebe Eltern,

schwierige Situationen im Alltag können mitunter auch bei Eltern zu sehr heftigen Gefühlen des Ärgers und der Wut und damit einhergehenden aggressiven Verhaltensreaktionen führen. In solchen Momenten bedarf es individueller Strategien zur Selbstregulation. Bitte nehmen Sie sich ein bisschen Zeit, um die folgenden Fragen zu beantworten.

Was tun Sie, wenn Sie angespannt, gereizt oder wütend sind? Welche Strategien haben sich für Sie bewährt, um wieder in ein emotionales Gleichgewicht zu kommen?

....

....

....

....

Gibt es Situationen in denen Sie häufig Ärger verspüren, für die Sie noch keine passende Strategie gefunden haben? Beschreiben Sie diese:

....

....

....

....

In der nachfolgenden Liste finden Sie Vorschläge zu Strategien für den Umgang mit eigener Wut und eigenem Ärger. Überlegen Sie, welche dieser Strategien Sie ausprobieren könnten, um in Zukunft nicht mehr aggressiv zu reagieren. Sie können die für Sie passenden Tipps ankreuzen, umformulieren und selbstverständlich auch eigene Ideen ergänzen.

Strategien ohne Hilfsmittel

☐ Atmen Sie tief durch. Konzentrieren Sie sich auf Ihren Atem und stellen Sie sich vor, Ihren Ärger auszuatmen.
☐ Suchen Sie sich einen Ort, an dem Sie Ihren Ärger loswerden können, ohne dass dies Schaden anrichtet.
☐ Denken Sie an eine Person, die Sie sehr schätzen, und überlegen Sie, was die Person in Ihrer Situation tun würde.
☐ Denken Sie an einen Satz, der Ihnen zur Selbstberuhigung hilft.
☐ Erinnern Sie sich, dass schöne und schwierige Zeiten kommen, aber auch wieder gehen.
☐ Gehen Sie aus der Situation heraus und begeben Sie sich an einen Ort, an dem Sie Ruhe finden.
☐ Machen Sie einen stillen Schrei.

- ☐ Bewegen Sie sich, gehen Sie an die frische Luft (machen Sie zum Beispiel einen Spaziergang oder gehen Sie kurz auf den Balkon).
- ☐ Setzen Sie sich in die Sonne oder legen Sie sich auf eine Wiese.
- ☐ Schauen Sie in die Ferne und gewinnen Sie einen neuen Blick.
- ☐ Stellen Sie sich vor, dass Sie mit jedem Ausatmen ein bisschen Feuer abgeben.
- ☐ Stellen Sie sich vor, Sie sind ein Vogel. Betrachten Sie die Situation von ganz weit oben.
- ☐ Verschwinden Sie in Gedanken an einen beruhigenden Ort.
- ☐ Erinnern Sie sich an einen Moment der Versöhnung mit Ihrem Kind.
- ☐ Zählen Sie in 3er Schritten von 30 rückwärts (30, 27, 24 …).
- ☐ Kanalisieren Sie Ihre Energie, indem Sie Ihre Hände an- und entspannen.
- ☐ Stellen Sie sich als beherrschten, wohlwollenden Chef vor.
- ☐ Belohne Sie sich, wenn Sie die Kontrolle bewahrt haben.

Strategien mit Hilfsmitteln

- ☐ Arbeiten Sie im Garten.
- ☐ Bearbeiten Sie einen Anti-Stress-Ball.
- ☐ Betätigen Sie sich handwerklich.
- ☐ Suchen Sie sich Rat bei einer Person Ihres Vertrauens.
- ☐ Trinken oder essen Sie etwas.
- ☐ Gehen Sie Fahrrad fahren.
- ☐ Kühlen Sie Ihre Hände oder Ihr Gesicht mit kaltem Wasser ab.
- ☐ Hören Sie beruhigende Musik.
- ☐ Kauen Sie Kaugummi.
- ☐ Machen Sie ein Selfie, über das Sie lachen können.
- ☐ Nehmen Sie ein Bad.
- ☐ Riechen Sie an etwas Wohlriechendem.
- ☐ Machen Sie sich eine Notiz, auf der Sie festhalten, was Sie ärgert, und versehen Sie es mit der Erinnerung: später zu erledigen!
- ☐ Schreiben Sie sich Ihren Ärger von der Seele.
- ☐ Zerreißen Sie ein Blatt Papier oder eine Zeitung.
- ☐ Suchen Sie sich irgendein Symbol (ein Bild, was Sie bei sich tragen, eine Notiz im Handy o. Ä.), das Sie an den Vorsatz »die Ruhe zu bewahren« erinnert.

Nach jedem bewältigten Konflikt hat man mehr Erfahrung. Daher legen wir Ihnen nahe, immer noch einmal darüber nachzudenken, was Sie selber dazu beigetragen haben, damit der Konflikt beendet wurde. Nehmen Sie die hilfreichen Strategien in Ihren Strategien-Schatz auf und vergessen Sie nicht, sich dafür wertzuschätzen!

Viel Spaß beim Üben!

ÜBUNG 3 **Geheime Hausaufgabe 1** E

Liebe Eltern,

Erinnern Sie sich an das Arbeitsblatt zum idealen Chef? Wenn Sie dieses noch nicht mit der Therapeutin oder dem Therapeuten Ihres Kindes besprochen haben, sollten Sie dies zunächst tun, um dann diesem Arbeitsblatt fortzufahren.

Wenn Sie sich entschieden haben, an Ihren Qualitäten als »Chef« Ihres Kindes zu arbeiten, schlagen wir Ihnen folgende Übung vor:

Erzählen Sie Ihrem Kind zunächst nur, dass Sie eine Hausaufgabe erhalten haben, aber nicht erzählen dürfen, was diese beinhaltet, obwohl die Aufgabe etwas mit Ihrem Kind zu tun hat. Bitten Sie Ihr Kind, Sie gut im Auge zu behalten, zu beobachten und herauszufinden, was die Aufgabe war.

Kündigen Sie an, dass Sie sich in einer Woche zusammensetzen und über Ihre Hausaufgaben sprechen werden.

Wählen sie aus der Liste mindestens drei Bereiche aus, die Sie üben möchten (selbstverständlich dürfen Sie auch alle Bereiche üben):

- Seien Sie freundlich und wertschätzend im Umgang mit Ihrem Kind.
- Loben Sie Ihr Kind für alles, was es gut und richtig macht.
- Beziehen Sie Ihr Kind ein und übertragen Sie ihm eigenverantwortliche Aufgaben.
- Unterstützen Sie Ihr Kind, wenn es Ihre Hilfe braucht.
- Finden Sie für Schwierigkeiten gemeinsam eine Lösung.
- Formulieren Sie Erwartungen so, dass Ihr Kind nachvollziehen kann, was Sie von ihm wünschen.
- Seien Sie ein Vorbild.
- Halten Sie eigene Versprechen ein.
- Entschuldigen Sie sich für eigene Fehler und nehmen Sie Entschuldigungen an.
- Bleiben Sie in Situationen, die nicht so gut laufen, sachlich, fair und gerecht.
- Suchen Sie Momente, in denen Sie mit Ihrem Kind lachen und Spaß haben können.
- Überraschen Sie mit wohltuenden Gesten.

Und nun toben Sie sich aus. Trainieren Sie so häufig wie möglich und geben Sie nicht auf, wenn es mal nicht funktioniert. Niemand ist perfekt. Setzen Sie sich in einer Woche zusammen und bitten Sie Ihr Kind um eine Rückmeldung.

- Hat es bemerkt, was Sie aufhatten?
- Wie hat dem Kind die Hausaufgabe gefallen?
- Geben Sie Ihrem Kind eine Rückmeldung, was Ihnen an der Hausaufgabe gefallen hat.
- Geben Sie Ihrem Kind auch eine ehrliche Rückmeldung, in welchen Situationen Ihnen die Hausaufgabe schwergefallen ist.

Viel Spaß beim Üben!

ÜBUNG 4 Geheime Hausaufgabe 2

E

Liebe Eltern,

in einer schönen, ruhigen und harmonischen Umgebung ist es leichter, aggressive Verhaltensweisen zu unterlassen. Da Kinder viel durch Beobachtungen ihres Umfeldes lernen, ist es hilfreich, entsprechend Modell zu sein. Dabei muss nicht immer der Fokus alleine auf dem Kind liegen. Kinder finden es auch großartig, wenn der Umgang unter Erwachsenen wertschätzend und liebevoll ist.

Überlegen Sie gemeinsam, bzw. mit Ihrer Partnerin oder Ihrem Partner, in welchen Situationen des Alltags freundliche Gesten zu kurz kommen und mehr etabliert werden können. In der Liste finden Sie einige Vorschläge. Sie können die Liste gerne mit eigenen Vorschlägen ergänzen.

- ein Kompliment machen
- Bitte und Danke sagen
- interessiert zuhören
- eine freundliche Aussprache
- eine herzliche Umarmung
- ein Kuss
- eine nette Botschaft (z. B. eine Notiz auf dem Frühstückstisch oder am Kühlschrank)
- eine Blume oder ein Blumenstrauß
- freiwillig eine Aufgabe übernehmen
- jemanden begleiten oder abholen
- eine gemeinsame Unternehmung planen

....

Besprechen Sie, ob Sie beide bereit sind, an einem Strang zu ziehen und sich gleichermaßen einzubringen. Tragen Sie die Verhaltensweisen, die Sie sich vornehmen, unten in die Liste ein.

Wenn Sie bereit sind, nehmen Sie sich als Paar vor, mit der Aufgabe zu beginnen, ohne Ihrem Kind oder Ihren Kindern davon zu berichten. Lassen Sie Ihr Kind oder Ihre Kinder beobachten, wie ein schöner Umgang miteinander funktioniert.

Beobachten Sie, ob sich auch bei dem Kind oder den Kindern eine Veränderung im Verhalten einstellt.

Nach einer Weile können Sie mit allen Familienmitgliedern besprechen, ob jemand etwas bemerkt hat.

Wir nehmen uns vor, folgende freundliche Gesten vermehrt vorzuleben:

....

....

....

....

....

Viel Spaß beim Üben!

4.4 Umgang mit unterschiedlichen Formen von Aggression

Der Umgang mit aggressiven Verhaltensweisen von Kindern und Jugendlichen stellt immer eine besondere Herausforderung dar. Aufgrund der sehr heterogenen Symptomatik erfordern unterschiedliche Formen von Aggression auch unterschiedliche Herangehensweisen.

In diesem Abschnitt haben wir für die Elternarbeit Arbeitsblätter zu den wichtigsten Problembereichen im Umgang mit unterschiedlichen Formen der Aggression bei Kindern und Jugendlichen zusammengestellt.

Regeln. Die Erarbeitung geeigneter Regeln empfiehlt sich besonders für Situationen, in denen es wiederholt zu Problemen kommt. Durch die erarbeiteten Regeln kann dem Kind oder Jugendlichen vermittelt werden, welche Verhaltensweisen konkret erwartet werden. Die Akzeptanz der Regeln wird jedoch meist erst dadurch gesteigert, dass die Umsetzung klar definierter Konsequenzen bei Einhaltung und Regelverstößen erfolgt. Entsprechend wichtig ist es, sich auch hierüber intensiv Gedanken zu machen und diese Konsequenzen zu definieren.

Wutanfälle. Der Umgang mit Wutanfällen, die häufig mit heftigen Emotionen und hoher Impulsivität einhergehen, bedarf besonderer Beachtung. Zentraler Aspekt für die Elternarbeit ist es, Eltern dafür zu sensibilisieren, klar, gelassen und selbstkontrolliert mit diesen Situationen umzugehen. Eine genaue Analyse der auslösenden Bedingungen und notwendigen Strategien zur Emotionsregulation, die in der Einzelarbeit mit dem Kind und gegebenenfalls auch mit den Eltern zu erarbeiten sind, kann durch die Reflexion vorgekommener Ereignisse und unter Verwendung weiterer Arbeitsblätter aus diesem Buch erfolgen.

Körperliche Aggression. Für den Umgang mit körperlicher Aggression steht die Vermittlung deeskalierender Strategien im Vordergrund. Darüber hinaus sollte sorgsam erwogen werden, welche Maßnahmen zur Vorbeugung weiterer Gewalt ergriffen werden sollten. Auch für diese Form der Aggression ist es in der Elternarbeit von zentraler Bedeutung, dass diese klar, gelassen und selbstkontrolliert mit der Situation umgehen. Aufgrund des erhöhten Risikos einer Gefährdung für die betroffenen Kinder und Jugendlichen selbst sowie anderer Personen müssen bei dieser Form der Aggression auch weitere Maßnahmen besprochen werden und es ist abzuwägen, ob das aktuelle Behandlungssetting ausreicht, um körperlich aggressives Verhalten zu unterbinden. Gegebenenfalls ist abzuwägen, ob intensivere therapeutische Maßnahmen für einen raschen Aufbau sozial angemessener Kompetenzen der gewaltfreien Konfliktlösung in die Wege geleitet werden sollten.

Instrumentelle Aggression. Anders als beim Umgang mit Wutanfällen und körperlicher Gewalt geht instrumentell aggressives Verhalten weniger mit einer hohen Erregung und belastenden Gefühlen einher. Mitunter sind die durch das Verhalten erlebten Konsequenzen (sekundärer Krankheitsgewinn) oft angenehmen und wirken daher aufrechterhaltend. Entsprechend gilt es, Eltern für die Notwendigkeit einer hohen Kontrolle sowie einer klaren und konsequenten Umsetzung möglichst einschränkender und unangenehmer Konsequenzen bei instrumenteller Aggression zu sensibilisieren.

Geschwisterstreit. Für Konflikte unter Geschwistern haben wir ein separates Arbeitsblatt entwickelt. Hierbei geht es darum, dass Eltern dafür sensibilisiert werden sollten, mit allen Kindern in der Familie einen möglichst einheitlichen Umgang bei auftretenden aggressiven Verhaltensweisen zu pflegen.

Arbeitsmaterialien

AB 97	Fehlende Regeleinhaltung und Regelakzeptanz
AB 98	Regeln für bestimmte Situationen
AB 99	Wutanfälle
AB 100	Körperliche Gewalt
AB 101	Instrumentelle Aggression
ÜBUNG 5	Finden angemessener Konsequenzen
ÜBUNG 6	Reflexion einer Beispielsituation
INFO 13	Streit unter Geschwistern

Fehlende Regeleinhaltung und Regelakzeptanz

Liebe Eltern!

Die Akzeptanz von Regeln ist eine wichtige Kompetenz, die Kinder und Jugendliche im Laufe ihrer Entwicklung erwerben müssen. Regeln sind ein wichtiger Bestandteil eines geordneten, sozialen Miteinanders. Durch die Formulierung transparenter Regeln wird den Kindern und Jugendlichen vermittelt, was von ihnen erwartet wird. Gleichzeitig bieten Regeln eine Orientierungshilfe für Kinder und Jugendliche.

Leider zeigen Kinder und Jugendliche mit aggressiven Verhaltensweisen oft ein fehlendes Verständnis für Regeln oder eine unzureichende Bereitschaft, sich an diese zu halten. Die Gründe dafür können unterschiedlich sein. Hier ein paar Beispiele:

- Das Kind oder der/die Jugendliche kennt die Regeln nicht, weil die Regeln nicht kommuniziert wurden.
- Die Regeln wurden missverständlich formuliert oder werden von verschiedenen Personen anders vorgegeben.
- Das Kind oder der/die Jugendliche kann die Regeln nicht nachvollziehen und hat kein Verständnis für die Regeln.
- Die Einhaltung der Regeln ist aufgrund fehlender Kompetenzen oder aufgrund der Komplexität nicht möglich.
- Das Kind oder der/die Jugendliche erlebt keine Notwendigkeit zur Einhaltung der Regeln, weil es weder erkennbare Vorteile noch erkennbare Nachteile hat, wenn er/sie/es sich an die Regeln hält.
- Das Kind oder der/die Jugendliche erlebt große Vorteile durch die Nichteinhaltung der Regel.

Zeigt Ihr Kind oft eine fehlende Regeleinhaltung oder akzeptiert es diese nicht? Dann überlegen Sie einmal, in welchen Situationen das häufig vorkommt und notieren Sie diese.

....

....

....

....

....

....

....

Bitte überlegen Sie gemeinsam mit der Therapeutin oder dem Therapeuten Ihres Kindes, ob einer der oben aufgeführten Gründe das Verhalten Ihres Kindes erklären könnte. Als kleine Hilfestellung können Sie sich mit folgenden Fragen auseinandersetzen:

- Wurden dem Kind oder Jugendlichen die Regeln erklärt?
- Ist das Kind oder der/die Jugendliche in der Lage, die Regeln einzuhalten?
- Gibt es Vorteile für das Kind oder den/die Jugendliche/n, wenn er/sie/es sich nicht an die Regeln hält?

Wir empfehlen für die Situationen, in denen es immer wieder zu Konflikten kommt und in denen Ihr Kind immer wieder aggressives Verhalten zeigt, die Festlegung klarer, unmissverständlicher Regeln. Bitte formulieren Sie beispielhaft eine Situation, für die Sie die Etablierung von Regeln für sinnvoll und notwendig erachten:

....

....

....

Bitte überlegen Sie, warum Ihnen die Einhaltung von Regeln in dieser Situation wichtig ist.

....

....

Besprechen Sie mit Ihrem Kind, für welche Situation Sie die Etablierung von Regeln als wichtig erachten und warum. Überlegen Sie gemeinsam mit Ihrem Kind, wie die Regeln formuliert werden können, damit alle die Regeln verstehen können:

(1) ....

(2) ....

(3) ....

(4) ....

(5) ....

Überlegen Sie, wie Sie die Einhaltung der Regeln kontrollieren könnten und was Sie dafür tun müssen.

....

....

....

Überlegen Sie, wie Sie die Einhaltung der Regeln honorieren könnten. Was wären geeignete Möglichkeiten der Anerkennung?

....

....

....

Überlegen Sie Konsequenzen, die bei der Nicht-Einhaltung der Regeln erfolgen könnten, damit Ihr Kind lernt, dass es von Nachteil ist, sich nicht an Regeln zu halten.

....

....

....

Bei der Etablierung von Regeln ist außerdem wichtig:

- Wenn Kinder und Jugendliche lernen sollen, bestimmte Regeln einzuhalten, ist es von großer Bedeutung, dass Eltern sich ebenfalls an diese halten (z. B. ist es für Kinder und Jugendliche schwer verständlich, dass sie beim Essen das Handy nicht nutzen sollen, wenn die Eltern dies tun).
- Wenn Kinder und Jugendliche die Erfahrung machen, dass die Nicht-Einhaltung bestimmter Regeln nur manchmal mit unangenehmen Konsequenzen verbunden ist, sinkt die Wahrscheinlichkeit, dass sie sich regelmäßig an die Regeln halten. Das heißt, Konsequenzen müssen regelmäßig erfolgen.

Beispiel

Beschreibung der Problemsituation	Regelmäßig führt die Situation der Hausaufgabenerledigung zu Streit zwischen Yannik und seiner Mutter. Yannik beginnt erst spät am Abend mit den Hausaufgaben und lenkt sich selbst während der Bearbeitung mit dem Handy ab.
Ziele	Yannik soll lernen, die Hausaufgaben selbstständig und zuverlässig rechtzeitig zu erledigen, weil das zu seinen Pflichten als Schüler gehört. Er soll dies tun, ohne eine Wutanfall zu bekommen oder aggressiv zu reagieren.
Regeln	Yannik gibt nach der Schule das Handy ab. Der PC bleibt aus. Yannik beginnt eigenständig bis spätestens 14.30 Uhr mit den Hausaufgaben. Yannik kann seine Mutter bei Fragen ansprechen. Die Mutter prüft, ob alle Hausaufgaben erledigt sind.
Konsequenzen	Wenn Yannik seine Hausaufgaben selbstständig und zuverlässig erledigt hat, darf er für zwei Stunden sein Handy nutzen oder am PC spielen. Wenn Yannik nicht rechtzeitig mit seinen Hausaufgaben begonnen hat oder einen Wutanfall bekommen hat, bleiben Handy und PC für diesen Tag aus.

Unsere Regeln

Situation, für die diese Regeln gelten:

....

....

Das sind die Regeln für die Situation:

....

....

Darum ist die Einhaltung der Regeln wichtig:

....

....

Das passiert, wenn die Regeln eingehalten werden:

....

....

Und das passiert, wenn die Regeln nicht eingehalten werden:

....

....

Hiermit bestätige ich, dass ich die Notwendigkeit und Wichtigkeit sowie den Inhalt der Regeln verstanden habe. Ich weiß, was mich bei der Einhaltung und Nicht-Einhaltung der Regeln erwartet.
Unterschriften aller an der Regelbesprechung beteiligten Personen

....

Wutanfälle

Liebe Eltern,

der Umgang mit ungezügelten Gefühlsausbrüchen (Wutanfällen) von Kindern stellt für die Bezugspersonen im Umfeld eine große Herausforderung dar. Bitte analysieren Sie den bisherigen Umgang mit Wutanfällen in Ihrer Familie.

Welche Reaktionen lösen entsprechende Wutanfälle Ihres Kindes bei Ihnen aus?

....

Welche Strategien haben Sie im Umgang mit den Wutanfällen Ihres Kindes bislang ausprobiert?

....

Was fällt Ihnen im Umgang mit den Wutanfällen Ihres Kindes schwer?

....

Im Folgenden finden Sie Strategien, die im Umgang mit kindlichen Wutanfällen wirksam sein können. Lesen Sie diese in Ruhe durch und reflektieren Sie, welche Strategien Sie ausprobieren und trainieren wollen.

- Bleiben Sie in all Ihren Reaktionen ruhig.
- Reden Sie mit Ihrem Kind in ruhigem Ton und normaler Lautstärke.
- Fragen Sie Ihr Kind, ob eine Berührung beruhigend wirkt. Wenn das bejaht wird, berühren Sie Ihr Kind.
- Stellen Sie sicher, dass sich das Kind nicht verletzen kann (z. B. durch Entfernung von gefährlichen Gegenständen, Festhalten auf der Straße …).
- Geben Sie Ihrem Kind Zeit, sich selbst zu beruhigen. Bieten Sie ihm wenn möglich einen ruhigen Ort an (z. B. sein Zimmer).
- Leiten Sie das Kind zur Selbstberuhigung an (z. B. gemeinsames Durchatmen).
- Nehmen Sie die Reaktionen Ihres Kindes nicht persönlich.
- Trösten Sie Ihr Kind, wenn es sich beruhigt hat.
- Reden Sie mit dem Kind über seinen Ärger, die Situation, den Auslöser, wenn es sich beruhigt hat.
- Machen Sie dem Kind Vorschläge, wie es zukünftig mit seinen Gefühlen umgehen kann.
- Gehen Sie führsorglich mit den eigenen Gefühlen um.

Bitte probieren Sie beim nächsten Wutanfall Ihres Kindes die Strategien aus, die Sie am geeignetsten erachten, und besprechen Sie die Erfahrung mit der Therapeutin oder dem Therapeuten Ihres Kindes.

Beschreibung der auslösenden Situation:

....

....

Beschreibung der Reaktion meines Kindes:

....

....

Beschreibung der eigenen Reaktion auf das Verhalten des Kindes:

....

....

Ich denke meine Reaktion war ☐ erfolgreich ☐ nicht erfolgreich

Fragen an die Therapeutin oder den Therapeuten für die Auswertung:

....

....

....

....

....

....

....

....

....

Liebe Eltern!

Leider gehen aggressive Verhaltensweisen von Kindern und Jugendlichen mitunter auch mit körperlicher Gewalt einher. Hierunter zählen alle Verhaltensweisen, die auf die körperliche Unversehrtheit eines Menschen zielen. Das Spektrum reicht von einer Ohrfeige oder wütendem Wegschubsen bis hin zu schweren Formen körperlicher Gewalt, die zu Verletzungen führen, und dem Einsatz von Waffen.

Im Folgenden finden Sie Strategien, die im akuten Umgang mit körperlicher Gewalt berücksichtigt werden sollten.

- Unternehmen Sie alles Notwendige, um die körperliche Gewalt Ihres Kindes unmittelbar zu unterbinden.
- Bewahren Sie dabei selbst Ruhe.
- Stellen Sie die körperliche Unversehrtheit für alle anderen an der Situation beteiligten Personen und Ihre eigene zunächst im Vordergrund. Das heißt, helfen Sie dabei, andere außer Gefahr zu bringen, und schützen sich selbst, sofern dies notwendig ist.
- Schicken Sie »Schaulustige«, durch die sich Ihr Kind zusätzlich provoziert fühlen könnte, weg.
- Entfernen Sie potenzielle Waffen oder Gegenstände, durch die eine Gefährdung verschärft wird.
- Bleiben Sie in Ihren Reaktionen Ihrem Kind gegenüber ruhig, auch im Falle von Provokationen.
- Reden Sie mit Ihrem Kind dosiert, klar, in ruhigem Ton und normaler Lautstärke. Formulieren Sie keine Vorwürfe, keine Ermahnungen, keine Drohungen oder Belehrungen in der akuten Situation. Achten Sie auf eine klare Körpersprache.
- Behalten Sie Ihr Kind im Blick, bleiben Sie ansprechbar.
- Holen Sie Hilfe, wenn dies erforderlich ist. Rufen Sie zur Not die Polizei zur Hilfe.

Um zukünftig gewalttätiges Verhalten zu unterbinden, empfehlen wir die Berücksichtigung folgender Aspekte:

- Lassen Sie Ihr Kind durch unangenehme Konsequenzen wissen, dass körperliche Gewalt niemals toleriert werden kann. Bestehen Sie beispielsweise auf eine persönliche Entschuldigung und Wiedergutmachung bei dem Opfer (erkundigen Sie sich, unter welchen Umständen dies von dem Opfer akzeptiert werden kann). Besprechen Sie Maßnahmen der notwendigen Kontrolle, um zukünftige Gewalt zu verhindern (z. B. Distanz zum Opfer, Beaufsichtigung der Situationen bei denen ein erhöhtes Gewaltrisiko besteht).
- Leben Sie Ihrem Kind eine konsequente Haltung gegen jegliche Form körperlicher Gewalt vor. Das heißt, drohen Sie selbst nicht mit körperlicher Gewalt (auch nicht mit einem Klapps oder einer Ohrfeige). Greifen Sie nie zu körperlich gewalttätigen Strategien, sprechen Sie sich offen dagegen aus und kommunizieren Sie, dass Sie keinerlei Form körperlicher Gewalt tolerieren werden.
- Beraten Sie sich mit dem pädagogischen Umfeld Ihres Kindes. Überlegen Sie gemeinsam, welche Maßnahmen erforderlich sind, damit das Kind einen kompetenten Umgang mit schwierigen Situationen erlernen und üben kann, jedoch gleichzeitig sichergestellt ist, dass andere nicht gefährdet werden.
- Suchen Sie Hilfe, damit Ihr Kind Unterstützung dabei erfährt, alternative Strategien der Konfliktlösung und Emotionsregulation zu erlernen.
- Untersagen Sie den Besitz von Waffen (nehmen Sie diese Ihrem Kind auch gezielt ab).

Zweifelsohne ist es schwer über gewalttätige Verhaltensweisen des eigenen Kindes zu sprechen. Gleichwohl hilft eine Tabuisierung keinesfalls weiter.

Wir möchten Sie hiermit ermutigen, sich offen mit diesem Thema auseinanderzusetzen. Bitte überlegen Sie einmal, in welchen Situationen körperliche Gewalt bei Ihrem Kind bereits aufgetreten ist.

....

....

....

Welche Unsicherheiten kennen Sie von sich im Umgang mit körperlicher Gewalt Ihres Kindes?

....

....

....

Welche Fragen haben Sie an die Therapeutin oder den Therapeuten Ihres Kindes?

....

....

....

....

Erarbeiten Sie mit der Therapeutin oder dem Therapeuten Ihres Kindes Strategien, die zukünftig einsetzen wollen.

....

....

....

....

Überlegen Sie, wer in Ihre Überlegungen und Pläne zur Umsetzung eines neuen Umgangs einbezogen werden sollte.

Überlegen Sie einen guten Zeitpunkt (ggf. auch gemeinsam mit der Therapeutin oder dem Therapeuten), zu dem Sie mit dem Kind über einen veränderten Umgang mit körperlicher Gewalt sprechen wollen.

Vielen Dank für Ihre Offenheit!

Liebe Eltern!

Von instrumenteller Aggression spricht man, wenn Kinder oder Jugendliche aggressives Verhalten gezielt einsetzen, um sich einen Vorteil zu verschaffen und um ihre persönlichen Interessen zu verfolgen.

Eine Lüge kann beispielsweise dazu dienen, dass eine Strafe umgangen wird. Im Fall eines Diebstahls ist der materielle Gewinn durch das Diebesgut eine große Verstärkung. Ein anderes Kind oder einen anderen Jugendlichen zu schikanieren, kann dazu dienen, dass man sich selbst stark fühlt und das Selbstwirksamkeitserleben erhöht wird.

Es handelt sich hierbei nicht um impulsive Aggression, die aus dem Affekt geschieht. Instrumentelle Aggression bezieht sich auf geplante Verhaltensweisen, die kontrolliert durchgeführt werden.

Für den Umgang mit instrumenteller Aggression ist es grundsätzlich wichtig, dass die Kinder und Jugendlichen mit ihrem Verhalten nicht das erreichen, was sie wollen. Das heißt, sie dürfen keinen Vorteil daraus ziehen. Es müssen also entweder die positiven Konsequenzen wegfallen oder unangenehme Konsequenzen müssen auf das Verhalten folgen. Denn nur so sinkt die Wahrscheinlichkeit, dass die Kinder und Jugendlichen in Zukunft auch weiterhin instrumentell aggressives Verhalten zeigen.

Um instrumentell aggressives Verhalten sicher zu unterbinden, ist es wichtig, konsequent zu handeln. Hierzu ein Beispiel:

Beispiel

Stellen Sie sich vor, Sie sind im Stress oder es regnet und Sie finden nicht sofort einen Parkplatz. Um pünktlich zum Termin zu kommen oder nicht nass zu werden, parken Sie im Halteverbot.

Nun überlegen Sie mal, bei welchen Konsequenzen Sie möglicherweise zukünftig nicht mehr in diesem Halteverbot parken werden:

	Ich parke dort sicher nicht mehr im Halteverbot.	**Ich parke dort eventuell wieder im Halteverbot.**
Sie werden abgeschleppt und müssen viel Geld für Ihr Vergehen zahlen.		
Sie bekommen einen Strafzettel in Höhe von 15 €.		
Ihr Vergehen bleibt ohne negative Konsequenzen.		

Wahrscheinlich würden Sie, wie die meisten Menschen, am ehesten Abstand vom erneuten Parken in diesem Halteverbot nehmen, wenn Sie abgeschleppt würden und viel bezahlen müssten. Oder Sie würden es irgendwann aufgeben, wenn Sie jedes Mal einen Strafzettel erhalten und 15 € zahlen müssten. Wenn Sie jedoch oft ohne negative Konsequenz im Halteverbot parken oder nur ab und an einen Strafzettel erhalten würden, werden Sie Ihr Verhalten wahrscheinlich nicht ändern.

Bei Ihrem Kind ist das nicht anders. Wenn sich etwas am Verhalten Ihres Kindes ändern soll, muss es jedes Mal unangenehme Konsequenzen erfahren.

Neben den unangenehmen Konsequenzen ist es jedoch auch wichtig, dass Kinder und Jugendliche angeleitet werden, sozial angemessen und gesellschaftlich akzeptierte Verhaltensweisen zu zeigen. Vor allem wenn durch das instrumentell aggressive Verhalten versucht wird, unangenehmen Konsequenzen auszuweichen, verfügen Kinder und Jugendliche oft nicht über die notwendigen Kompetenzen.

Im Folgenden finden Sie Strategien, die im Umgang mit instrumenteller Aggression hilfreich sein können:

- Bleiben Sie ruhig. Zeigen Sie eigene Erregung nicht. Verhalten Sie sich kompetent (fair, ohne Beleidigungen, drohen Sie keine unverhältnismäßigen Konsequenzen an).
- Reden Sie sachlich. Bleiben Sie am Thema. Formulieren Sie klare Botschaften. Formulieren Sie Forderungen verständlich und bestimmt.
- Verdeutlichen Sie negative Konsequenzen des Verhaltens (z. B. Unglaubwürdigkeit, wirtschaftlicher Verlust für andere).
- Überlegen Sie Möglichkeiten der Wiedergutmachung (z. B. Ersetzen von Diebesgut mit Bonus für den Geschädigten, eigenhändige Reparatur bei Zerstörung, finanzielle Entschädigung vom eigenen Taschengeld oder durch Abarbeiten, aktive Unterstützung eines Schwächeren) und fordern Sie diese konsequent ein.
- Wenn notwendig, wiederholen Sie Ihre Forderung beharrlich. Bleiben Sie hartnäckig, bis eine Entschädigung, Wiedergutmachung oder Reparation erfolgt ist.
- Unterbinden Sie Privilegien, bis Ihren Forderungen nachgekommen wurde. Lassen Sie sich nicht auf Kompromisse oder Verhandlungen ein.
- Tritt das Verhalten in Gegenwart anderer auf, besprechen Sie die Situation und Konsequenzen abgeschieden. So reduzieren Sie ein zusätzliches Machtgefühl durch die Unterstützung einer Gruppe.
- Ignorieren Sie Beleidigungen oder Beschuldigungen.
- Handelt es sich um Straftaten, bei denen die Polizei oder Jugendgerichtsbarkeit involviert ist, bestehen Sie darauf, dass der Jugendliche in vollem Umfang die Verantwortung für sein Verhalten übernimmt.

Oft ist es gar nicht so leicht, angemessene Konsequenzen zu formulieren. Damit der Lerneffekt hoch ist, sollten jedoch zwei wichtige Punkte beachtet werden:

(1) Konsequenzen sollten in einem direkten Zusammenhang mit dem problematischen Verhalten stehen.
(2) Wiedergutmachungen sollten direkt an den Geschädigten gehen.

Um ein bisschen Übung im Finden angemessener Konsequenzen zu erhalten, können Sie zunächst gemeinsam mit der Therapeutin oder dem Therapeuten Ihres Kindes anhand der Beispielsituationen auf der folgenden Seite überlegen, welche Konsequenzen angemessen wären. Wenn Sie sich sicher fühlen, können Sie jedoch auch direkt für ein problematisches Verhalten Ihres Kindes überlegen, welches angemessene Konsequenzen wären.

ÜBUNG 5 Finden angemessener Konsequenzen **E**

Der 9-jährige L. schneidet in den Maschendrahtzaun zum Nachbarn ein Loch, um nicht immer ums Haus laufen zu müssen, wenn er den Ball aufs Nachbargrundstück schießt. Was wäre eine geeignete Konsequenz?

....

....

....

Die 12-jährige A. klaut im Kaufhaus, weil sie etwas besitzen will, was sie sich nicht leisten kann. Was wäre eine angemessene Konsequenz?

....

....

....

Der 13-jährige U. fälscht die Unterschrift seiner Mutter, um der Kritik aufgrund der schlechten Note aus dem Weg zu gehen. Was wäre eine angemessene Konsequenz?

....

....

....

Die 15-jährige T. gibt die Information zu einem Treffen nicht an L. weiter, weil sie nicht will, dass L. dabei ist. Was wäre eine angemessene Konsequenz?

....

....

....

Der 17-jährige M. fährt ohne Führerschein mit dem Auto seines Vaters, um andere zu beeindrucken. Was wäre eine angemessene Konsequenz?

....

....

....

ÜBUNG 6 Reflexion einer Beispielsituation E

Überlegen Sie, in welcher Situation Ihr Kind instrumentell aggressives Verhalten gezeigt hat, und schildern Sie diese kurz:

....

....

....

Was hat Ihr Kind durch sein Verhalten erreicht? Warum hat es das gemacht?

....

....

....

Welche Konsequenzen würden die Wahrscheinlichkeit, dass Ihr Kind zukünftig immer wieder dasselbe Verhalten zeigt, reduzieren? Welche Konsequenzen wären unangenehm?

....

....

....

Wie könnten Sie Ihrem Kind erklären, warum Sie das Verhalten nicht tolerieren?

....

....

....

Was könnte Sie bei der Umsetzung Ihrer überlegten Konsequenzen schwierig sein?

....

....

....

Streit unter Geschwistern

Liebe Eltern!

Ihre Kinder streiten sich viel? Bis zu einem bestimmten Grad ist das normal und gut, denn sie müssen lernen, die eigenen Bedürfnisse und Interessen zu vertreten, und auch, dass andere Bedürfnisse und Interessen haben, die es zu beachten gilt. Entsprechend notwendig ist es auch, dass sie Erfahrungen mit dem Streiten machen, aber Sie fragen sich möglicherweise, wann und wie es trotzdem notwendig ist, einzuschreiten.
Das vielleicht vorab: Eingreifen müssen Sie auf jeden Fall, wenn

- die Auseinandersetzungen körperlich werden und Verletzungsgefahr besteht
- ein Kind dem anderen permanent unterlegen ist und dauerhaft schikaniert wird.

Für den Umgang mit den Geschwisterstreitigkeiten empfehlen wir Ihnen:

- Lassen Sie die Kinder ihren Streit wenn möglich untereinander klären.
- Beobachten Sie die Kinder aber gut, um bei Eskalationen rechtzeitig einschreiten zu können.
- Mischen Sie sich nicht vorschnell ein. Oft versuchen Kinder, durch den Streit Ihre Aufmerksamkeit zu gewinnen. Das wäre Aufmerksamkeit für das falsche Verhalten!
- Schlichten Sie, wenn es offenkundig zu keiner Einigung kommt und die Streithähne nicht von ihrem Standpunkt abweichen wollen.
- Schlichten Sie nur, wenn die Bereitschaft der Beteiligten signalisiert wird und Sie die entsprechende Ruhe haben. Ansonsten trennen Sie die Kinder, um die Situation zu beenden.
- Im Falle einer Schlichtung: strukturieren Sie die Situation.
- Erklären Sie, dass Sie helfen, eine Lösung zu finden, und stellen Sie die Regeln auf (einander zuhören und ausreden lassen, Beleidigungen und Handgreiflichkeiten sind verboten).
- Schlagen Sie sich während der Schlichtung nicht auf eine Seite und bevorzugen Sie kein Kind.
- Lassen Sie beide Kinder erzählen, wie der Streit aus Ihrer Sicht zustande kam, und fragen Sie sie, wie sie sich fühlen.
- Versuchen Sie, eine Lösung (Kompromisse) zu finden, mit der alle zufrieden sein können, und etablieren Sie ein Ritual zur Versöhnung (z. B. Handschlag).
- Beobachten Sie, wie gut sich die Kinder auf die Schlichtung einlassen, und geben Sie positives Feedback, wenn sie es tun.

Sollten sich die Streitigkeiten immer wieder an bestimmten Themen entzünden (z. B. Fernbedienung, Sitzplätze, Badzeiten) empfiehlt sich eine klare Strukturierung durch die Etablierung von Regeln und Konsequenzen bei Nicht-Einhaltung dieser.

Sollte keine Bereitschaft zur Mitarbeit und Kooperation bestehen, empfiehlt sich die klare Trennung der Beteiligten. Sie dürfen hingegen klar und bestimmt auf Ihren Raum der Ruhe (alle Gemeinschaftsräume und Ihre persönlichen Räume) bestehen.

4.5 Therapiebilanz und Rückfallprophylaxe

Oft erstreckt sich die Therapie eines Kindes oder Jugendlichen mit aggressiven Verhaltensweisen über einen längeren Zeitraum. Eine vertrauensvolle therapeutische Beziehung zwischen der Therapeutin oder dem Therapeuten zum Kind und den Eltern gilt es sorgsam zu beenden.

Eine vorausschauend geplante Beendigung der therapeutischen Zusammenarbeit und eine sorgfältige Bilanzierung, z. B. durch die Reaktualisierung und Auswertung wirksamer Strategien und Methoden, ermöglicht eine umfassende Würdigung der erreichten Veränderungen und Therapieziele. Auf diese Weise können sowohl beim Kind oder Jugendlichen als auch bei den Eltern das Selbstwirksamkeitserleben und Vertrauen in die eigenen Fähigkeiten und Möglichkeiten der Einflussnahme auf Gedanken, Gefühle und Verhaltensweisen sowie familiäre Interaktions- und Kommunikationsmuster und Beziehungen noch einmal gestärkt werden.

Darüber hinaus gilt es, am Ende der Therapie Risiken für Rückfälle (i. S. von aggressiven Verhaltensmustern) zu antizipieren und Strategien zu erarbeiten, diesen vorzubeugen oder im Falle einer deutlichen Symptomverschlechterung rechtzeitig den Bedarf erneuter Hilfen zu erkennen.

Arbeitsmaterialien

AB 102 Therapiebilanz
AB 103 Zwischenzeugnis
AB 104 Zeugnis
INFO 14 Vorbeugung von Krisenzeiten
INFO 15 Notfallplan für akute Krisen

Liebe Eltern!

Bitte überlegen Sie noch einmal, was sich durch die Therapie Ihres Kindes verändert hat. Reflektieren Sie hierfür noch einmal, wann Sie sich das erste Mal mit Ihrem Kind bei der Therapeutin oder dem Therapeuten vorgestellt haben und welche Probleme bei Ihrem Kind und vielleicht auch bei Ihnen im Umgang mit dem Kind damals im Vordergrund standen.

Problem bei Therapiebeginn	**Veränderung des Problems im Verlauf der Therapie**
....	....
....	....
....	....
....	....
....	....
....	....
....	....
....	....
....	....
....	....
....	....
....	....
....	....
....	....
....	....
....	....
....	....
....	....
....	....
....	....
....	....
....	....
....	....
....	....

Durch welche Kompetenzen hat Ihr Kind dazu beigetragen, dass sich Veränderungen hinsichtlich seines aggressiven Verhaltens ergeben haben?
Mein Kind hat gelernt, …

....

....

....

....

....

Durch welche Kompetenzen haben Sie zu beigetragen, dass sich Veränderungen hinsichtlich des aggressiven Verhaltens Ihres Kindes ergeben haben?
Ich habe oder wir haben gelernt, …

....

....

....

....

....

Welche anderen Veränderungen (z. B. Mithilfe durch andere Personen, Veränderungen der schulischen Situation, ergänzende Hilfen) haben zu einer positiven Veränderung hinsichtlich aggressiver Verhaltensweisen Ihres Kindes beigetragen?

....

....

....

....

....

....

Bitte überlegen Sie einmal, welche Probleme zeitweise noch auftreten oder in reduzierter Form weiterhin bestehen und welche Probleme auch noch deutlich fortbestehen:

Reduzierte Probleme oder Probleme, die in leichter Form noch bestehen	**Weiterhin bestehende Probleme**
....	....
....	....
....	....
....	....
....	....
....	....
....	....

Überlegen Sie, wie Sie mit den weiterhin bestehenden Problemen umgehen möchten. Welche der hilfreich erlebten und erlernten Strategien könnten Ihnen auch bei der Reduktion dieser Probleme helfen? Wer könnte Sie unterstützen?

....

....

....

....

....

....

....

....

....

....

....

Zwischenzeugnis

Liebe/Lieber

du hast in den letzten Monaten fleißig an der Therapie teilgenommen. Wir haben die Veränderungen in deinem Verhalten sorgfältig beobachtet und möchten dir heute eine Rückmeldung dazu geben, wie wir dich wahrnehmen.

Unsere Einschätzung bezieht sich auf folgenden Zeitraum: ....
Notenstufen 1 = sehr gut, 2 = gut, 3 = befriedigend, 4 = ausreichend, 5 = mangelhaft, 6 = ungenügend

Kompetenz, über eigene Gefühle und eigenes Befinden zu reden	....
Kompetenz, Wünsche und Bedürfnisse zu formulieren	....
Kompetenz, Kritik konstruktiv zu äußern (z. B. freundlich, mit Verbesserungsvorschlägen)	....
Kompetenz, belastende Gefühle selbstständig zu regulieren	....
Kompetenz, bei Bedarf um Hilfe und Unterstützung bitten	....
Kompetenz, für Probleme passende Lösungen zu finden	....
Kompetenz, Kompromisse zu schließen	....
Kompetenz, sich an Regeln und Absprachen zu halten	....
Kompetenz, sich zu entschuldigen und zu vertragen	....
Kompetenz, Hilfe anzubieten	....
....	....
....	....

Einschätzung

....

....

....

....

....

Unterschrift:

....

Zeugnis

Liebe/Lieber

du hast in den letzten Monaten fleißig an der Therapie teilgenommen. Wir haben die Veränderungen in deinem Verhalten sorgfältig beobachtet und möchten dir heute eine Rückmeldung dazu geben, wie wir dich wahrnehmen.

Unsere Einschätzung bezieht sich auf folgenden Zeitraum: ....

Notenstufen 1 = sehr gut, 2 = gut, 3 = befriedigend, 4 = ausreichend, 5 = mangelhaft, 6 = ungenügend

Kompetenz, über eigene Gefühle und eigenes Befinden zu reden	....
Kompetenz, Wünsche und Bedürfnisse zu formulieren	....
Kompetenz, Kritik konstruktiv zu äußern (z. B. freundlich, mit Verbesserungsvorschlägen)	....
Kompetenz, belastende Gefühle selbstständig zu regulieren	....
Kompetenz, bei Bedarf um Hilfe und Unterstützung bitten	....
Kompetenz, für Probleme passende Lösungen zu finden	....
Kompetenz, Kompromisse zu schließen	....
Kompetenz, sich an Regeln und Absprachen zu halten	....
Kompetenz, sich zu entschuldigen und zu vertragen	....
Kompetenz, Hilfe anzubieten	....
....	....
....	....

Einschätzung

....

....

....

....

....

Unterschrift:

....

Vorbeugung von Krisenzeiten

Liebe Eltern!

Wir hoffen sehr, dass Sie am Ende der Therapie Ihres Kindes eine positive Bilanz ziehen konnten, sich vieles in eine positive Richtung entwickelt hat, aggressive Verhaltensweisen Ihres Kindes reduziert wurden und die guten Zeiten mit Ihrem Kind überwiegen. Leider werden auch Kinder und Jugendliche, ebenso wie Sie als Eltern, immer wieder vor neue Herausforderungen gestellt und es lässt sich nicht verhindern, dass manchmal auch schwierige Zeiten eintreten, in denen es gilt, sich den Herausforderungen konsequent und mutig zu stellen.

Manche Herausforderungen, die im Zusammenhang mit normativen Entwicklungsaufgaben stehen, sind planbar und vorhersehbarer, weil sie alle Kinder durchlaufen müssen. Hierzu zählt zum Beispiel der Eintritt in den Kindergarten oder in die Schule, die Umschulung in eine weiterführende Schule, biologische Veränderungen in der Pubertät, Aufgaben zur Entwicklung von Autonomie und Selbstständigkeit, Ablösung vom Elternhaus.

Andere Herausforderungen stehen im Zusammenhang mit nicht normativen Einschnitten, die nicht jedes Kind erlebt. Hierzu zählen Geburt eines Geschwisters, Scheidung der Eltern, Ortswechsel, außerplanmäßige Schulwechsel, Verlust wichtiger Personen durch Umzug, Trennung oder Tod.

Entwicklungsaufgaben und Einschnitte durch besondere Ereignisse können immer mit einem erhöhten Erleben von Hilflosigkeit, Verlust an Selbstwertgefühl oder einer Verstärkung belastender Gefühle (Angst, Traurigkeit oder Wut) einhergehen. Um einer krisenhaften Entwicklung vorzubeugen, möchten wir Ihnen folgende Empfehlungen mit auf den Weg geben:

- Bereiten Sie Ihr Kind auf planbare und vorhersehbare Veränderungen vor. Reden Sie mit ihm und nehmen Sie seine Fragen, Sorgen oder Befürchtungen auf, um hierfür Möglichkeiten des Umgangs zu finden.
- Gestalten Sie Übergänge transparent. Verabschieden Sie eine endende Phase auf besondere Weise, sodass ein Ende markiert wird (z. B. durch Abschlussfeste, Rituale am letzten Schultag o. Ä.) und begrüßen Sie auch eine neue Phase ebenso bewusst.
- Beobachten Sie, wie Ihr Kind mit einer neuen Situation, Aufgabe oder Herausforderung umgeht. Erkundigen Sie sich, wie es ihm damit geht.
- Seien Sie wachsam in Ihrer Wahrnehmung beim Erkennen früher Belastungsanzeichen.
- Bieten Sie in Phasen der Verunsicherung Anleitung, Unterstützung und liebevolle Nähe an.
- Ermutigen Sie Ihr Kind zu einer eigenständigen Bewältigung und honorieren Sie all seine Bemühungen.
- Erkundigen Sie sich, welches Netz der Unterstützung bereitgestellt werden muss, damit sich das Kind gut orientieren kann, die Situation schnell unter Kontrolle hat und sich sicher im Umgang damit fühlt. Überlegen Sie gemeinsam, wer mithelfen kann, damit sich die Situation für Ihr Kind schnell wieder stabilisiert.
- Seien Sie besonders wachsam bei ungeplanten, für das Kind plötzlich auftretenden Veränderungen. Stellen Sie sicher, dass das Kind bei den damit verbundenen Herausforderungen nicht alleine ist und sich nicht verantwortlich fühlt, die Situation zu stabilisieren (das wäre eine Überforderung).
- Überlegen Sie in Phasen, in denen auch Sie durch besondere Ereignisse besonders gefordert sind (z. B. im Falle einer Trennung, eines Arbeitsplatzverlustes, eines Krankheits- oder Todesfalls), wer ergänzend da sein kann, damit Ihr Kind nicht zu viel Verantwortung übernimmt und Sie nicht alles alleine tragen müssen.

Notfallplan für akute Krisen

Liebe Eltern!

Manchmal treten Krisen akut und unverhofft ein. Möglicherweise haben Sie dann das Gefühl, wieder ganz am Anfang zu stehen, und fühlen sich entmutigt. Für den akuten Krisenfall möchten wir Ihnen folgende Empfehlungen mit auf den Weg geben:

- Denken Sie daran, kein Sturm dauert ewig. Sie stehen nicht am Anfang (Sie und Ihr Kind konnten schon einmal Positives erreichen und werden dies auch wieder können).
- Bewahren Sie selbst Ruhe und überlegen Sie, was die Gründe für die aktuelle Krise sein könnten.
  - Gibt es Veränderungen in der Familie, im Freundeskreis, im Kindergarten oder der Schule, im Freizeitbereich, die für Ihr Kind belastend sind?
  - Gibt es neue Herausforderungen, die möglicherweise überfordernd für Ihr Kind sind (z. B. schulische Anforderungen, neue Situationen)?
  - Gibt es Regeln, Rituale oder Abläufe, deren Einhaltung in letzter Zeit vernachlässigt wurde?
  - Erhält Ihr Kind weniger Aufmerksamkeit, positive Anerkennung und Beachtung für alles, was gut läuft oder was es richtig macht?
  - Hat Ihr Kind in letzter Zeit mehr Kritik, Zurechtweisung oder Bestrafung erlebt?
  - Haben sich die zeitlichen Ressourcen oder Möglichkeiten für einen regelmäßigen Austausch, Gespräche, gemeinsame Pläne oder Absprachen verändert?
- Verändern Sie die Aspekte, die Sie als Gründe für die aktuelle Krise identifizieren konnten (wenn dem so ist). Beobachten Sie, ob sich hierdurch bereits eine Besserung einstellt.
- Teilen Sie Ihrem Kind mit, dass Sie eine Verschlechterung der Situation beobachten. Fragen Sie Ihr Kind, ob es Gründe für die aktuelle Krise benennen kann, und erkundigen Sie sich, wie es ihm geht.
- Teilen Sie Ihrem Kind mit, welche Veränderungen Sie sich wünschen, fragen Sie auch nach seinen Wünschen. Überlegen Sie gemeinsam, was anders war, als es schon einmal besser lief und wie Sie diesen Zustand wieder gemeinsam erlangen können. Sie können sich hierzu auch noch einmal die Unterlagen aus der Therapie nehmen und an wirksame Strategien erinnern.
- Überlegen Sie, ob Sie Hilfe bei der Bewältigung der Krise benötigen (z. B. einen Mediator, Schlichter, externen Berater …).
- Nehmen Sie Hilfe in Anspruch, bevor sich die Situation verhärtet. Das können Hilfen im persönlichen Umfeld sein (z. B. Familie, Bekannte, Freunde), im pädagogischen Umfeld (z. B. Kindergarten, Schule, Hort) oder professionelle Hilfen (z. B. Beratungsstellen, Ärzte, Therapeuten) sein.
- Vertrauen Sie in Ihre eigenen Kompetenzen!

Verzeichnis der Arbeitsmaterialien

1 Vorbereitung und Therapieplanung

2 Diagnostik

3 Therapie

3.1 Problemverständnis und Psychoedukation

3.2 Veränderungsmotivation und Therapieziele

3.3 Wahrnehmung von Konfliktsituationen

3.4 Selbstregulation in Konfliktsituationen

3.5 Soziale Kompetenzen

3.6 Therapieabschluss und Rückfallprophylaxe

4 Elternarbeit

4.1 Problemverständnis

4.2 Veränderungsmotivation und Therapieziele

4.3 Ressourcenaktivierung und Selbstfürsorge

4.4 Umgang mit unterschiedlichen Formen von Aggression

4.5 Therapiebilanz und Rückfallprophylaxe

Literatur

Allen-Meares, P., Montgomery, K. L. & Kim, J. S. (2013). School-based social work interventions: a cross-national systematic review. Social Work, 58, 253–262.

American Psychiatric Association (2013). Diagnostic and statistical manual of mental disorders, 5th Edition. Washington: American Psychiatric Association Publishing.

Assink, M., van der Put, C. E., Hoeve, M., de Vries, S. L., Stams, G. J. & Oort, F. J. (2015). Risk factors for persistent delinquent behavior among juveniles: A meta-analytic review. Clinical Psychology Review, 42, 47–61.

Bandura, A., Caprara, G. V., Barbaranelli, C., Gerbino, M. & Pastorelli, C. (2003). Role of affective self-regulatory efficacy in diverse spheres of psychosocial functioning. Child Development, 74, 769–782.

Blair, R. J. R., Veroude, K. & Buitelaar, J. K. (2018). Neuro-cognitive system dysfunction and symptom sets: A review of fMRI studies in youth with conduct problems. Neuroscience & Biobehavioral Reviews, 91, 69–90.

Brownlie, E. B., Beitchman, J. H., Escobar, M., Young, A., Atkinson, L., Johnson, C., Wilson, B. & Douglas, L. (2004). Early language impairment and young adult delinquent and aggressive behavior. Journal of Abnormal Child Psychology, 32, 453–467.

Crick, N. R. & Dodge, K. A. (1996). Social Information-processing mechanisms in reactive and proactive aggression. Child Development, 67, 993–1002.

Deutsche Gesellschaft für Kinder- und Jugendpsychiatrie, Psychosomatik und Psychotherapie (2016). Leitlinie: Störungen des Sozialverhaltens: Empfehlungen zur Versorgung und Behandlung. https://www.awmf.org/uploads/tx_szleitlinien/028-020l_S3_Stoerungen_des_Sozialverhaltens_2018-09_1.pdf [23.12.2018].

de Vries, S. L., Hoeve, M., Assink, M., Stams, G. J. & Asscher, J. J. (2015). Practitioner review: Effective ingredients of prevention programs for youth at risk of persistent juvenile delinquency-recommendations for clinical practice. Journal of Child Psychology and Psychiatry, and Allied Disciplines, 56, 108–121.

Dodge, K. A. (1991). The structure and function of reactive and proactive aggression in the development and treatment of childhood aggression. In D. J. Pepler & K. H. Rubin (Eds.), The development and treatment of childhood aggression (pp. 201–218). Hillsdale, NJ: Erlbaum.

Döpfner, M. & Görtz-Dorten, A. (2010). FAVK – Fragebogen zum aggressiven Verhalten von Kindern. Göttingen: Hogrefe.

Döpfner, M., Görtz-Dorten, A. (2017). DISYPS-III Diagnostik-System für psychische Störungen nach ICD-10 und DSM-5 für Kinder und Jugendliche III. Göttingen: Hogrefe.

Döpfner, M., Berner, W., Breuer, D., Fleischmann, T. & Schmidt, M. (2018). VBV3-6 Verhaltensbeurteilungsbogen für Vorschulkinder Göttingen: Hogrefe.

Döpfner, M., Plück, J. & Kinnen, C. (2014). Arbeitsgruppe Deutsche Child Behavior Checklist. CBCL/6–18, TRF/6-18R, YSR/11-18R. Deutsche Schulalter-Formen der Child Behavior Checklist von Thomas M. Achenbach. Elternfragebogen über das Verhalten von Kindern und Jugendlichen (CBCL/6-18R), Lehrerfragebogen über das Verhalten von Kindern und Jugendlichen (TRF/6-18R), Fragebogen für Jugendliche (YSR/11-18R). Göttingen: Hogrefe.

Epstein, R. A., Fonnesbeck, C., Potter, S., Rizzone, K. H. & McPheeters, M. (2015). Psychosocial Interventions for Child Disruptive Behaviors: A Meta-analysis. Pediatrics, 136, 947–960.

Estévez, E., Jiménes, T. I. & Moreno D. (2018). Aggressive behavior in adolescence as a predictor of personal, family, and school adjustment problems. Psicothema, 30, 66–73.

Frias, Á., Palma, C., Solves, L., Martinez, B. & Salvador, A. (2017). Differential symptomatology and functioning in borderline personality disorder across age groups. Psychiatry Research, 258, 44–50.

Glick, B. & Goldstein, A. P. (1987). Aggression Replacement Training (ART). Journal of Counseling & Development, 65, 356–362.
Granic, I. (2014). The role of anxiety in the development, maintenance, and treatment of childhood aggression. Development and Psychopathology, 26, 1515–1530.
Grawe, K. (2004). Neuropsychotherapie. Göttingen: Hogrefe.
Grob, A. & Smolenski, C. (2009). FFEL-KJ Fragebogen zur Erhebung der Emotionsregulation bei Kindern und Jugendlichen. Göttingen: Hogrefe.

Hampel, P. & Petermann, F. (2016). SVF-KL – Stressverarbeitungsfragebogen nach Janke und Erdmann angepasst für Kinder und Jugendliche. Göttingen: Hogrefe.
Henggeler, S. W. & Sheidow, A. J. (2012). Empirically supported family-based treatments for conduct disorder and delinquency in adolescents. Journal of Marital and Family Therapy, 38, 30–58.
Heubrock, D. & Petermann, F. (2008). K-FAF – Kurzfragebogen zur Erfassung von Aggressivitätsfaktoren. Göttingen: Hogrefe.

Jiang, Y. & Johnston, C. (2014). Co-occuring aggressive and depressive symptoms as related to overestimations of competence in children with attention-deficit/hyperacitivity disorder. Clinical Child and Family Psychology Review, 17, 157–172.

Kempes, M., Matthys, W., de Vries, H. & van Engeland, H. (2005). Reactive and proactive aggression in children-a review of theory, findings and the relevance for child and adolescent psychiatry. European Child and Adolescent Psychiatry, 14, 11–19.
Kingsbury, A. M., Clavarino, A., Mamun, A., Saiepour, N. & Najman, J. M. (2017). Does having a difficult child lead to poor meternal mental health. Public Health, 146, 46–55.
Koglin, U., Petermann, F., Jascenoka, J., Petermann, U. & Kullik, A. (2013). Emotionsregulation und aggressives Verhalten im Jugendalter. Kindheit und Entwicklung, 22, 155–164.
Köhler, D., Hinrichs, G. & Baving, L. (2008). Therapiemotivation, psychische Belastung und Persönlichkeit bei Inhaftierten des Jugendvollzugs. Zeitschrift für Klinische Psychologie und Psychotherapie, 37, 24–32.

LaPrairie, J. L., Schechter, J. C., Robinson, B. A. & Brennan, P. A. (2011). Perinatal risk factors in the development of aggression and violence. Advances in Genetics, 75, 215–253.
Latimer, K., Wilson, P., Kemp, J., Thompson, L., Sim, F., Gillberg, C., Puckering, C. & Minnis, H. (2012). Disruptive behaviour disorders: a systematic review of environmental antenatal and early years risk factors. Child Care Health Development, 38, 611–628.
Liu, J., Lewis, G. & Evans, L. (2013). Understanding aggressive behavior across the lifespan. Journal of Psychiatric and Mental Health Nursing, 20, 156–168.
Lukesch, H. (2005). FEPAA – Fragebogen zur Erfassung von Empathie, Prosozialität, Aggressionsbereitschaft und aggressivem Verhalten. Göttingen: Hogrefe.

Marées, N. v. & Petermann, F. (2010). BVF – Bullying- und Viktimisierungsfragebogen. Göttingen: Hogrefe.
Matthys, W., Vanderschuren, L. J. & Schutter, D. J. (2013). The neurobiology of oppositional defiant disorder and conduct disorder: altered functioning in three mental domains. Development and Psychopathology, 25, 193–207.

Neudeck, P. & Mühlig, S. (2013). Therapie-Tools Verhaltenstherapie. Therapieplanung, Probatorik, Verhaltensanalyse. Weinheim: Beltz.

Patterson, G. R., DeGarmo, D. S. & Knutson, N. (2000). Hyperactive and antisocial behaviors: comorbid or two points in the same process? Development and Psychopathology, 12, 91–106.
Petermann, F. & Beckers, L. (2014). DAF – Differentieller Aggressionsfragebogen. Göttingen: Hogrefe.
Petermann, F. & Petermann, U. (2014). Aggressionsdiagnostik (Kompendien Psychologische Diagnostik). Göttingen: Hogrefe.
Petermann, F. & Petermann, U. (2015). EAS – Erfassungsbogen für aggressives Verhalten in konkreten Situationen. Göttingen: Hogrefe.

Remschmidt, H., Schmidt, M. H. & Poustka, F. (2017). Multiaxiales Klassifikationsschema für psychische Störungen des Kindes- und Jugendalters nach ICD-10: Mit einem synoptischen Vergleich von ICD-10 und DSM-V. Göttingen: Hogrefe.

Rutter, M. (2012). Psychopathy in childhood: is it a meaningful diagnosis? British Journal of Psychiatry, 200, 175–176.

Schwenck, C., Schmitt D., Sievers, S., Romanis, M., Warnke, A., Schneider, W. (2011). Cognitive and emotional empathy in children with ADHD and conduct disorders. Zeitschrift für Kinder- und Jugendpsychiatrie und Psychotherapie, 39, 265–276.

Sevecke, K. & Krischer, M. K. (2014). PCL:YV™ – Hare Psychopathy Checklist: Youth Version by A. E. Forth, D. S. Kosson and R. D. Hare. Göttingen: Hogrefe.

Stadler, C., Janke, W. & Schmeck, K. (2004). IVE – Inventar zur Erfassung von Impulsivität, Risikoverhalten und Empathie. Göttingen: Hogrefe.

Steiner, H. & Dunne, J. E. (1997). Summary of the practice parameters for the assessment and treatment of children and adolescents with conduct disorder. Journal of the American Academy of Child and Adolescent Psychiatry, 36, 1482–1485.

Sukhodolsky, D. G., Smith, S. D., McCauley, S. A., Ibrahim, K. & Piasecka, J. B. (2016). Behavioral interventions for anger, irritability, and aggression in children and adolescents. Journal of Child and Adolescent Psychopharmagology, 26, 58–64.

Trudeau, L., Mason, W. A., Randall, G. K., Spoth, R. & Ralston, E. (2012). Effects of parenting and deviant peers on early to mid-adolescent conduct problems. Journal of Abnormal Child Psychology, 40, 1249–1264.

Wettstein, A. (2008). BASYS – Beobachtungssystem zur Analyse aggressiven Verhaltens in schulischen Settings. Göttingen: Hogrefe.

Bildnachweis

Boris Braun: S. 38, 48–50, 58, 60–62, 64, 66, 67, 85, 92, 98, 102, 127, 140, 146, 148, 150, 152, 154–157, 161
© Getty Images: S. 53, 59, 63, 97, 105, 126, 167–168, 174, 206